U0225442

中华经典
诵读本

黄帝内經·素問

[上]

简体横排
大字注音
全本收录

团结出版社

图书在版编目（CIP）数据

黄帝内经:诵读本 / 谦德书院编著 . —— 北京 : 团结出版
社 , 2024.5

ISBN 978-7-5234-0606-9

Ⅰ . ①黄… Ⅱ . ①谦… Ⅲ . ①《内经》Ⅳ .
① R221

中国国家版本馆 CIP 数据核字 (2023) 第 208773 号

出版: 团结出版社

（北京市东城区东皇城根南街 84 号　邮编: 100006）

电话:（010）65228880　65244790　（传真）

网址: www.tjpress.com

Email: zb65244790@vip.163.com

经销: 全国新华书店

印刷: 北京天宇万达印刷有限公司

开本: 145×210　1/32

印张: 32.5

字数: 274 千字

版次: 2024 年 5 月　第 1 版

印次: 2024 年 5 月　第 1 次印刷

书号: 978-7-5234-0606-9

定价: 128.00 元（全四册）

前　言

在中华民族漫长的历史进程中，涌现了不少堪称"经典"的著作，但就对一个民族的生存、繁衍和发展而言，对于人的个体生命、生活与生乐而言，《黄帝内经》无疑是"最有价值的书"。

《黄帝内经》又称《内经》，分《素问》《灵枢》两部分，是我国最早的典籍之一，也是我国劳动人民长期与疾病做斗争的经验总结。

《黄帝内经》奠定了人体生理、病理、诊断以及治疗的认识基础，是我国影响极大的一部医学著作，被称为医之始祖。起源于轩辕黄帝，代代口耳相传，后又经医家、道家、医学理论家联合增补发展创作而成，一般认为集结成书于春秋战国时期。在黄帝与岐伯、雷公、伯高、少师、鬼臾区、少俞等多位大臣通过对话、问答的形式来阐述病机病理，主张不治已病，而治未病的同时，也主张养生、摄生、益寿、延年、修身。

《黄帝内经》的基本精神及主要内容为：整体观念、阴阳五行、藏象经络、病因病机、诊法治则、预防养生和运气学说等等。

"整体观念"强调人体本身与自然界是不可分割的一个整体，同时人体结构与各个部分都是相互联系的。"阴阳五行"是用来说明事物之间对立统一关系的理论。"藏象经络"主要研究人体五脏六腑、十二经脉、奇经八脉等生理功能、病理变化及相互关系。"病因病机"阐述了各种致病因素作用于人体后是否发病以及疾病发生和变化的内在机理。"诊法治则"是中医认识和治疗疾病的基本原则。"预防养生"系统地阐述了中医的养生学说，是养生防病经验的重要总结。"运气学说"以研究自然界气候对人体生理、病理的影响为主要内容，并以此为依据，指导人们趋利避害。其中，《素问》重点论述了脏腑、经络、病因、病机、病证、诊法、治疗原则以及针灸等内容。《灵枢》除了论述脏腑功能、病因、病机之外，还重点阐述了经络腧穴，针具、刺法及治疗原则等。

本书完整地收录了《素问》和《灵枢》各八十一章全文，采用简体、横排、大字的形式，并为全文标注了拼音。大字，旨在方便儿童及成人，减少视觉疲劳，保护视力；注音，旨在保证初学者读音准确。有少量字的读音是按古代通假读音进行注音的（如部分"环"读作"旋"），而并非是现代通行的读音，敬请读者诵读留意，揣摩体会。个别文字及少数标点符号的错讹或欠妥之处，本书参考通行本一一进行了校正，并做了脚注予以说明。

本书所选底本，《素问》以王冰次注本为主，同时参考《黄帝内经太素》、《甲乙经》、新校正本，以及吴崑、马莳、张景岳（介宾）等注本进行校正。《灵枢》以明·赵府居敬堂刊本为主，同时参考《医统》本及《黄帝内经太素》《甲乙经》等书进行校正。

《黄帝内经》是中医文化史上最神奇，也是最伟大的著作，文字古奥，博大精深。让我们通过这套诵读本开始走进《黄帝内经》这本传统的神奇医学书吧。

总 目

黄帝内经

目　录

上古天真论篇第一
shàng gǔ tiānzhēn lùn piān dì yī

扫码听音频

昔在黄帝，生而神灵，弱而能言，幼
xī zài huáng dì shēng ér shén líng ruò ér néng yán yòu

而徇齐，长而敦敏，成而登天。
ér xùn qí zhǎng ér dūn mǐn chéng ér dēng tiān

乃问于天师曰：余闻上古之人，春秋
nǎi wèn yú tiān shī yuē yú wén shàng gǔ zhī rén chūn qiū

皆度百岁而动作不衰。今时之人，年半百而
jiē dù bǎi suì ér dòng zuò bù shuāi jīn shí zhī rén nián bàn bǎi ér

动作皆衰者，时世异耶？人将失之耶？
dòng zuò jiē shuāi zhě shí shì yì yé rén jiāng shī zhī yé

岐伯对曰：上古之人，其知道者，法于
qí bó duì yuē shàng gǔ zhī rén qí zhī dào zhě fǎ yú

阴阳，和于术数，食饮有节，起居有常，不
yīn yáng hé yú shù shù shí yǐn yǒu jié qǐ jū yǒu cháng bú

妄作劳，故能形与神俱，而尽终其天年，
wàng zuò láo gù néng xíng yǔ shén jù ér jìn zhōng qí tiān nián

度百岁乃去。今时之人不然也，以酒为浆，
dù bǎi suì nǎi qù jīn shí zhī rén bù rán yě yǐ jiǔ wéi jiāng

以妄为常，醉以入房，以欲竭其精，以耗
yǐ wàng wéi cháng zuì yǐ rù fáng yǐ yù jié qí jīng yǐ hào

散其真，不知持满，不时御神，务快其心，

逆于生乐，起居无节，故半百而衰也。

夫上古圣人之教下也，皆谓之虚邪贼

风，避之有时；恬憺虚无，真气从之；精神

内守，病安从来。是以志闲而少欲，心安而

不惧，形劳而不倦，气从以顺，各从其欲，

皆得所愿。故美其食，任其服，乐其俗，高

下不相慕，其民故曰朴。是以嗜欲不能劳其

目，淫邪不能惑其心，愚智贤不肖，不惧于

物，故合于道。所以能年皆度百岁，而动作

不衰者，以其德全不危也。

帝曰：人年老而无子者，材力尽耶？将

天数然也？

岐伯曰：女子七岁肾气盛，齿更发

长。二七而天癸至，任脉通，太冲脉盛，月事以时下，故有子。三七肾气平均，故真牙生而长极。四七筋骨坚，发长极，身体盛壮。五七阳明脉衰，面始焦，发始堕。六七三阳脉衰于上，面皆焦，发始白。七七任脉虚，太冲脉衰少，天癸竭，地道不通，故形坏而无子也。

丈夫八岁肾气实，发长齿更。二八肾气盛，天癸至，精气溢泻，阴阳和，故能有子。三八肾气平均，筋骨劲强，故真牙生而长极。四八筋骨隆盛，肌肉满壮。五八肾气衰，发堕齿槁。六八阳气衰竭于上，面焦，发鬓颁白。七八肝气衰，筋不能动，天癸竭，精少，肾藏衰，形体皆极。

bā bā zé chǐ fà qù
八八则齿发去。

shèn zhě zhǔ shuǐ　　shòu wǔ zàng liù fǔ　zhī jīng ér cáng zhī
肾者主水，受五藏六府之精而藏之，

gù wǔ zàngshèng　nǎi néng xiè　　jīn wǔ zàng jiē shuāi　jīn gǔ xiè
故五藏盛，乃能写。今五藏皆衰，筋骨解

duò　tiān guǐ jìn yǐ　gù fà bìn bái　shēn tǐ zhòng　xíng bù bú
堕，天癸尽矣，故发鬓白，身体重，行步不

zhèng　ér wú zǐ ěr
正，而无子耳。

dì yuē　yǒu qí nián yǐ lǎo ér yǒu zǐ zhě　hé yě
帝曰：有其年已老而有子者，何也？

qí bó yuē　cǐ qí tiānshòuguò dù　qì màichángtōng　ér
岐伯曰：此其天寿过度，气脉常通，而

shèn qì yǒu yú yě　cǐ suī yǒu zǐ　nán bú guò jìn bā bā　nǚ
肾气有余也。此虽有子，男不过尽八八，女

bú guò jìn qī qī　ér tiān dì zhī jīng qì jiē jié yǐ
不过尽七七，而天地之精气皆竭矣。

dì yuē　fú dào zhě　nián jiē bǎi shù　néngyǒu zǐ hū
帝曰：夫道者，年皆百数，能有子乎？

qí bó yuē　fú dào zhě　néngquè lǎo ér quánxíng　shēnnián
岐伯曰：夫道者。能却老而全形，身年

suī shòu　néngshēng zǐ yě
虽寿，能生子也。

huáng dì yuē　yú wénshàng gǔ yǒu zhēn rén zhě　tí qiè tiān
黄帝曰：余闻上古有真人者，提挈天

dì　bǎ wò yīn yáng　hū xī jīng qì　dú lì shǒushén　jī
地，把握阴阳，呼吸精气，独立守神，肌

肉若一，故能寿敝天地，无有终时，此其道生。

中古之时，有至人者，淳德全道，和于阴阳，调于四时，去世离俗，积精全神，游行天地之间，视听八达之外。此盖益其寿命而强者也，亦归于真人。

其次有圣人者，处天地之和，从八风之理，适嗜欲于世俗之间，无恚嗔之心，行不欲离于世，被服章，举不欲观于俗，外不劳形于事，内无思想之患，以恬愉为务，以自得为功，形体不敝，精神不散，亦可以百数。

其次有贤人者，法则天地，象似日月，辩列星辰，逆从阴阳，分别四时，将从上古。合同于道，亦可使益寿而有极时。

四气调神大论篇第二
sì qì tiáoshén dà lùn piān dì èr

扫码听音频

春三月，此谓发陈，天地俱生，万物以
chūn sān yuè　　cǐ wèi fā chén　　tiān dì jù shēng　　wàn wù yǐ

荣，夜卧早起，广步于庭，被发缓形，以使
róng　　yè wò zǎo qǐ　　guǎng bù yú tíng　　pī fà huǎnxíng　　yǐ shǐ

志生，生而勿杀，予而勿夺，赏而勿罚，
zhì shēng　　shēng ér wù shā　　yǔ ér wù duó　　shǎng ér wù fá

此春气之应，养生之道也。逆之则伤肝，
cǐ chūn qì zhī yìng　　yǎngshēng zhī dào yě　　nì zhī zé shāng gān

夏为寒变，奉长者少。
xià wéi hán biàn　　fèngzhǎng zhě shǎo

夏三月，此谓蕃秀，天地气交，万物华
xià sān yuè　　cǐ wèi fán xiù　　tiān dì qì jiāo　　wàn wù huā

实，夜卧早起，无厌于日，使志无怒，使华
shí　　yè wò zǎo qǐ　　wú yàn yú rì　　shǐ zhì wú nù　　shǐ huá

英成秀，使气得泄，若所爱在外，此夏气
yīngchéng xiù　　shǐ qì dé xiè　　ruò suǒ ài zài wài　　cǐ xià qì

之应，养长之道也。逆之则伤心，秋为痎
zhī yìng　　yǎngzhǎng zhī dào yě　　nì zhī zé shāng xīn　　qiū wéi jiē

疟，奉收者少，冬至重病。
nüè　　fèngshōu zhě shǎo　　dōng zhì zhòngbìng

qiū sān yuè　　cǐ wèi róng píng　　tiān qì yǐ jí　　dì qì yǐ
秋三月，此谓容平，天气以急，地气以

míng　　zǎo wò zǎo qǐ　　yǔ jī jù xīng　　shǐ zhì ān níng　　yǐ huǎn
明，早卧早起，与鸡俱兴，使志安宁，以缓

qiū xíng　　shōu liǎn shén qì　　shǐ qiū qì píng　　wú wài qí zhì　　shǐ
秋刑，收敛神气，使秋气平，无外其志，使

fèi qì qīng　　cǐ qiū qì zhī yìng　　yǎng shōu zhī dào yě　　nì zhī zé
肺气清，此秋气之应，养收之道也。逆之则

shāng fèi　　dōng wéi sūn xiè　　fèng cáng zhě shǎo
伤肺，冬为飧泄，奉藏者少。

dōng sān yuè　　cǐ wèi bì cáng　　shuǐ bīng dì chè　　wú rǎo hū
冬三月，此谓闭藏，水冰地坼，无扰乎

yáng　　zǎo wò wǎn qǐ　　bì dài rì guāng　　shǐ zhì ruò fú ruò nì
阳，早卧晚起，必待日光，使志若伏若匿，

ruò yǒu sī yì　　ruò jǐ yǒu dé　　qù hán jiù wēn　　wú xiè pí
若有私意，若己有得，去寒就温，无泄皮

fū　　shǐ qì jí duó　　cǐ dōng qì zhī yìng　　yǎng cáng zhī dào yě
肤，使气亟夺，此冬气之应，养藏之道也。

nì zhī zé shāng shèn　　chūn wéi wěi jué　　fèng shēng zhě shǎo
逆之则伤肾，春为痿厥，奉生者少。

tiān qì　　qīng jìng guāng míng zhě yě　　cáng dé bù zhǐ　　gù
天气，清净光明者也，藏德不止，故

bú xià yě　　tiān míng zé rì yuè bù míng　　xié hài kǒng qiào　　yáng qì
不下也。天明则日月不明，邪害空窍，阳气

zhě bì sè　　dì qì zhě mào míng　　yún wù bù jīng　　zé shàng yìng
者闭塞，地气者冒明，云雾不精，则上应

bái lù bú xià　　jiāo tōng bù biǎo　　wàn wù mìng gù bú yì　　bú yì
白露不下。交通不表，万物命故不施，不施

则名木多死。恶气不发，风雨不节，白露不下，则菀槁不荣。贼风数至，暴雨数起，天地四时不相保，与道相失，则未央绝灭。唯圣人从之，故身无奇病，万物不失，生气不竭。

逆春气，则少阳不生，肝气内变。逆夏气，则太阳不长，心气内洞。逆秋气，则太阴不收，肺气焦满。逆冬气，则少阴不藏，肾气独沉。

夫四时阴阳者，万物之根本也，所以圣人春夏养阳，秋冬养阴，以从其根，故与万物沉浮于生长之门。逆其根，则伐其本，坏其真矣。故阴阳四时者，万物之终始也，死生之本也，逆之则灾害生，从之

则苛疾不起，是谓得道。道者，圣人行之，
愚者佩之。

从阴阳则生，逆之则死，从之则治，
逆之则乱。反顺为逆，是谓内格。是故圣
人不治已病治未病，不治已乱治未乱，此
之谓也。夫病已成而后药之，乱已成而后
治之，譬犹渴而穿井，斗而铸锥，不亦晚
乎?

shēng qì tōng tiān lùn piān dì sān
生气通天论篇第三

黄帝曰：夫自古通天者，生之本，本于阴阳。天地之间，六合之内，其气九州、九窍、五藏、十二节，皆通乎天气。其生五，其气三。数犯此者，则邪气伤人，此寿命之本也。

苍天之气清净，则志意治，顺之则阳气固，虽有贼邪，弗能害也。此因时之序。故圣人传①精神，服天气，而通神明，失之则内闭九窍，外壅肌肉，卫气散解，此谓自伤，气之削也。

① 传：尤怡《医学读书记》："按传当作专。"

阳气者，若天与日，失其所，则折寿而不彰。故天运当以日光明，是故阳因而上，卫外者也。

因于寒，欲如运枢，起居如惊，神气乃浮。因于暑，汗，烦则喘喝，静则多言，体若燔炭，汗出而散。因于湿，首如裹，湿热不攘，大筋緛短，小筋弛长，緛短为拘，弛长为痿。因于气，为肿，四维相代，阳气乃竭。

阳气者，烦劳则张，精绝。辟积于夏，使人煎厥。目盲不可以视，耳闭不可以听，溃溃乎若坏都，汩汩乎不可止。阳气者，大怒则形气绝；而血菀于上，使人薄厥。有伤于筋，纵，其若不容。

汗出偏沮，使人偏枯。汗出见湿，乃生痤疿。高粱之变，足生大丁，受如持虚。劳汗当风，寒薄为皶，郁乃痤。

阳气者，精则养神，柔则养筋。开阖不得，寒气从之，乃生大偻；陷脉为瘘，留连肉腠，俞气化薄，传为善畏，及为惊骇；营气不从，逆于肉理，乃生痈肿。魄汗未尽，形弱而气烁，穴俞以闭，发为风疟。

故风者，百病之始也。清静则肉腠闭拒，虽有大风苛毒，弗之能害，此因时之序也。

故病久则传化，上下不并，良医弗为。故阳畜积病死，而阳气当隔，隔者当写，不亟正治，粗乃败之。故阳气者，一日而主外，平旦人气生，日中而阳气隆，日西而阳气已虚，气门乃闭。是故暮而收拒，无扰筋骨，无见雾露，反此三时，形乃困薄。

岐伯曰：阴者，藏精而起亟也；阳者，卫外而为固也。阴不胜其阳，则脉流薄疾，并乃狂；阳不胜其阴，则五藏气争，九窍不通。是以圣人陈阴阳，筋脉和同，骨髓坚固，气血皆从；如是则内外调和，邪不能害，耳目聪明，气立如故。

风客淫气，精乃亡，邪伤肝也。因而饱食，筋脉横解，肠澼为痔；因而大饮，则气逆；因而强力，肾气乃伤，高骨乃坏。

凡阴阳之要，阳密乃固。两者不和，若春无秋，若冬无夏；因而和之，是谓圣度。故阳强不能密，阴气乃绝；阴平阳秘，精神乃治；阴阳离决，精气乃绝。

因于露风，乃生寒热。是以春伤于风，邪气留连，乃为洞泄；夏伤于暑，秋为痎疟；秋伤于湿，上逆而咳，发为痿厥；冬伤于寒，春必温病。四时之气，更伤五藏。

阴之所生，本在五味；阴之五宫，伤在五味。是故味过于酸，肝气以津，脾气乃绝；味过于咸，大骨气劳，短肌，心气抑；味过于甘，心气喘满，色黑，肾气不衡；味过于苦，脾气不濡，胃气乃厚；味过于辛，筋脉沮弛，精神乃央。是故谨和五味，骨正筋柔，气血以流，腠理以密，如是则骨气以精。谨道如法，长有天命。

生气通天论篇第三

黄帝内经

一五

金匮真言论篇第四

jīn kuì zhēn yán lùn piān dì sì

扫码听音频

黄帝问曰：天有八风，经有五风，何
huáng dì wèn yuē　　tiān yǒu bā fēng　　jīng yǒu wǔ fēng　　hé

谓？
wèi

岐伯对曰：八风发邪，以为经风，触五
qí bó duì yuē　　bā fēng fā xié　　yǐ wéi jīng fēng　　chù wǔ

藏，邪气发病。所谓得四时之胜者：春胜
zàng　　xié qì fā bìng　　suǒ wèi dé sì shí zhī shèng zhě　　chūn shèng

长夏，长夏胜冬，冬胜夏，夏胜秋，秋
cháng xià　　cháng xià shèng dōng　　dōng shèng xià　　xià shèng qiū　　qiū

胜春，所谓四时之胜也。
shèng chūn　　suǒ wèi sì shí zhī shèng yě

东风生于春，病在肝，俞在颈项；南
dōng fēng shēng yú chūn　　bìng zài gān　　shù zài jǐng xiàng　　nán

风生于夏，病在心，俞在胸胁；西风生于
fēng shēng yú xià　　bìng zài xīn　　shù zài xiōng xié　　xī fēng shēng yú

秋，病在肺，俞在肩背；北风生于冬，病
qiū　　bìng zài fèi　　shù zài jiān bèi　　běi fēng shēng yú dōng　　bìng

在肾，俞在腰股；中央为土，病在脾，俞在
zài shèn　　shù zài yāo gǔ　　zhōng yāng wéi tǔ　　bìng zài pí　　shù zài

脊。故春气者，病在头；夏气者，病在藏；秋气者，病在肩背；冬气者，病在四支。故春善病鼽衄，仲夏善病胸胁，长夏善病洞泄寒中，秋善病风疟，冬善病痹厥。故冬不按蹻，春不鼽衄，春不病颈项，仲夏不病胸胁，长夏不病洞泄寒中，秋不病风疟，冬不病痹厥飧泄而汗出也。

夫精者，身之本也。故藏于精者，春不病温。夏暑汗不出者，秋成风疟。此平人脉法也。

故曰：阴中有阴，阳中有阳。平旦至日中，天之阳，阳中之阳也；日中至黄昏，天之阳，阳中之阴也；合夜至鸡鸣，天之阴，阴中之阴也；鸡鸣至平旦，天之阴，阴中之阳也。故人亦应之。

夫言人之阴阳，则外为阳，内为阴；言人身之阴阳，则背为阳，腹为阴；言人身之藏府中阴阳，则藏者为阴，府者为阳。肝、心、脾、肺、肾五藏皆为阴；胆、胃、大肠、小肠、膀胱、三焦六府皆为阳。所以欲知阴中之阴、阳中之阳者，何也？为冬病在阴，夏病在阳，春病在阴，秋病在阳，皆视其所在，为施针石也。故背为阳，阳中之阳，心也；背为阳，阳中之阴，肺也；腹为阴，阴中之阴，肾也；腹为阴，阴中之阳，肝也；腹为阴，阴中之至阴，脾也。此皆阴阳表里、内外、雌雄相输应也，故以应天之阴阳也。

帝曰：五藏应四时，各有收受乎？

岐伯曰：有。东方青色，入通于肝，开窍于目，藏精于肝，其病发惊骇；其味酸，其类草木，其畜鸡，其谷麦，其音角，其数八，是以知病之在筋也，其臭臊。

南方赤色，入通于心，开窍于耳，藏精于心，故病在五藏；其味苦，其类火，其畜羊，其谷黍，其应四时，上为荧惑星，是以知病之在脉也。其音徵，其数七，其臭焦。

中央黄色，入通于脾，开窍于口，藏精于脾，故病在舌本；其味甘，其类土，其畜牛，其谷稷，其应四时，上为镇星，是以知病在肉也。其音宫，其数五，其臭香。

西方白色，入通于肺，开窍于鼻，藏

精于肺，故病在背；其味辛，其类金，其畜马，其谷稻，其应四时，上为太白星，是以知病之在皮毛也。其音商，其数九，其臭腥。

北方黑色，入通于肾，开窍于二阴，藏精于肾，故病在谿；其味咸，其类水，其畜彘，其谷豆，其应四时，上为辰星，是以知病之在骨也。其音羽，其数六，其臭腐。

故善为脉者，谨察五藏六府，一逆一从，阴阳、表里、雌雄之纪，藏之心意，合心于精。非其人勿教，非其真勿授，是谓得道。

yīn yáng yìng xiàng dà lùn piān dì wǔ
阴阳应象大论篇第五

扫码听音频

huáng dì yuē　　yīn yáng zhě　　tiān dì zhī dào yě　　wàn wù
黄帝曰：阴阳者，天地之道也，万物

zhī gāng jì　　biàn huà zhī fù mǔ　　shēng shā zhī běn shǐ　　shén míng
之纲纪，变化之父母，生杀之本始，神明

zhī fǔ yě　　zhì bìng bì qiú yú běn
之府也。治病必求于本。

gù jī yáng wéi tiān　　jī yīn wéi dì　　yīn jìng yáng zào　　yáng
故积阳为天，积阴为地。阴静阳躁，阳

shēng yīn zhǎng　　yáng shā yīn cáng　　yáng huà qì　　yīn chéng xíng　　hán
生阴长，阳杀阴藏。阳化气，阴成形。寒

jí shēng rè　　rè jí shēng hán　　hán qì shēng zhuó　　rè qì shēng
极生热，热极生寒；寒气生浊，热气生

qīng　　qīng qì zài xià　　zé shēng sūn xiè　　zhuó qì zài shàng　　bié
清；清气在下，则生飧泄，浊气在上，别

shēng chēn zhàng　　cǐ yīn yáng fǎn zuò　　bìng zhī nì cóng yě
生膜胀。此阴阳反作，病之逆从也。

gù qīng yáng wéi tiān　　zhuó yīn wéi dì　　dì qì shàng wéi
故清阳为天，浊阴为地。地气上为

yún　　tiān qì xià wéi yǔ　　yǔ chū dì qì　　yún chū tiān qì　　gù
云，天气下为雨；雨出地气，云出天气。故

清阳出上窍，浊阴出下窍；清阳发腠理，浊阴走五藏；清阳实四支，浊阳①归六府。

水为阴，火为阳。阳为气，阴为味。味归形，形归气，气归精，精归化；精食气，形食味，化生精，气生形。味伤形，气伤精，精化为气，气伤于味。

阴味出下窍，阳气出上窍。味厚者为阴，薄为阴之阳；气厚者为阳，薄为阳之阴。味厚则泄，薄则通；气薄则发泄，厚则发热。

壮火之气衰，少火之气壮；壮火食气，气食少火，壮火散气，少火生气。气

---

① 阳：应为"阴"。

味辛甘发散为阳，酸苦涌泄为阴。

阴胜则阳病，阳胜则阴病。阳胜则热，阴胜则寒。重寒则热，重热则寒。寒伤形，热伤气；气伤痛，形伤肿。故先痛而后肿者，气伤形也；先肿而后痛者，形伤气也。

风胜则动，热胜则肿，燥胜则干，寒胜则浮，湿胜则濡写。

天有四时五行，以生长收藏，以生寒暑燥湿风。人有五藏化五气，以生喜怒悲忧恐。故喜怒伤气，寒暑伤形。暴怒伤阴，暴喜伤阳。厥气上行，满脉去形。喜怒不节，寒暑过度，生乃不固。

故重阴必阳，重阳必阴。故曰：冬伤

于寒，春必温病；春伤于风，夏生飧泄；

夏伤于暑，秋必痎疟；秋伤于湿，冬生咳

嗽。

帝曰：余闻上古圣人，论理人形，列

别藏府，端络经脉，会通六合，各从其经；

气穴所发，各有处名；谿谷属骨，皆有所

起；分部逆从，各有条理；四时阴阳，尽有

经纪；外内之应，皆有表里，其信然乎？

岐伯对曰：东方生风，风生木，木生

酸，酸生肝，肝生筋，筋生心，肝主目。

其在天为玄，在人为道，在地为化。化生

五味，道生智，玄生神。神在天为风，在

地为木，在体为筋，在藏为肝，在色为苍，

在音为角，在声为呼，在变动为握，在窍

为目，在味为酸，在志为怒。怒伤肝，悲

胜怒；风伤筋，燥胜风；酸伤筋，辛胜

酸。

南方生热，热生火，火生苦，苦生

心，心生血，血生脾，心主舌。其在天为

热，在地为火，在体为脉，在藏为心，在

色为赤，在音为徵，在声为笑，在变动为

忧，在窍为舌，在味为苦，在志为喜。喜

伤心，恐胜喜；热伤气，寒胜热；苦伤

气，咸胜苦。

中央生湿，湿生土，土生甘，甘生

脾，脾生肉，肉生肺，脾主口。其在天为

湿，在地为土，在体为肉，在藏为脾，在

色为黄，在音为宫，在声为歌，在变动为

曰，在窍为口，在味为甘，在志为思。思伤脾，怒胜思；湿伤肉，风胜湿；甘伤肉，酸胜甘。

西方生燥，燥生金，金生辛，辛生肺，肺生皮毛，皮毛生肾，肺主鼻。其在天为燥，在地为金，在体为皮毛，在藏为肺，在色为白，在音为商，在声为哭，在变动为咳，在窍为鼻，在味为辛，在志为忧。忧伤肺，喜胜忧；热伤皮毛，寒胜热；辛伤皮毛，苦胜辛。

北方生寒，寒生水，水生咸，咸生肾，肾生骨髓，髓生肝，肾主耳。其在天为寒，在地为水，在体为骨，在藏为肾，在色为黑，在音为羽，在声为呻，在变动

为栗，在窍为耳，在味为咸，在志为恐。恐

伤肾，思胜恐；寒伤血，燥①胜寒；咸

伤血，甘胜咸。

故曰：天地者，万物之上下也；阴阳

者，血气之男女也；左右者，阴阳之道路

也；水火者，阴阳之征兆也；阴阳者，万

物之能始也。故曰：阴在内，阳之守也；阳

在外，阴之使也。

帝曰：法阴阳奈何？

岐伯曰：阳胜则身热，腠理闭，喘粗

为之俛仰，汗不出而热，齿干以烦冤，腹满

死，能冬不能夏。阴胜则身寒，汗出，身

常清，数栗而寒，寒则厥，厥则腹满死，

---

① 燥：新校正："按《太素》燥作湿"。

能夏不能冬。此阴阳更胜之变,病之形能也。

帝曰:调此二者奈何?

岐伯曰:能知七损八益,则二者可调,不知用此,则早衰之节也。年四十而阴气自半也,起居衰矣;年五十,体重,耳目不聪明矣;年六十,阴萎,气大衰,九窍不利,下虚上实,涕泣俱出矣。故曰:知之则强,不知则老,故同出而名异耳。智者察同,愚者察异。愚者不足,智者有余;有余则耳目聪明,身体轻强,老者复壮,壮者益治。是以圣人为无为之事,乐恬憺之能,从欲快志于虚无之守,故寿命无穷,与天地终,此圣人之治身也。

天不足西北，故西北方阴也，而人右耳目不如左明也；地不满东南，故东南方阳也，而人左手足不如右强也。

帝曰：何以然？

岐伯曰：东方阳也，阳者其精并于上，并于上，则上明而下虚，故使耳目聪明，而手足不便也；西方阴也，阴者其精并于下，并于下，则下盛而上虚，故其耳目不聪明，而手足便也。故俱感于邪，其在上则右甚，在下则左甚，此天地阴阳所不能全也，故邪居之。

故天有精，地有形；天有八纪，地有五里，故能为万物之父母。清阳上天，浊阴归地，是故天地之动静，神明为之纲纪，故能以生长收藏，终而复始。

惟贤人上配天以养头，下象地以养足，中傍人事以养五藏。天气通于肺，地气通于嗌，风气通于肝，雷气通于心，谷气通于脾，雨气通于肾。六经为川，肠胃为海，九窍为水注之气。以天地为之阴阳，阳之汗，以天地之雨名之；阳之气，以天地之疾风名之。暴气象雷，逆气象阳。故治不法天之纪，不用地之理，则灾害至矣。

故邪风之至，疾如风雨。故善治者治皮毛，其次治肌肤，其次治筋脉，其次治六府，其次治五藏。治五藏者，半死半生也。

故天之邪气，感则害人五藏；水谷之寒

热，感则害于六府；地之湿气，感则害皮肉筋脉。

故善用针者，从阴引阳，从阳引阴；以右治左，以左治右；以我知彼，以表知里；以观过与不及之理，见微得过，用之不殆。

善诊者，察色按脉，先别阴阳；审清浊，而知部分；视喘息、听音声，而知所苦；观权衡规矩，而知病所主；按尺寸，观浮沉滑涩，而知病所生。以治无过，以诊则不失矣。

故曰：病之始起也，可刺而已；其盛，可待衰而已。故因其轻而扬之；因其重而减之；因其衰而彰之。形不足者，温之以气；精不足者，补之以味。

其高者，因而越之；其下者，引而竭之；中满者，写之于内；其有邪者，渍形以为汗；其在皮者，汗而发之，其慓悍者，按而收之；其实者，散而写之。

审其阴阳，以别柔刚，阳病治阴，阴病治阳。

定其血气，各守其乡，血实宜决之，气虚宜掣引之。

阴阳离合论篇第六
yīn yáng lí hé lùn piān dì liù

扫码听音频

黄帝问曰：余闻天为阳，地为阴，日为阳，月为阴，大小月三百六十日成一岁，人亦应之。今三阴三阳，不应阴阳，其故何也？

岐伯对曰：阴阳者，数之可十，推之可百；数之可千，推之可万；万之大，不可胜数，然其要一也。

天覆地载，万物方生，未出地者，命曰阴处，名曰阴中之阴；则出地者，命曰阴中之阳。阳予之正，阴为之主；故生因春，长因夏，收因秋，藏因冬。失常则天地四塞。阴阳之变，其在人者，亦数之可数。

帝曰：愿闻三阴三阳之离合也。

岐伯曰：圣人南面而立，前曰广明，后曰太冲，太冲之地，名曰少阴，少阴之上，名曰太阳，太阳根起于至阴，结于命门，名曰阴中之阳。

中身而上，名曰广明，广明之下，名曰太阴，太阴之前，名曰阳明，阳明根起于厉兑，名曰阴中之阳。

厥阴之表，名曰少阳，少阳根起于窍阴，名曰阴中之少阳。

是故三阳之离合也，太阳为开，阳明为阖，少阳为枢。三经者，不得相失也，抟而勿浮，命曰一阳。

帝曰：愿闻三阴。

岐伯曰：外者为阳，内者为阴，然则中为阴，其冲在下，名曰太阴，太阴根起于隐白，名曰阴中之阴。

太阴之后，名曰少阴，少阴根起于涌泉，名曰阴中之少阴。

少阴之前，名曰厥阴，厥阴根起于大敦，阴之绝阳，名曰阴之绝阴。

是故三阴之离合也，太阴为开，厥阴为阖，少阴为枢。三经者，不得相失也，抟而勿沉，名曰一阴。

阴阳䨶䨶，积传为一周，气里形表而为相成也。

素问

黄帝内经

三六

阴阳别论篇第七

扫码听音频

黄帝问曰：人有四经十二从，何谓？

岐伯对曰：四经应四时，十二从应十二月，十二月应十二脉。脉有阴阳，知阳者知阴，知阴者知阳。凡阳有五，五五二十五阳。

所谓阴者，真藏也，见则为败，败必死也；所谓阳者，胃脘之阳也。别于阳者，知病处也；别于阴者，知死生之期。三阳在头，三阴在手，所谓一也。别于阳者，知病忌时；别于阴者，知死生之期。谨熟阴阳，无与众谋。

所谓阴阳者，去者为阴，至者为阳；静者为阴，动者为阳；迟者为阴，数者为阳。

凡持真脉之藏脉者，肝至悬绝急，十八日死；心至悬绝，九日死；肺至悬绝，十二日死；肾至悬绝，七日死；脾至悬绝，四日死。

曰：二阳之病发心脾，有不得隐曲，女子不月；其传为风消，其传为息贲者，死不治。

曰：三阳为病，发寒热，下为痈肿，及为痿厥、腨痛；其传为索泽，其传为㿗疝。

曰：一阳发病，少气，善咳，善泄。其传为心掣，其传为隔。

二阳一阴发病，主惊骇，背痛，善噫，

善欠，名曰风厥。

二阴一阳发病，善胀，心满，善气。

三阳三阴发病，为偏枯痿易，四支不举。

鼓一阳曰钩，鼓一阴曰毛，鼓阳胜急曰弦，鼓阳至而绝曰石，阴阳相过曰溜。

阴争于内，阳扰于外，魄汗未藏，四逆而起，起则熏肺，使人喘鸣。

阴之所生，和本曰和。是故刚与刚，阳气破散，阴气乃消亡；淖则刚柔不和，经气乃绝。

死阴之属，不过三日而死；生阳之属，不过四日而已。所谓生阳、死阴者，肝之心，谓之生阳，心之肺，谓之死阴，肺之肾，谓之重阴，肾之脾，谓之辟阴，死不治。

结阳者，肿四支；结阴者，便血一升，再结二升，三结三升；阴阳结斜，多阴少阳曰石水，少腹肿。二阳结谓之消，三阳结谓之隔，三阴结谓之水，一阴一阳结谓之喉痹。

阴搏阳别，谓之有子；阴阳虚，肠澼死；阳加于阴谓之汗；阴虚阳搏谓之崩。

三阴俱搏，二十日夜半死；二阴俱搏，十三日夕时死；一阴俱搏，十日死；三阳俱搏且鼓，三日死；三阴三阳俱搏，心腹满，发尽，不得隐曲，五日死；二阳俱搏，其病温，死不治，不过十日死。

灵兰秘典论篇第八

扫码听音频

黄帝问曰：愿闻十二藏之相使，贵贱何如？

岐伯对曰：悉乎哉问也！请遂言之。

心者，君主之官也，神明出焉。肺者，相傅之官，治节出焉。肝者，将军之官，谋虑出焉。胆者，中正之官，决断出焉。膻中者，臣使之官，喜乐出焉。脾胃者，仓廪之官，五味出焉。大肠者，传道之官，变化出焉。小肠者，受盛之官，化物出焉。肾者，作强之官，伎巧出焉。三焦者，决渎之官，水道出焉。膀胱者，州都之官，津液藏焉，气化则能出矣。

凡此十二官者，不得相失也，故主明则下安，以此养生则寿，殁世不殆，以为天下则大昌；主不明则十二官危，使道闭塞而不通，形乃大伤，以此养生则殃，以为天下者，其宗大危。戒之戒之！

至道在微，变化无穷，孰知其原？窘乎哉！消者瞿瞿，孰知其要？闵闵之当，孰者为良？恍惚之数，生于毫氂，毫氂之数，起于度量，千之万之，可以益大，推之大之，其形乃制。

黄帝曰：善哉！余闻精光之道，大圣之业，而宣明大道。非斋戒择吉日，不敢受

也。黄帝乃择吉日良兆，而藏灵兰之室，以

传保焉。

六节藏象论篇第九

liù jié zàngxiàng lùn piān dì jiǔ

扫码听音频

黄帝问曰：余闻天以六六之节，以成一岁；人以九九制会，计人亦有三百六十五节，以为天地久矣，不知其所谓也？

岐伯对曰：昭乎哉问也！请遂言之。夫六六之节、九九制会者，所以正天之度、气之数也。天度者，所以制日月之行也；气数者，所以纪化生之用也。

天为阳，地为阴，日为阳，月为阴，行有分纪，周有道理，日行一度，月行十三度而有奇焉，故大小月三百六十五日而成岁，积气余而盈闰矣。

立端于始，表正于中，推余于终，而天度毕矣。

帝曰：余已闻天度矣，愿闻气数何以合之？

岐伯曰：天以六六为节，地以九九制会；天有十日，日六竟而周甲，甲六复而终岁，三百六十日法也。夫自古通天者，生之本，本于阴阳。其气九州、九窍，皆通乎天气，故其生五，其气三，三而成天，三而成地，三而成人，三而三之，合则为九，九分为九野，九野为九藏，故形藏四，神藏五，合为九藏以应之也。

帝曰：余已闻六六九九之会也，夫子言

积气盈闰，愿闻何谓气？请夫子发蒙解惑
焉。

岐伯曰：此上帝所秘，先师传之也。

帝曰：请遂闻之。

岐伯曰：五日谓之候，三候谓之气，六
气谓之时，四时谓之岁，而各从其主治焉。
五运相袭，而皆治之，终期之日，周而复
始；时立气布，如环无端，候亦同法。故
曰：不知年之所加，气之盛衰，虚实之所
起，不可以为工矣。

帝曰：五运之始，如环无端，其太过不
及何如？

岐伯曰：五气更立，各有所胜，盛虚
之变，此其常也。

帝曰：平气何如？

岐伯曰：无过者也。

帝曰：太过不及奈何？

岐伯曰：在经有也。

帝曰：何谓所胜？

岐伯曰：春胜长夏，长夏胜冬，冬胜夏，夏胜秋，秋胜春，所谓得五行时之胜，各以气命其藏。

帝曰：何以知其胜？

岐伯曰：求其至也，皆归始春。未至而至，此谓太过，则薄所不胜，而乘所胜也，命曰气淫。不分邪僻内生工不能禁①。至而不至，此谓不及，则所胜妄

---

①不分邪僻内生工不能禁：此十字为错简，应为下文之辞，误重于此。

行，而所生受病，所不胜薄之也，命曰气迫。所谓求其至者，气至之时也。谨候其时，气可与期，失时反候，五治不分，邪僻内生，工不能禁也。

帝曰：有不袭乎？

岐伯曰：苍天之气，不得无常也。气之不袭，是谓非常，非常则变矣。

帝曰：非常而变奈何？

岐伯曰：变至则病，所胜则微，所不胜则甚，因而重感于邪，则死矣，故非其时则微，当其时则甚也。

帝曰：善。余闻气合而有形，因变以正名。天地之运，阴阳之化，其于万物，孰少孰多。可得闻乎？

岐伯曰：悉哉问也！天之广不可度，地之大不可量，大神灵问，请陈其方。草生五色，五色之变，不可胜视；草生五味，五味之美，不可胜极。嗜欲不同，各有所通。天食人以五气，地食人以五味。五气入鼻，藏于心肺，上使五色修明，音声能彰；五味入口，藏于肠胃，味有所藏，以养五气，气和而生，津液相成，神乃自生。

帝曰：藏象何如？

岐伯曰：心者，生之本，神之变①也；其华在面，其充在血脉，为阳中之太阳，通于夏气。

---

① 变：新校正云："详神之变，全元起本并《太素》作神之处。"律以下文，作"神之处"为是。

肺者，气之本，魄之处也；其华在毛，其充在皮，为阳中之太阴，通于秋气。

肾者，主蛰，封藏之本，精之处也；其华在发，其充在骨，为阴中之少阴，通于冬气。

肝者，罢极之本，魂之居也；其华在爪，其充在筋，以生血气，其味酸，其色苍，此为阳中之少阳，通于春气。

脾、胃、大肠、小肠、三焦、膀胱者，仓廪之本，营之居也，名曰器，能化糟粕，转味而入出者也；其华在唇四白，其充在肌，其味甘，其色黄，此至阴之类，通于土气。凡十一藏，取决于胆也。

故人迎一盛病在少阳，二盛病在太

黄帝内经

阳，三盛病在阳明，四盛已上为格阳。

寸口一盛病在厥阴，二盛病在少阴，

三盛病在太阴，四盛已上为关阴。

人迎与寸口俱盛四倍已上为关格，关

格之脉赢，不能极于天地之精气，则死矣。

扫码听音频

xīn zhī hé mài yě　　qí róng sè yě　　qí zhǔ shèn yě
心之合脉也，其荣色也，其主肾也。

fèi zhī hé pí yě　　qí róng máo yě　　qí zhǔ xīn yě
肺之合皮也，其荣毛也，其主心也。

gān zhī hé jīn yě　　qí róng zhǎo yě　　qí zhǔ fèi yě
肝之合筋也，其荣爪也，其主肺也。

pí zhī hé ròu yě　　qí róng chún yě　　qí zhǔ gān yě
脾之合肉也，其荣唇也，其主肝也。

shèn zhī hé gǔ yě　　qí róng fà yě　　qí zhǔ pí yě
肾之合骨也，其荣发也，其主脾也。

shì gù duō shí xián　　zé mài níng sè ér biàn sè　　duō shí
是故多食咸，则脉凝泣而变色；多食

kǔ　　zé pí gǎo ér máo bá　　duō shí xīn　　zé jīn jí ér zhǎo
苦，则皮槁而毛拔；多食辛，则筋急而爪

kū　　duō shí suān　　zé ròu zhī zhòu ér chún jiē　　duō shí gān　　zé
枯；多食酸，则肉胝䐃而唇揭；多食甘，则

gǔ tòng ér fà luò　　cǐ wǔ wèi zhī suǒ shāng yě
骨痛而发落。此五味之所伤也。

gù xīn yù kǔ　　fèi yù xīn　　gān yù suān　　pí yù gān
故心欲苦，肺欲辛，肝欲酸，脾欲甘，

肾欲咸。此五味之所合也。

五藏之气，故色见青如草兹者死，黄如枳实者死，黑如炲者死，赤如衃血者死，白如枯骨者死，此五色之见死也。

青如翠羽者生，赤如鸡冠者生，黄如蟹腹者生，白如豕膏者生，黑如乌羽者生，此五色之见生也。

生于心，如以缟裹朱；生于肺，如以缟裹红；生于肝，如以缟裹绀；生于脾，如以缟裹栝楼实；生于肾，如以缟裹紫。此五藏所生之外荣也。

色味当五藏：白当肺、辛，赤当心、苦，青当肝、酸，黄当脾、甘，黑当肾、咸。故白当皮，赤当脉，青当筋，黄当

ròu　　hēi dāng gǔ
肉，黑当骨。

zhū mài zhě　　jiē shǔ yú mù　　zhū suǐ zhě　　jiē shǔ yú
诸脉者，皆属于目；诸髓者，皆属于

nǎo　　zhū jīn zhě　　jiē shǔ yú jié　　zhū xuè zhě　　jiē shǔ yú
脑，诸筋者，皆属于节；诸血者，皆属于

xīn　　zhū qì zhě　　jiē shǔ yú fèi　　cǐ sì zhī bā xī zhī zhāo xī
心；诸气者，皆属于肺。此四支八谿之朝夕

yě
也。

gù rén wò xuè guī yú gān　　gān shòu xuè ér néng shì　　zú
故人卧血归于肝，肝受血而能视，足

shòu xuè ér néng bù　　zhǎng shòu xuè ér néng wò　　zhǐ shòu xuè ér néng
受血而能步，掌受血而能握，指受血而能

shè　　wò chū ér fēng chuī zhī　　xuè níng yú fū zhě wéi bì　　níng yú
摄。卧出而风吹之，血凝于肤者为痹，凝于

mài zhě wéi sè　　níng yú zú zhě wéi jué　　cǐ sān zhě　　xuè xíng ér
脉者为泣，凝于足者为厥，此三者，血行而

bù dé fǎn qí kǒng　　gù wéi bì jué yě
不得反其空，故为痹厥也。

rén yǒu dà gǔ shí èr fèn　　xiǎo xī sān bǎi wǔ shí sì míng
人有大谷十二分，小谿三百五十四名，

shào shí èr shù　　cǐ jiē wèi qì zhī suǒ liú zhǐ　　xié qì zhī suǒ
少十二俞①，此皆卫气之所留止，邪气之所

kè yě　　zhēn shí yuán ér qù zhī
客也，针石缘而去之。

---

① 少十二俞：此四字恐是后人旁注，误入正文。

诊病之始，五决为纪，欲知其始，先建其母。所谓五决者，五脉也。

是以头痛巅疾，下虚上实，过在足少阴、巨阳，甚则入肾。

徇蒙招尤，目冥耳聋，下实上虚，过在足少阳、厥阴，甚则入肝。

腹满䐜胀，支鬲胠胁，下厥上冒，过在足太阴、阳明。

咳嗽上气，厥①在胸中，过在手阳明、太阴。

心烦头痛，病在鬲中，过在手巨阳、少阴。

夫脉之小、大、滑、涩、浮、沉，可以

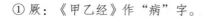

① 厥：《甲乙经》作"病"字。

指别；五藏之象，可以类推；五藏相音，
可以意识；五色微诊，可以目察。能合脉
色，可以万全。

赤，脉之至也，喘而坚，诊曰有积气在
中，时害于食，名曰心痹，得之外疾，思虑
而心虚，故邪从之。

白，脉之至也，喘而浮，上虚下实，
惊，有积气在胸中，喘而虚，名曰肺痹，
寒热，得之醉而使内也。

青，脉之至也，长而左右弹，有积气在
心下，支肤，名曰肝痹，得之寒湿，与疝同
法，腰痛，足清，头痛。

黄，脉之至也，大而虚，有积气在腹
中，有厥气，名曰厥疝，女子同法，得之疾

使四支，汗出当风。

黑，脉之至也，上坚而大，有积气在小

腹与阴，名曰肾痹，得之沐浴清水而卧。

凡相五色之奇脉①，面黄目青，面

黄目赤，面黄目白，面黄目黑者，皆不死

也。面青目赤，面赤目白，面青目黑，面黑

目白，面赤目青，皆死也。

---

① 之奇脉：《甲乙经》无此三字，较妥。

五藏别论篇第十一

wǔ zàng bié lùn piān dì shí yī

扫码听音频

黄帝问曰：余闻方士，或以脑髓为藏，或以肠胃为藏，或以为府。敢问更相反，皆自谓是，不知其道，愿闻其说。

岐伯对曰：脑、髓、骨、脉、胆、女子胞，此六者，地气之所生也，皆藏于阴而象于地，故藏而不写，名曰奇恒之府。

夫胃、大肠、小肠、三焦、膀胱，此五者，天气之所生也，其气象天，故写而不藏，此受五藏浊气，名曰传化之府，此不能久留，输写者也。魄门亦为五藏使，水

gǔ bù dé jiǔ cáng
谷不得久藏。

suǒ wèi wǔ zàng zhě　cáng jīng qì ér bú xiè yě　gù mǎn ér
所谓五藏者，藏精气而不写也，故满而

bù néng shí　liù fǔ zhě　chuán huà wù ér bù cáng　gù shí ér
不能实。六府者，传化物而不藏，故实而

bù néng mǎn yě　suǒ yǐ rán zhě　shuǐ gǔ rù kǒu　zé wèi shí ér
不能满也。所以然者，水谷入口，则胃实而

cháng xū　shí xià　zé cháng shí ér wèi xū　gù yuē shí ér bù
肠虚；食下，则肠实而胃虚，故曰实而不

mǎn　mǎn ér bù shí yě
满，满而不实也。

dì yuē　qì kǒu hé yǐ dú wéi wǔ zàng zhǔ
帝曰：气口何以独为五藏主？

qí bó yuē　wèi zhě　shuǐ gǔ zhī hǎi　liù fǔ zhī dà yuán
岐伯曰：胃者，水谷之海，六府之大源

yě　wǔ wèi rù kǒu　cáng yú wèi　yǐ yǎng wǔ zàng qì　qì
也。五味入口，藏于胃，以养五藏气，气

kǒu yì tài yīn yě　shì yǐ wǔ zàng liù fǔ zhī qì wèi　jiē chū yú
口亦太阴也。是以五藏六府之气味，皆出于

wèi　biànxiàn yú qì kǒu
胃，变见于气口。

gù wǔ qì rù bí　cáng yú xīn fèi　xīn fèi yǒu bìng　ér
故五气入鼻，藏于心肺；心肺有病，而

bí wéi zhī bú lì yě
鼻为之不利也。

fán zhì bìng bì chá qí xià　shì qí mài　guān qí zhì yì
凡治病必察其下，适其脉，观其志意，

^{yǔ qí bìng yě}
与其病也。

^{jū yú guǐ shén zhě} ^{bù kě yǔ yán zhì dé} ^{wù yú zhēn}
拘于鬼神者，不可与言至德；恶于针

^{shí zhě} ^{bù kě yǔ yán zhì qiǎo} ^{bìng bù xǔ zhì zhě} ^{bìng bì bú}
石者，不可与言至巧；病不许治者，病必不

^{zhì} ^{zhì zhī wú gōng yǐ}
治，治之无功矣。

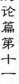

黄帝内经

异法方宜论篇第十二

黄帝问曰：医之治病也，一病而治各不同，皆愈，何也？

岐伯对曰：地势使然也。

故东方之域，天地之所始生也，鱼盐之地，海滨傍水。其民食鱼而嗜咸，皆安其处，美其食。鱼者使人热中，盐者胜血，故其民皆黑色疏理，其病皆为痈疡，其治宜砭石。故砭石者，亦从东方来。

西方者，金玉之域，沙石之处，天地之所收引也。其民陵居而多风，水土刚强，其民不衣而褐荐，其民华食而脂肥，故邪不能伤其体，其病生于内，其治宜毒药。故毒药者，亦从西方来。

北方者，天地所闭藏之域也，其地高陵居，风寒冰冽。其民乐野处而乳食，藏寒生满病，其治宜灸焫。故灸焫者，亦从北方来。

南方者，天地所长养，阳之所盛处也，其地下，水土弱，雾露之所聚也。其民嗜酸而食胕，故其民皆致理而赤色，其病挛痹，其治宜微针。故九针者，亦从南方来。

中央者，其地平以湿，天地所以生万物也众。其民食杂而不劳，故其病多痿厥寒热，其治宜导引按蹻。故导引按蹻者，亦从

黄帝内经

zhōng yāng chū yě
中央出也。

gù shèng rén zá hé yǐ zhì　　　gè dé qí suǒ yí　　gù zhì
故圣人杂合以治，各得其所宜。故治

suǒ yǐ yì ér bìng jiē yù zhě　　　dé bìng zhī qíng　　zhī zhì zhī dà tǐ
所以异而病皆愈者，得病之情，知治之大体

yě
也。

移精变气论篇第十三
yí jīngbiàn qì lùn piān dì shí sān

扫码听音频

黄帝问曰：余闻上古之治病，惟其移
huáng dì wèn yuē　　yú wénshàng gǔ zhī zhì bìng　wéi qí yí

精变气，可祝由而已。今世治病，毒药治其
jīng biàn qì　　kě zhù yóu ér yǐ　　jīn shì zhì bìng　dú yào zhì qí

内，针石治其外，或愈或不愈，何也?
nèi　zhēn shí zhì qí wài　huò yù huò bú yù　hé yě

岐伯对曰：往古人居禽兽之间，动作以
qí bó duì yuē　wǎng gǔ rén jū qín shòu zhī jiān　dòng zuò yǐ

避寒，阴居以避暑，内无眷慕之累，外无伸
bì hán　　yīn jū yǐ bì shǔ　　nèi wú juàn mù zhī lèi　wài wú shēn

官之形，此恬憺之世，邪不能深入也。故毒
guān zhī xíng　cǐ tián dàn zhī shì　xié bù néngshēn rù yě　gù dú

药不能治其内，针石不能治其外，故可移精
yào bù néng zhì qí nèi　zhēn shí bù néng zhì qí wài　gù kě yí jīng

祝由而已。
zhù yóu ér yǐ

当今之世不然，忧患缘其内，苦形伤
dāng jīn zhī shì bù rán　yōu huànyuán qí nèi　kǔ xíngshāng

其外，又失四时之从，逆寒暑之宜，贼风数
qí wài　yòu shī sì shí zhī cóng　nì hán shǔ zhī yí　zéi fēngshuò

至，虚邪朝夕，内至五藏骨髓，外伤空窍肌肤，所以小病必甚，大病必死，故祝由不能已也。

帝曰：善。余欲临病人，观死生，决嫌疑，欲知其要，如日月光，可得闻乎？

岐伯曰：色脉者，上帝之所贵也，先师之所传也。上古使僦贷季，理色脉而通神明，合之金、木、水、火、土、四时、八风、六合，不离其常，变化相移，以观其妙，以知其要。欲知其要，则色脉是矣。

色以应日，脉以应月，常求其要，则其要也。夫色之变化，以应四时之脉，此上帝之所贵，以合于神明也，所以远死而近生。生道以长，命曰圣王。

中古之治病，至而治之，汤液十日，以去八风五痹之病；十日不已，治以草苏草荄之枝，本末为助，标本已得，邪气乃服。

暮世之治病也则不然，治不本四时，不知日月，不审逆从，病形已成，乃欲微针治其外，汤液治其内，粗工凶凶，以为可攻，故病未已，新病复起。

帝曰：愿闻要道。

岐伯曰：治之要极，无失色脉，用之不惑，治之大则。逆从倒行，标本不得，亡神失国！去故就新，乃得真人。

帝曰：余闻其要于夫子矣！夫子言不离色脉，此余之所知也。

岐伯曰：治之极于一。

帝曰：何谓一？

岐伯曰：一者因得之。

帝曰：奈何？

岐伯曰：闭户塞牖，系之病者，数问其情，以从其意，得神者昌，失神者亡。

帝曰：善。

汤液醪醴论篇第十四
tāng yè láo lǐ lùn piān dì shí sì

扫码听音频

黄帝问曰：为五谷汤液及醪醴，奈
huáng dì wèn yuē　wéi wǔ gǔ tāng yè jí láo lǐ　nài

何?
hé

岐伯对曰：必以稻米，炊之稻薪，稻米
qí bó duì yuē　bì yǐ dào mǐ　chuī zhī dào xīn　dào mǐ

者完，稻薪者坚。
zhě wán　dào xīn zhě jiān

帝曰：何以然?
dì yuē　hé yǐ rán

岐伯曰：此得天地之和，高下之宜，故
qí bó yuē　cǐ dé tiān dì zhī hé　gāo xià zhī yí　gù

能至完；伐取得时，故能至坚也。
néng zhì wán　fá qǔ dé shí　gù néng zhì jiān yě

帝曰：上古圣人作汤液醪醴，为而不
dì yuē　shàng gǔ shèng rén zuò tāng yè láo lǐ　wéi ér bú

用，何也?
yòng　hé yě

岐伯曰：自古圣人之作汤液醪醴者，
qí bó yuē　zì gǔ shèng rén zhī zuò tāng yè láo lǐ zhě

以为备耳，夫上古作汤液，故为而弗服

也。中古之世，道德稍衰，邪气时至，服之

万全。

帝曰：今之世不必已，何也？

岐伯曰：当今之世，必齐毒药攻其中，

镵石、针艾治其外也。

帝曰：形弊血尽而功不立者何？

岐伯曰：神不使也。

帝曰：何谓神不使？

岐伯曰：针石，道也。精神不进，志意

不治，故病不可愈。今精坏神去，荣卫不可

复收。何者？嗜欲无穷，而忧患不止，精气

弛坏，荣泣卫除，故神去之而病不愈也。

帝曰：夫病之始生也，极微极精，必

先入结于皮肤。今良工皆称曰病成，名曰逆，则针石不能治，良药不能及也。今良工皆得其法，守其数，亲戚兄弟远近，音声日闻于耳，五色日见于目，而病不愈者，亦何暇不早乎?

岐伯曰：病为本，工为标，标本不得，邪气不服，此之谓也。

帝曰：其有不从毫毛而生，五藏阳以竭也，津液充郭，其魄独居，孤精于内，气耗于外，形不可与衣相保，此四极急而动中，是气拒于内，而形施于外，治之奈何?

岐伯曰：平治于权衡，去菀陈莝，微动四极，温衣，缪刺其处，以复其形。开鬼门，洁净府，精以时服，五阳已布，疏涤五藏。故精自生，形自盛，骨肉相保，巨气乃平。

帝曰：善。

yù bǎn lùn yào piān dì shí wǔ

玉版论要篇第十五

扫码听音频

黄帝问曰：余闻《揆度》《奇恒》，所指不同，用之奈何？

岐伯对曰：《揆度》者，度病之浅深也。《奇恒》者，言奇病也。请言道之至数，《五色》《脉变》《揆度》《奇恒》，道在于一。神转不回，回则不转，乃失其机。至数之要，迫近以微，著之玉版，命曰合玉机。

容色见上下左右，各在其要。其色见浅者，汤液主治，十日已；其见深者，必齐主治，二十一日已；其见大深者，醪酒主治，百日已；色夭面脱，不治，百日尽已。脉短气绝，死；病温虚甚，死。

色见上下左右，各在其要。上为逆，下为从；女子右为逆，左为从；男子左为逆，右为从。易，重阳死，重阴死。阴阳反他，治在权衡相夺，《奇恒》事也，《揆度》事也。

搏脉，痹躄，寒热之交。脉孤为消气，虚泄为夺血。孤为逆，虚为从。

行《奇恒》之法，以太阴始，行所不胜曰逆，逆则死；行所胜曰从，从则活。八风四时之胜，终而复始，逆行一过，不复可数。论要毕矣。

诊要经终论篇第十六
zhěn yào jīng zhōng lùn piān dì shí liù

扫码听音频

huáng dì wèn yuē　　zhěn yào hé rú
黄帝问曰：诊要何如？

qí bó duì yuē　　zhēng yuè　　èr yuè　　tiān qì shǐ fāng　　dì
岐伯对曰：正月、二月，天气始方，地

qì shǐ fā　　rén qì zài gān　　sān yuè　　sì yuè　　tiān qì zhèng
气始发，人气在肝；三月、四月，天气正

fāng　　dì qì dìng fā　　rén qì zài pí　　wǔ yuè　　liù yuè　　tiān
方，地气定发，人气在脾；五月、六月，天

qì shèng　　dì qì gāo　　rén qì zài tóu　　qī yuè　　bā yuè
气盛，地气高，人气在头；七月、八月，

yīn qì shǐ shā　　rén qì zài fèi　　jiǔ yuè　　shí yuè　　yīn qì
阴气始杀，人气在肺；九月、十月，阴气

shǐ bīng　　dì qì shǐ bì　　rén qì zài xīn　　shí yī yuè　　shí èr
始冰，地气始闭，人气在心；十一月、十二

yuè　　bīng fù　　dì qì hé　　rén qì zài shèn
月，冰复，地气合，人气在肾。

gù chūn cì sàn shù jí yǔ fēn lǐ　　xuè chū ér zhǐ　　shèn zhě
故春刺散俞及与分理，血出而止，甚者

chuán qì　　jiàn zhě xuán yě
传气，间者环也。

夏刺络俞，见血而止，尽气闭环，痛病必下。

秋刺皮肤，循理，上下同法，神变而止。

冬刺俞窍于分理，甚者直下，间者散下。

春夏秋冬，各有所刺，法其所在。

春刺夏分，脉乱气微，入淫骨髓，病不能愈，令人不嗜食，又且少气；春刺秋分，筋挛，逆气环为咳嗽，病不愈，令人时惊，又且哭；春刺冬分，邪气著藏，令人胀，病不愈，又且欲言语。

夏刺春分，病不愈，令人解㑊；夏刺秋分，病不愈，令人心中欲无言，惕惕如人

将捕之；夏刺冬分，病不愈，令人少气，时
欲怒。

秋刺春分，病不已，令人惕然欲有所
为，起而忘之；秋刺夏分，病不已，令人益
嗜卧，又且善梦；秋刺冬分，病不已，令人
洒洒时寒。

冬刺春分，病不已，令人欲卧不能
眠，眠而有见；冬刺夏分，病不愈，气上，
发为诸痹；冬刺秋分，病不已，令人善渴。

凡刺胸腹者，必避五藏。中心者，环
死；中脾者，五日死；中肾者，七日死；
中肺者，五日死；中鬲者，皆为伤中，其
病虽愈，不过一岁必死。

刺避五藏者，知逆从也。所谓从者，鬲

与脾肾之处，不知者反之。

刺胸腹者，必以布憿著之，乃从单布上刺，刺之不愈，复刺。刺针必肃，刺肿摇针，经刺勿摇。此刺之道也。

帝曰：愿闻十二经脉之终奈何？

岐伯曰：太阳之脉，其终也，戴眼，反折，瘛疭，其色白，绝汗乃出，出则死矣。

少阳终者，耳聋，百节皆纵，目睘，绝系，绝系一日半死，其死也，色先青，白乃死矣。

阳明终者，口目动作，善惊，妄言，色黄，其上下经盛，不仁，则终矣。

少阴终者，面黑，齿长而垢，腹胀

闭，上下不通而终矣。

太阴终者，腹胀闭不得息，善噫善呕，呕则逆，逆则面赤，不逆则上下不通，不通则面黑，皮毛焦而终矣。

厥阴终者，中热嗌干，善溺，心烦，甚则舌卷，卵上缩而终矣。此十二经之所败也。

扫码听音频

脉要精微论篇第十七

黄帝问曰：诊法何如？

岐伯对曰：诊法常以平旦，阴气未动，阳气未散，饮食未进，经脉未盛，络脉调匀，气血未乱，故乃可诊有过之脉。

切脉动静，而视精明，察五色，观五藏有余不足，六府强弱，形之盛衰。以此参伍，决死生之分。

夫脉者，血之府也。长则气治；短则气病；数则烦心；大则病进；上盛则气高；下盛则气胀；代则气衰；细则气少；涩

则心痛；浑浑革至① 如涌泉，病进而色②
弊，绵绵③ 其去如弦绝，死。

夫精明五色者，气之华也。赤欲如白裹
朱，不欲如赭；白欲如鹅羽，不欲如盐；青
欲如苍璧之泽，不欲如蓝；黄欲如罗裹雄
黄，不欲如黄土；黑欲如重漆色，不欲如
地苍。五色精微象见矣，其寿不久也。夫精
明者，所以视万物、别白黑、审短长；以
长为短，以白为黑，如是则精衰矣。

五藏者，中之守也。中盛藏满，气胜
伤恐者，声如从室中言，是中气之湿也；
言而微，终日乃复言者，此夺气也；衣被不

---

① 革至：《脉经》作"革革"，似是。
② 色：《脉经》作"危"。
③ 绵绵：《脉经》作"绰绰"。

敛，言语善恶不避亲疏者，此神明之乱也。

仓廪不藏者，是门户不要也；水泉不止者，是膀胱不藏也。得守者生，失守者死。

夫五藏①者，身之强也。头者，精明之府，头倾视深，精神将夺矣；背者，胸中之府，背曲肩随，府将坏矣；腰者，肾之府，转摇不能，肾将惫矣；膝者，筋之府，屈伸不能，行则偻附，筋将惫矣；骨者，髓之府，不能久立，行则振掉，骨将惫矣。得强则生，失强则死。

岐伯曰：反四时者，有余为精，不足为消。应太过，不足为精；应不足，有余为

---

① 五藏：作“五府”为妥。

消。阴阳不相应，病名曰关格。①

帝曰：脉其四时动奈何？知病之所在奈何？知病之所变奈何？知病乍在内奈何？知病乍在外奈何？请问此五者，可得闻乎？

岐伯曰：请言其与天运转大也。万物之外，六合之内，天地之变，阴阳之应，彼春之暖，为夏之暑，彼秋之忿，为冬之怒。四变之动，脉与之上下，以春应中规，夏应中矩，秋应中衡，冬应中权。

是故冬至四十五日，阳气微上，阴气微下；夏至四十五日，阴气微上，阳气微下。

阴阳有时，与脉为期。

期而相失，知脉所分，分之有期，故

①单波元简："按此一项三十九字，与前后文不相顺承，疑是他篇错简；且'精''消'二字，其义不大明。"

知死时。微妙在脉，不可不察，察之有纪，从阴阳始，始之有经，从五行生，生之有度，四时为宜，补写勿失，与天地如一，得一之情，以知死生。是故声合五音，色合五行，脉合阴阳。

是知阴盛则梦涉大水恐惧，阳盛则梦大火燔灼，阴阳俱盛则梦相杀毁伤；上盛则梦飞，下盛则梦堕；甚饱则梦予，甚饥则梦取；肝气盛则梦怒，肺气盛则梦哭；短虫多则梦聚众，长虫多则梦相击毁伤。

是故持脉有道，虚静为保。春日浮，如鱼之游在波；夏日在肤，泛泛乎万物有馀；秋日下肤，蛰虫将去；冬日在骨，蛰虫周

mì　　jūn zǐ jū shì
密，君子居室。

gù yuē　　zhī nèi zhě àn ér jì zhī　　zhī wài zhě zhōng ér
故曰：知内者按而纪之，知外者终而

shǐ zhī　　cǐ liù zhě　　chí mài zhī dà fǎ
始之。此六者，持脉之大法。

xīn mài bó jiān ér cháng　　dāng bìng shé juǎn bù néng yán　　qí
心脉搏坚而长，当病舌卷不能言；其

ruǎn ér sǎn zhě　　dāng xiāo xuán zì yǐ
耎而散者，当消环自已。

fèi mài bó jiān ér cháng　　dāng bìng tuò xuè　　qí ruǎn ér sǎn
肺脉搏坚而长，当病唾血；其耎而散

zhě　　dāng bìng guàn① hàn　　zhì lìng bú fù sàn fā yě②
者，当病灌① 汗，至令不复散发也② 。

gān mài bó jiān ér cháng　　sè bù qīng　　dāng bìng zhuì ruò bó
肝脉搏坚而长，色不青，当病坠若搏，

yīn xuè zài xié xià　　lìng rén chuǎn nì　　qí ruǎn ér sǎn　　sè zé
因血在胁下，令人喘逆；其耎而散，色泽

zhě　　dāng bìng yì yǐn　　yì yǐn zhě　　kě bào duō yǐn　　ér yì③
者，当病溢饮。溢饮者，渴暴多饮，而易③

rù jī pí cháng wèi zhī wài yě
入肌皮肠胃之外也。

wèi mài bó jiān ér cháng　　qí sè chì　　dāng bìng zhé bì　　qí
胃脉搏坚而长，其色赤，当病折髀；其

---

① 灌：《脉经》作"漏"。
② 至令不复散发也：《脉经》无"也"字，注："六字疑衍"。
③ 易：《甲乙经》作"溢"。

ruǎn ér sǎn zhě dāng bìng shí bì
耎而散者，当病食痹。

pí mài bó jiān ér cháng qí sè huáng dāng bìng shǎo qì
脾脉搏坚而长，其色黄，当病少气；

qí ruǎn ér sǎn sè bù zé zhě dāng bìng zú héng zhǒng ruò shuǐ
其耎而散，色不泽者，当病足胻肿，若水

zhuàng yě
状也。

shèn mài bó jiān ér cháng qí sè huáng ér chì zhě dāng bìng
肾脉搏坚而长，其色黄而赤者，当病

zhé yāo qí ruǎn ér sǎn zhě dāng bìng shǎo xuè zhì lìng bú fù
折腰；其耎而散者，当病少血，至令不复

yě
也。

dì yuē zhěn dé xīn mài ér jí cǐ wéi hé bìng bìng xíng
帝曰：诊得心脉而急，此为何病？病形

hé rú
何如？

qí bó yuē bìng míng xīn shàn shào fù dāng yǒu xíng yě
岐伯曰：病名心疝，少腹当有形也。

dì yuē hé yǐ yán zhī
帝曰：何以言之？

qí bó yuē xīn wéi mǔ zàng xiǎo cháng wéi zhī shǐ gù
岐伯曰：心为牡藏，小肠为之使，故

yuē shào fù dāng yǒu xíng yě
曰少腹当有形也。

dì yuē zhěn dé wèi mài bìng xíng hé rú
帝曰：诊得胃脉，病形何如？

岐伯曰：胃脉实则胀，虚则泄。

帝曰：病成而变何谓？

岐伯曰：风成为寒热；瘅成为消中；厥成为巅疾；久风为飧泄；脉风成为疠。病之变化，不可胜数。

帝曰：诸痛肿筋挛骨痛，此皆安生？

岐伯曰：此寒气之肿，八风之变也。

帝曰：治之奈何？

岐伯曰：此四时之病，以其胜治之愈也。

帝曰：有故病五藏发动，因伤脉色，各何以知其久暴至之病乎？

岐伯曰：悉乎哉问也！征其脉小色不夺者，新病也；征其脉不夺，其色夺者，此久病也；征其脉与五色俱夺者，此久病也；征其脉与五色俱不夺者，新病也。

肝与肾脉并至，其色苍赤，当病毁伤，不见血，已见血，湿若中水也。

尺内两傍，则季胁也，尺外以候肾，尺里以候腹。中附上，左外以候肝，内以候鬲；右外以候胃，内以候脾。上附上，右外以候肺，内以候胸中；左外以候心，内以候膻中。前以候前，后以候后。上竟上者，胸喉中事也；下竟下者，少腹腰股膝胫足中事也。

麤大者，阴不足，阳有余，为热中也。来疾去徐，上实下虚，为厥巅疾。来徐去疾，上虚下实，为恶风也，故中恶风者，

yáng qì shòu yě　　yǒu mài jù chén xì shuò zhě　　shào yīn jué yě
阳气受也。有脉俱沉细数者，少阴厥也。

chén xì shuò sǎn zhě　　hán rè yě　　fú ér sǎn zhě　　wéi xuàn pū
沉细数散者，寒热也。浮而散者，为眴仆。

zhū fú bú zào zhě　　jiē zài yáng　　zé wéi rè　　qí yǒu zào
诸浮不躁者，皆在阳，则为热；其有躁

zhě zài shǒu　　zhū xì ér chén zhě　　jiē zài yīn　　zé wéi gǔ tòng
者在手。诸细而沉者，皆在阴，则为骨痛；

qí yǒu jìng zhě zài zú　　shuò dòng yí dài zhě　　bìng zài yáng zhī mài
其有静者在足。数动一代者，病在阳之脉

yě　　xiè jí biàn nóng xuè　　zhū guò zhě qiè zhī　　sè zhě　　yáng qì
也，泄及便脓血。诸过者切之，涩者，阳气

yǒu yú yě　　huá zhě　　yīn qì yǒu yú yě　　yáng qì yǒu yú　　wéi
有余也；滑者，阴气有余也。阳气有余，为

shēn rè wú hàn　　yīn qì yǒu yú　　wéi duō hàn shēn hán　　yīn yáng yǒu
身热无汗；阴气有余，为多汗身寒；阴阳有

yú　　zé wú hàn ér hán
余，则无汗而寒。

tuī ér wài zhī　　nèi ér bú wài　　yǒu xīn fù jī yě　　tuī
推而外之，内而不外，有心腹积也；推

ér nèi zhī　　wài ér bù nèi　　shēn yǒu rè yě
而内之，外而不内，身有热也。

tuī ér shàng zhī　　shàng ér bú xià　　yāo zú qīng yě
推而上之，上而不下①，腰足清也；

tuī ér xià zhī　　xià ér bú shàng　　tóu xiàng tòng yě
推而下之，下而不上②，头项痛也。

———

① 上而不下：新校正："《甲乙经》作'下而不上'。"
② 下而不上：新校正："《甲乙经》作'上而不下'。"

按之至骨，脉气少者，腰脊痛而身有痹也。

píng rén qì xiàng lùn piān dì shí bā
平人气象论篇第十八

扫码听音频

huáng dì wèn yuē　　píng rén hé rú
黄帝问曰：平人何如？

qí bó duì yuē　　rén yì hū mài zài dòng　　yì xī mài yì
岐伯对曰：人一呼脉再动，一吸脉亦

zài dòng　　hū xī dìng xī mài wǔ dòng　　rùn yǐ tài xī　　mìng yuē píng
再动，呼吸定息脉五动，闰以太息，命曰平

rén　　píng rén zhě　　bú bìng yě　　cháng yǐ bú bìng tiáo bìng rén　　yī
人。平人者，不病也。常以不病调病人，医

bú bìng　　gù wéi bìng rén píng xī　　yǐ tiáo zhī wéi fǎ
不病，故为病人平息以调之为法。

rén yì hū mài yí dòng　　yì xī mài yí dòng　　yuē shǎo qì
人一呼脉一动，一吸脉一动，曰少气。

rén yì hū mài sān dòng　　yì xī mài sān dòng ér zào　　chǐ rè yuē bìng
人一呼脉三动，一吸脉三动而躁，尺热曰病

wēn　　chǐ bú rè mài huá yuē bìng fēng　　mài sè yuē bì　　rén yì hū
温；尺不热脉滑曰病风；脉涩曰痹。人一呼

mài sì dòng yǐ shàng yuē sǐ　　mài jué bú zhì yuē sǐ　　zhà shū zhà
脉四动以上曰死；脉绝不至曰死；乍疏乍

shuò yuē sǐ
数曰死。

平人之常气禀于胃，胃者平人之常气也；人无胃气曰逆，逆者死。

春胃微弦曰平，弦多胃少曰肝病，但弦无胃曰死；胃而有毛曰秋病，毛甚曰今病。藏真散于肝，肝藏筋膜之气也。

夏胃微钩曰平，钩多胃少曰心病，但钩无胃曰死；胃而有石曰冬病，石甚曰今病。藏真通于心，心藏血脉之气也。

长夏胃微耎弱曰平，弱多胃少曰脾病，但代无胃曰死；耎弱有石曰冬病，弱甚曰今病。藏真濡于脾，脾藏肌肉之气也。

秋胃微毛曰平，毛多胃少曰肺病，但毛无胃曰死；毛而有弦曰春病，弦甚曰今病。藏真高于肺，以行荣卫阴阳也。

冬胃微石曰平，石多胃少曰肾病，但石无胃曰死；石而有钩曰夏病，钩甚曰今病。藏真下于肾，肾藏骨髓之气也。

胃之大络，名曰虚里。贯鬲络肺，出于左乳下，其动应衣①，脉宗气也。盛喘数绝者，则病在中；结而横，有积矣；绝不至曰死。乳之下，其动应衣，宗气泄也。

欲知寸口太过与不及。寸口之脉中手短者，曰头痛。寸口脉中手长者，曰足胫痛。寸口脉中手促上击者，曰肩背痛。寸口脉沉而坚者，曰病在中。寸口脉浮而盛者，曰病在外。寸口脉沉而弱，曰寒热及疝瘕、少腹痛。寸口脉沉而横，曰胁下有积，

---

① 衣：《甲乙经》作"手"，为是，可从改。

腹中有横积痛。寸口脉沉而喘，曰寒热。

脉盛滑坚者，曰病在外。脉小实而坚者，病在内。脉小弱以涩，谓之久病。脉滑浮而疾者，谓之新病。脉急者，曰疝瘕少腹痛。脉滑曰风。脉涩曰痹。缓而滑曰热中。

盛而紧曰胀。

脉从阴阳，病易已；脉逆阴阳，病难已。脉得四时之顺，曰病无他；脉反四时及不间藏，曰难已。

臂多青脉，曰脱血。

尺脉缓涩，谓之解㑊，安卧。脉盛，谓之脱血。尺涩脉滑，谓之多汗。尺寒脉细，谓之后泄。脉尺麤常热者，谓之热中。

肝见庚辛死，心见壬癸死，脾见甲乙

死，肺见丙丁死，肾见戊己死，是谓真藏见

皆死。

颈脉动喘疾咳，曰水。目裹微肿，如

卧蚕起之状，曰水。溺黄赤，安卧者，黄

疸。已食如饥者，胃疸。面肿曰风。足胫

肿曰水。目黄者曰黄疸。

妇人手少阴脉动甚者，妊子也。

脉有逆从四时，未有藏形，春夏而脉

瘦①，秋冬而脉浮大，命曰逆四时也。

风热而脉静，泄而脱血脉实，病在中

脉虚，病在外脉涩坚者，皆难治，命曰反四

时也。

人以水谷为本，故人绝水谷则死，脉无

---

① 瘦：新校正："按《玉机真藏论》作'沉涩'。"

胃气亦死。所谓无胃气者，但得真藏脉，不得胃气也。所谓脉不得胃气者，肝不弦，肾不石也。

太阳脉至，洪大以长；少阳脉至，乍数乍疏，乍短乍长；阳明脉至，浮大而短。

夫平心脉来，累累如连珠，如循琅玕，曰心平，夏以胃气为本；病心脉来，喘喘连属，其中微曲，曰心病；死心脉来，前曲后居，如操带钩，曰心死。

平肺脉来，厌厌聂聂，如落榆荚，曰肺平，秋以胃气为本；病肺脉来，不上不下，如循鸡羽，曰肺病；死肺脉来，如物之浮，如风吹毛，曰肺死。平肝脉来，耎弱招招，如揭长竿末梢，曰肝平，春以胃气为本；病肝脉来，盈实而滑，如循长竿，曰肝病；死肝脉来，急益劲，如新张弓弦，曰肝死。

平脾脉来，和柔相离，如鸡践地，曰脾平，长夏以胃气为本；病脾脉来，实而盈数，如鸡举足，曰脾病；死脾脉来，锐坚如乌之喙，如鸟之距，如屋之漏，如水之流，曰脾死。

平肾脉来，喘喘累累如钩，按之而坚，曰肾平，冬以胃气为本；病肾脉来，如引葛，按之益坚，曰肾病；死肾脉来，发如夺索，辟辟如弹石，曰肾死。

玉机真藏论篇第十九
yù jī zhēnzàng lùn piān dì shí jiǔ

扫码听音频

黄帝问曰：春脉如弦，何如而弦？

岐伯对曰：春脉者肝也，东方木也，万物之所以始生也，故其气来，耎弱轻虚而滑，端直以长，故曰弦，反此者病。

帝曰：何如而反？

岐伯曰：其气来实而强，此谓太过，病在外；其气来不实而微，此谓不及，病在中。

帝曰：春脉太过与不及，其病皆何如？

岐伯曰：太过则令人善忘①，忽忽眩

---

① 忘：王冰："忘，当为'怒'字之误也。《灵枢经》曰：肝气实则怒。"

冒而巅疾；其不及，则令人胸痛引背，下则
两胁胠满。

帝曰：善。夏脉如钩，何如而钩？

岐伯曰：夏脉者心也，南方火也，万物
之所以盛长也，故其气来盛去衰，故曰
钩，反此者病。

帝曰：何如而反？

岐伯曰：其气来盛去亦盛，此谓太
过，病在外；其气来不盛，去反盛，此谓不
及，病在中。

帝曰：夏脉太过与不及，其病皆何如？

岐伯曰：太过则令人身热而肤痛，为浸
淫；其不及，则令人烦心，上见咳唾，下为
气泄。

帝曰：善。秋脉如浮，何如而浮？

岐伯曰：秋脉者肺也，西方金也，万物之所以收成也，故其气来，轻虚以浮，来急去散，故曰浮，反此者病。

帝曰：何如而反？

岐伯曰：其气来毛而中央坚，两傍虚，此谓太过，病在外；其气来毛而微，此谓不及，病在中。

帝曰：秋脉太过与不及，其病皆何如？

岐伯曰：太过则令人逆气，而背痛愠愠然；其不及，则令人喘，呼吸少气而咳，上气见血，下闻病音。

帝曰：善。冬脉如营，何如而营？

岐伯曰：冬脉者肾也，北方水也，万

物之所以合藏也，故其气来，沉以搏，故曰营，反此者病。

帝曰：何如而反？

岐伯曰：其气来如弹石者，此谓太过，病在外；其去如数者，此谓不及，病在中。

帝曰：冬脉太过与不及，其病皆何如？

岐伯曰：太过则令人解㑊，脊脉痛而少气，不欲言；其不及则令人心悬如病饥，䏚中清，脊中痛，少腹满，小便变。

帝曰：善！

帝曰：四时之序，逆从之变异也，然脾脉独何主？

岐伯曰：脾脉者，土也，孤藏以灌四傍者也。

帝曰：然则脾善恶，可得见之乎？岐伯曰：善者不可得见，恶者可见。

帝曰：恶者何如可见？

岐伯曰：其来如水之流者，此谓太过，病在外；如鸟之喙者，此谓不及，病在中。

帝曰：夫子言脾为孤藏，中央土以灌四傍，其太过与不及，其病皆何如？

岐伯曰：太过则令人四支不举；其不及则令人九窍不通，名曰重强。

帝瞿然而起，再拜而稽首曰：善！吾得脉之大要。天下至数，《五色》《脉变》《揆度》《奇恒》，道在于一。神转不回，回则不转，乃失其机。至数之要，迫近以微，著之玉版，藏之藏府，每旦读之，名曰《玉机》。

五藏受气于其所生，传之于其所胜，气舍于其所生，死于其所不胜，病之且死，必先传行至其所不胜，病乃死。此言气之逆行也，故死。

肝受气于心，传之于脾，气舍于肾，至肺而死。

心受气于脾，传之于肺，气舍于肝，至肾而死。脾受气于肺，传之于肾，气舍于心，至肝而死。

肺受气于肾，传之于肝，气舍于脾，至心而死。

肾受气于肝，传之于心，气舍于肺，至脾而死。此皆逆死也。一日一夜五分之，此所以占死生之早暮也。

黄帝曰：五藏相通，移皆有次。五藏有病，则各传其所胜；不治，法三月，若六月，若三日，若六日，传五藏而当死，是顺传所胜之次。故曰：别于阳者，知病从来；别于阴者，知死生之期。言知至其所困而死。

是故风者，百病之长也。今风寒客于人，使人毫毛毕直，皮肤闭而为热，当是之时，可汗而发也；或痹不仁肿痛，当是之时，可汤熨及火灸刺而去之。弗治，病入舍于肺，名曰肺痹，发咳上气；弗治，肺即传而行之肝，病名曰肝痹，一名曰厥，胁痛出食，当是之时，可按若刺耳；弗治，肝传之脾，病名曰脾风发瘅，腹中热，烦心出黄，当此之时，可按、可药、可浴；弗治，脾传之肾，病名曰疝瘕，少腹冤热而痛，出白，一名曰蛊，当此之时，可按、可药；弗治；肾传之心，病筋脉相引而急，病名曰瘛，当此之时，可灸、可药；弗治，满十日法当死。肾因传之心，心即复反传而行之肺，发寒热，法当三岁死，此病之次也。

然其卒发者，不必治于传；或其传化有不以次，不以次入者，忧恐悲喜怒，令不得以其次，故令人有大病矣。因而喜大虚，则肾气乘矣，怒则肝气乘矣，悲则肺气乘矣，恐则脾气乘矣，忧则心气乘矣，此其道也。故病有五，五五二十五变，及其传化。传，乘之名也。

大骨枯槁，大肉陷下，胸中气满，喘息不便，其气动形，期六月死，真藏脉见，乃予之期日。

大骨枯槁，大肉陷下，胸中气满，喘息不便，内痛引肩项，期一月死，真藏见，乃予之期日。

大骨枯槁，大肉陷下，胸中气满，喘息不便，内痛引肩项，身热，脱肉破䐃，真藏见，十月之内死。

大骨枯槁，大肉陷下，肩髓内消，动作益衰，真藏来见，期一岁死，见其真藏，乃予之期日。

大骨枯槁，大肉陷下，胸中气满，腹内痛，心中不便，肩项身热，破䐃脱肉，目眶陷，真藏见，目不见人，立死；其见人者，至其所不胜之时则死。

急虚身中卒至，五藏绝闭，脉道不通，气不往来，譬于堕溺，不可为期。其脉绝不来，若人一息五六至，其形肉不脱，真藏虽不见，犹死也。

真肝脉至，中外急，如循刀刃责责然，如按琴瑟弦，色青白不泽，毛折乃死；真心脉至，坚而搏，如循薏苡子累累然，色赤黑不泽，毛折乃死；真肺脉至，大而虚，如以毛羽中人肤，色白赤不泽，毛折乃死；真肾脉至，搏而绝，如指弹石辟辟然，色黑

黄不泽，毛折乃死；真脾脉至，弱而乍数

乍疏，色黄青不泽，毛折乃死。诸真藏脉

见者，皆死不治也。

黄帝曰：见真脏曰死，何也？

岐伯曰：五藏者，皆禀气于胃，胃者五

藏之本也；藏气者，不能自致于手太阴，必

因于胃气，乃至于手太阴也。故五藏各以其

时，自为而至于手太阴也。故邪气胜者，

精气衰也；故病甚者，胃气不能与之俱至

于手太阴，故真藏之气独见，独见者，病

胜藏也，故曰死。帝曰：善。

黄帝曰：凡治病察其形气色泽，脉之

盛衰，病之新故，乃治之，无后其时。

形气相得，谓之可治；色泽以浮，谓之

易已；脉从四时，谓之可治；脉弱以滑，是有胃气，命曰易治，取之以时。形气相失，谓之难治；色夭不泽，谓之难已；脉实以坚，谓之益甚；脉逆四时，为不可治。必察四难，而明告之。

所谓逆四时者，春得肺脉，夏得肾脉，秋得心脉，冬得脾脉，其至皆悬绝沉涩者，命曰逆四时。

未有藏形，于春夏而脉沉涩，秋冬而脉浮大，名曰逆四时也。

病热脉静，泄而脉大，脱血而脉实，病在中，脉实坚，病在外，脉不实坚①者，皆难治。

---

① 病在中，脉实坚，病在外，脉不实坚：新校正："按《平人气象论》云，病在中，脉虚；病在外，脉涩坚。与此相反。此经误，彼论为得。"

黄帝曰：余闻虚实以决死生，愿闻其情？

岐伯曰：五实死，五虚死。

帝曰：愿闻五实、五虚？

岐伯曰：脉盛，皮热，腹胀，前后不通、闷瞀，此谓五实。脉细，皮寒，气少，泄利前后，饮食不入，此谓五虚。

帝曰：其时有生者何也？

岐伯曰：浆粥入胃，泄注止，则虚者活；身汗得后利，则实者活。此其候也。

三部九候论篇第二十

扫码听音频

黄帝问曰：余闻九针于夫子，众多博大，不可胜数。余愿闻要道，以属子孙，传之后世，著之骨髓，藏之肝肺，歃血而受，不敢妄泄。令合天道，必有终始，上应天光，星辰历纪，下副四时五行，贵贱更互，冬阴夏阳，以人应之奈何？愿闻其方。

岐伯对曰：妙乎哉问也！此天地之至数。

帝曰：愿闻天地之至数，合于人形血

气，通决死生，为之奈何？

岐伯曰：天地之至数，始于一，终于九焉。一者天，二者地，三者人；因而三之，三三者九，以应九野。故人有三部，部有三候，以决死生，以处百病，以调虚实，而除邪疾。

帝曰：何谓三部？

岐伯曰：有下部，有中部，有上部；部各有三候，三候者，有天，有地，有人也。必指而导之，乃以为真。

上部天，两额之动脉；上部地，两颊之动脉；上部人，耳前之动脉；中部天，手太阴也；中部地，手阳明也；中部人，手少阴也；下部天，足厥阴也；下部地，足少阴也；下部人，足太阴也。故下部之天以候肝，地以候肾，人以候脾胃之气。

帝曰：中部之候奈何？

岐伯曰：亦有天，亦有地，亦有人。天以候肺，地以候胸中之气，人以候心。

帝曰：上部以何候之？

岐伯曰：亦有天，亦有地，亦有人。天以候头角之气，地以候口齿之气，人以候耳目之气。

三部者，各有天，各有地，各有人；三而成天，三而成地，三而成人，三而三之，合则为九。九分为九野，九野为九藏；故神藏五，形藏四，合为九藏。五藏已败，其色必夭，夭必死矣。

dì yuē　　　yǐ hòu nài hé
帝曰：以候奈何？

qí bó yuē　　bì xiān duó qí xíng zhī féi shòu　　yǐ tiáo qí qì
岐伯曰：必先度其形之肥瘦，以调其气

zhī xū shí　　shí zé xiè zhī　　xū zé bǔ zhī　　bì xiān qù qí xuè
之虚实，实则写之，虚则补之。必先去其血

mài　　ér hòu tiáo zhī　　wú wèn qí bìng　　yǐ píng wéi qī
脉，而后调之，无问其病，以平为期。

dì yuē　　jué sǐ shēng nài hé
帝曰：决死生奈何？

qí bó yuē　　xíng shèng mài xì　　shǎo qì bù zú yǐ xī zhě
岐伯曰：形盛脉细，少气不足以息者

wēi　　xíng shòu mài dà　　xiōng zhōng duō qì zhě sǐ　　xíng qì xiāng dé
危。形瘦脉大，胸中多气者死。形气相得

zhě shēng　　sān wǔ bù tiáo zhě bìng　　sān bù jiǔ hòu jiē xiāng shī zhě
者生；参伍不调者病；三部九候皆相失者

sǐ　　shàng xià zuǒ yòu zhī mài xiāng yìng rú sān chōng zhě　　bìng shèn
死；上下左右之脉相应如参舂者，病甚；

shàng xià zuǒ yòu xiāng shī bù kě shǔ zhě sǐ　　zhōng bù zhī hòu suī dú
上下左右相失不可数者死；中部之候虽独

tiáo　　yǔ zhòng zàng xiāng shī zhě sǐ　　zhōng bù zhī hòu xiāng jiǎn zhě
调，与众藏相失者死；中部之候相减者

sǐ　　mù nèi xiàn zhě sǐ
死；目内陷者死。

dì yuē　　hé yǐ zhī bìng zhī suǒ zài
帝曰：何以知病之所在？

qí bó yuē　　chá jiǔ hòu dú xiǎo zhě bìng　　dú dà zhě bìng
岐伯曰：察九候独小者病，独大者病，

独疾者病，独迟者病，独热者病，独寒者
病，独陷下者病。

以左手足上，上①去踝五寸按之，庶
右手足②当踝而弹之，其应过五寸以上，
蠕蠕然者，不病；其应疾，中手浑浑然者
病；中手徐徐然者病；其应上不能至五
寸，弹之不应者死。是以脱肉、身不去者
死。中部乍疏乍数者死。其脉代而钩者，病
在络脉。

九候之相应也，上下若一，不得相
失。一候后则病；二候后则病甚；三候后则
病危。所谓后者，应不俱也。察其府藏，以

---

① 以左手足上，上：《甲乙经》"手"下有"于左"二字，无一"上"字。故应释为以左手按于左足上。

② 庶右手足：《甲乙经》"庶"作"以"，无"足"字。

知死生之期。必先知经脉，然后知病脉，真藏脉见者，胜死。足太阳气绝者，其足不可屈伸，死必戴眼。

帝曰：冬阴夏阳奈何？

岐伯曰：九候之脉，皆沉细悬绝者为阴，主冬，故以夜半死；盛躁喘数者为阳，主夏，故以日中死。是故寒热病者，以平旦死；热中及热病者，以日中死；病风者，以日夕死；病水者，以夜半死；其脉乍疏乍数、乍迟乍疾者，日乘四季死。

形肉已脱，九候虽调，犹死；七诊虽见，九候皆从者，不死。所言不死者，风气之病及经月之病，似七诊之病而非也，故言不死。若有七诊之病，其脉候亦败者死矣，

bì fā yuě ài
必发哕噫。

bì shěnwèn qí suǒ shǐ bìng　　　yǔ jīn zhī suǒ fāngbìng　　ér hòu
必审问其所始病，与今之所方病，而后

gè qiè xún qí mài　　　shì qí jīng luò fú chén　　　yǐ shàng xià nì cóng
各切循其脉，视其经络浮沉，以上下逆从

xún zhī　　　qí mài jí zhě　　bú bìng　　qí mài chí zhě bìng　　mài bù
循之。其脉疾者，不病；其脉迟者病；脉不

wǎng lái zhě sǐ　　　pí fū zhuó zhě sǐ
往来者死；皮肤著者死。

dì yuē　　　qí kě zhì zhě nài hé
帝曰：其可治者奈何？

qí bó yuē　　jīng bìng zhě　　zhì qí jīng　　sūn luò bìng zhě
岐伯曰：经病者，治其经；孙络病者，

zhì qí sūn luò xuè　　xuè bìngshēn yǒu tòng zhě　　zhì qí jīng luò　　qí
治其孙络血；血病身有痛者，治其经络。其

bìng zhě zài qí xié　　qí xié zhī mài　　zé miù cì zhī　　liú shòu bù
病者在奇邪，奇邪之脉，则缪刺之。留瘦不

yí　　jié ér cì zhī　　shàng shí xià xū　　qiè ér cóng zhī　　suǒ qí
移，节而刺之。上实下虚，切而从之，索其

jié luò mài　　cì chū qí xuè　　yǐ jiàn tōng zhī①　　tóng zǐ gāo
结络脉，刺出其血，以见通之① 。瞳子高

zhě　　tài yáng bù zú　　dài yǎn zhě　　tài yáng yǐ jué　　cǐ jué sǐ
者，太阳不足。戴眼者，太阳已绝。此决死

shēng zhī yào　　bù kě bù chá yě　　shǒu zhǐ jí shǒu wài huáishàng wǔ
生之要，不可不察也。手指及手外踝上五

① 以见通之：新校正："《甲乙经》作'以通其气'。"

指留针①。

———————

① 手指及手外踝上五指留针：王冰："错简文也。"

经脉别论篇第二十一
jīng mài bié lùn piān dì èr shí yī

扫码听音频

huáng dì wèn yuē　　rén zhī jū chù　　dòng jìng　　yǒng qiè
黄帝问曰：人之居处、动静、勇怯，

mài yì wéi zhī biàn hū
脉亦为之变乎?

qí bó duì yuē　　fán rén zhī jīng kǒng huì láo dòng jìng　　jiē wéi
岐伯对曰：凡人之惊恐恚劳动静，皆为

biàn yě　　　shì yǐ yè xíng zé chuǎn chū yú shèn　　yín qì bìng fèi
变也。是以夜行则喘出于肾，淫气病肺；

yǒu suǒ duò kǒng　　chuǎn chū yú gān　　yín qì hài pí　　yǒu suǒ jīng
有所堕恐，喘出于肝，淫气害脾；有所惊

kǒng　　chuǎn chū yú fèi　　yín qì shāng xīn　　dù shuǐ diē pū　　chuǎn
恐，喘出于肺，淫气伤心；度水跌仆，喘

chū yú shèn yǔ gǔ　　dāng shì zhī shí　　yǒng zhě qì xíng zé yǐ　　qiè
出于肾与骨。当是之时，勇者气行则已；怯

zhě zé zhuó ér wéi bìng yě　　gù yuē　　zhěn bìng zhī dào　　guān rén yǒng
者则着而为病也。故曰：诊病之道，观人勇

qiè　　gǔ ròu　　pí fū　　néng zhī qí qíng　　yǐ wéi zhěn fǎ yě
怯、骨肉、皮肤，能知其情，以为诊法也。

gù yǐn shí bǎo shèn　　hàn chū yú wèi　　jīng ér duó jīng
故饮食饱甚，汗出于胃；惊而夺精，

汗出于心；持重远行，汗出于肾；疾走恐惧，汗出于肝；摇体劳苦，汗出于脾。故春秋冬夏，四时阴阳，生病起于过用，此为常也。

食气入胃，散精于肝，淫气于筋。食气入胃，浊气归心，淫精于脉；脉气流经，经气归于肺，肺朝百脉，输精于皮毛；毛脉合精，行气于府；府精神明，留于四藏，气归于权衡；权衡以平，气口成寸，以决死生。

饮入于胃，游溢精气，上输于脾；脾气散精，上归于肺；通调水道，下输膀胱；水精四布，五精并行，合于四时五藏阴阳，揆度以为常也。

太阳藏独至，厥喘虚气逆，是阴不足、阳有余也，表里当俱写，取之下俞。

阳明藏独至，是阳气重并也，当泻阳补阴，取之下俞。

少阳藏独至，是厥气也，蹻前卒大，取之下俞。少阳独至者，一阳之过也。

太阴藏搏者，用心省真，五脉气少，胃气不平，三阴也，宜治其下俞，补阳泻阴。

一阳①独啸，少阴厥也，阳并于上，四脉争张，气归于肾，宜治其经络，泻阳补阴。

一阴至，厥阴之治也，真虚㾓心，厥气留薄，发为白汗，调食和药，治在下俞。

———

① 一阳：疑为"二阴"之误。

帝曰：太阳藏何象?

岐伯曰：象三阳而浮也。

帝曰：少阳藏何象?

岐伯曰：象一阳也。一阳藏者，滑而不实也。

帝曰：阳明藏何象?

岐伯曰：象大浮也。太阴藏搏，言伏鼓也，二阴搏至，肾沉不浮也。

藏气法时论篇第二十二

扫码听音频

黄帝问曰：合人形以法四时五行而治，何如而从？何如而逆？得失之意，愿闻其事。

岐伯对曰：五行者，金、木、水、火、土也，更贵更贱，以知死生，以决成败，而定五藏之气，间甚之时，死生之期也。

帝曰：愿卒闻之。

岐伯曰：肝主春，足厥阴、少阳主治，其日甲乙；肝苦急，急食甘以缓之。

心主夏，手少阴、太阳主治，其日丙

丁；心苦缓，急食酸以收之。

脾主长夏，足太阴、阳明主治，其日戊己；脾苦湿，急食苦以燥之。

肺主秋，手太阴、阳明主治，其日庚辛；肺苦气上逆，急食苦以泄之。

肾主冬，足少阴、太阳主治，其日壬癸；肾苦燥，急食辛以润之。开腠理，致津液，通气也①。

病在肝，愈于夏；夏不愈，甚于秋；秋不死，持于冬，起于春，禁当风。

肝病者，愈在丙丁；丙丁不愈，加于庚辛；庚辛不死，持于壬癸，起于甲乙。

肝病者，平旦慧，下晡甚，夜半静。肝

---

① 开腠理，致津液，通气也：滑寿："此一句九字，疑原是注文。"

欲散，急食辛以散之，用辛补之，酸写之。

病在心，愈在长夏；长夏不愈，甚于冬；冬不死，持于春，起于夏，禁温食热衣。

心病者，愈在戊己，戊己不愈，加于壬癸；壬癸不死，持于甲乙，起于丙丁。

心病者，日中慧，夜半甚，平旦静。

心欲耎，急食咸以耎之，用咸补之，甘写之。

病在脾，愈在秋；秋不愈，甚于春；春不死，持于夏，起于长夏，禁温食饱食、湿地濡衣。

脾病者，愈在庚辛；庚辛不愈，加于甲乙；甲乙不死，持于丙丁，起于戊己。

脾病者，日昳慧，日出甚，下晡静。脾欲缓，急食甘以缓之，用苦写之，甘补之。

病在肺，愈在冬；冬不愈，甚于夏；夏不死，持于长夏，起于秋，禁寒饮食寒衣。

肺病者，愈在壬癸；壬癸不愈，加于丙丁；丙丁不死，持于戊己，起于庚辛。

肺病者，下晡慧，日中甚，夜半静①。肺欲收，急食酸以收之，用酸补之，辛写之。

病在肾，愈在春；春不愈，甚于长夏；长夏不死，持于秋，起于冬，禁犯焠㷫热食温炙衣。

---

① 夜半静：丹波元简："据前后文例，当是云'日昳静'。"

肾病者，愈在甲乙；甲乙不愈，甚于戊己；戊己不死，持于庚辛，起于壬癸。

肾病者，夜半慧，四季甚，下晡静。肾欲坚，急食苦以坚之，用苦补之，咸写之。

夫邪气之客于身也，以胜相加，至其所生而愈，至其所不胜而甚，至于所生而持，自得其位而起。必先定五藏之脉，乃可言间甚之时，死生之期也。

肝病者，两胁下痛引少腹，令人善怒；虚则目䀮䀮无所见，耳无所闻，善恐，如人将捕之；取其经，厥阴与少阳。气逆则头痛，耳聋不聪，颊肿，取血者。

心病者，胸中痛，胁支满，胁下痛，膺背肩甲间痛，两臂内痛；虚则胸腹大，胁

下与腰相引而痛。取其经，少阴、太阳、舌

下血者。其变病，刺郄中血者。

脾病者，身重，善肌，肉痿，足不收

行，善瘈，脚下痛；虚则腹满肠鸣，飧泄

食不化。取其经，太阴、阳明、少阴血者。

肺病者，喘咳逆气，肩背痛，汗出，

尻、阴、股、膝、髀、腨、胻、足皆痛；虚

则少气不能报息，耳聋嗌干。取其经，太

阴、足太阳之外厥阴内①血者。

肾病者，腹大胫肿，喘咳身重，寝汗

出，憎风；虚则胸中痛，大腹、小腹痛，

清厥，意不乐。取其经，少阴、太阳血者。

肝色青，宜食甘，粳米、牛肉、枣、葵

---

① 内：《甲乙经》"内"字下有"少阴"二字。

皆甘；心色赤，宜食酸，小豆、犬肉、李、

韭皆酸；肺色白，宜食苦，麦、羊肉、杏、

薤皆苦；脾色黄，宜食咸，大豆、豕肉、

栗、藿皆咸；肾色黑，宜食辛，黄黍、鸡

肉、桃、葱皆辛。辛散、酸收、甘缓、苦

坚、咸耎。

　　毒药攻邪，五谷为养，五果为助，五畜

为益，五菜为充，气味合而服之，以补精益

气。此五者，有辛、酸、甘、苦、咸，各有

所利，或散、或收、或缓、或急、或坚、或

耎，四时五藏，病随五味所宜也。

扫码听音频

xuānmíng wǔ qì piān dì èr shí sān
宣明五气篇第二十三

wǔ wèi suǒ rù　　suān rù gān　　xīn rù fèi　　kǔ rù xīn
五味所入：酸入肝，辛入肺，苦入心，

xián rù shèn　　gān rù pí　　shì wèi wǔ rù
咸入肾，甘入脾，是谓五入。

wǔ qì suǒ bìng　xīn wéi ài　　fèi wéi ké　　gān wéi yǔ
五气所病：心为噫，肺为咳，肝为语，

pí wéi tūn　　shèn wéi qiàn　　wéi tì　　wèi wéi qì nì　　wéi yuě
脾为吞，肾为欠、为嚏，胃为气逆、为哕、

wéi kǒng　　dà cháng　　xiǎo cháng wéi xiè　　xià jiāo yì wéi shuǐ　páng
为恐，大肠、小肠为泄，下焦溢为水，膀

guāng bú lì wéi lóng　　bù yuē wéi yí niào　　dǎn wéi nù　　shì wèi
胱不利为癃，不约为遗溺，胆为怒，是谓

wǔ bìng
五病。

wǔ jīng suǒ bìng　　jīng qì bìng yú xīn zé xǐ　　bìng yú fèi zé
五精所并：精气并于心则喜，并于肺则

bēi　　bìng yú gān zé yōu　　bìng yú pí zé wèi　　bìng yú shèn zé
悲，并于肝则忧，并于脾则畏，并于肾则

kǒng　　shì wèi wǔ bìng　　xū ér xiāng bìng zhě yě
恐，是谓五并，虚而相并者也。

五脏所恶：心恶热，肺恶寒，肝恶风，脾恶湿，肾恶燥。是为五恶。

五藏化液：心为汗，肺为涕，肝为泪，脾为涎，肾为唾。是为五液。

五味所禁：辛走气，气病无多食辛；咸走血，血病无多食咸；苦走骨，骨病无多食苦；甘走肉，肉病无多食甘；酸走筋，筋病无多食酸。是谓五禁，无令多食。

五病所发：阴病发于骨，阳病发于血，阴病发于肉，阳病发于冬，阴病发于夏，是谓五发。

五邪所乱：邪入于阳则狂，邪入于阴则痹，搏阳则为巅疾，搏阴则为瘖，阳入之阴则静，阴出之阳则怒，是谓五乱。

五邪所见：春得秋脉，夏得冬脉，长夏得春脉，秋得夏脉，冬得长夏脉，各曰阴出之阳，病善怒①，不治。是谓五邪，皆同命，死不治。

五藏所藏：心藏神，肺藏魄，肝藏魂，脾藏意，肾藏志，是谓五藏所藏。

五藏所主：心主脉，肺主皮，肝主筋，脾主肉，肾主骨，是谓五主。

五劳所伤：久视伤血，久卧伤气，久坐伤肉，久立伤骨，久行伤筋，是谓五劳所伤。

五脉应象：肝脉弦，心脉钩，脾脉代，肺脉毛，肾脉石，是谓五藏之脉。

---

① 阴出之阳，病善怒：按"阴出之阳病善怒"，已见前条，此再言之，文义不伦，必古文错简也。

扫码听音频

血气形志篇第二十四

xuè qì xíng zhì piān dì èr shí sì

夫人之常数，太阳常多血少气，少阳

常少血多气，阳明常多气多血；少阴常

少血多气，厥阴常多血少气，太阴常多气

少血。此天之常数。

足太阳与少阴为表里，少阳与厥阴为表

里，阳明与太阴为表里，是为足阴阳也。

手太阳与少阴为表里，少阳与心主为

表里，阳明与太阴为表里，是为手之阴阳

也。

今知手足阴阳所苦。凡治病必先去其

血，乃去其所苦，伺之所欲，然后写有馀，补不足。

欲知背俞，先度其两乳间，中折之，更以他草度去半已，即以两隅相柱也，乃举以度其背，令其一隅居上，齐脊大椎，两隅在下，当其下隅者，肺之俞也；复下一度，心之俞也；复下一度，左角肝之俞也；右角脾之俞也；复下一度，肾之俞也。是谓五藏之俞，灸刺之度也。

形乐志苦，病生于脉，治之以灸刺；形乐志乐，病生于肉，治之以针石；形苦志乐，病生于筋，治之以熨引；形苦志苦，病生于咽嗌，治之以百药；形数惊恐，经络不通，病生于不仁，治之以按摩

^{láo yào} ^{shì wèi wǔ xíng zhì yě}
醪药。是谓五形志也。

^{cì yángmíng} ^{chū xuè qì} ^{cì tài yáng} ^{chū xuè wù qì}
刺阳明，出血气；刺太阳，出血恶气；

^{cì shàoyáng} ^{chū qì wù xuè} ^{cì tài yīn} ^{chū qì wù xuè} ^{cì}
刺少阳，出气恶血；刺太阴，出气恶血；刺

^{shào yīn} ^{chū qì wù xuè} ^{cì jué yīn} ^{chū xuè wù qì yě}
少阴，出气恶血；刺厥阴，出血恶气也。

黄帝内经

宝命全形论篇第二十五

扫码听音频

黄帝问曰：天覆地载，万物悉备，莫贵于人。人以天地之气生，四时之法成。君王众庶，尽欲全形，形之疾病，莫知其情，留淫日深，著于骨髓，心私虑之。余欲针除其疾病，为之奈何？

岐伯对曰：夫盐之味咸者，其气令器津泄；弦绝者，其音嘶败；木敷者，其叶发；病深者，其声哕。人有此三①者，是为坏府，毒药无治，短针无取，此皆绝皮伤肉，血气争黑。

---

① 三：张琦："'三'字疑衍。"

帝曰：余念其痛，心为之乱惑，反甚其病，不可更代，百姓闻之，以为残贼，为之奈何？

岐伯曰：夫人生于地，悬命于天，天地合气，命之曰人。人能应四时者，天地为之父母；知万物者，谓之天子。天有阴阳，人有十二节；天有寒暑，人有虚实。能经天地阴阳之化者，不失四时；知十二节之理者，圣智不能欺也；能存八动之变，五胜更立，能达虚实之数者，独出独入，呿吟至微，秋毫在目。

帝曰：人生有形，不离阴阳，天地合气，别为九野，分为四时，月有小大，日有短长，万物并至，不可胜量，虚实呿吟，敢问其方？

岐伯曰：木得金而伐，火得水而灭，土得木而达，金得火而缺，水得土而绝。万物尽然，不可胜竭。故针有悬布天下者五，黔首共余食，莫知之也。一曰治神，二曰知养身，三曰知毒药为真，四曰制砭石小大，五曰知府藏血气之诊。五法俱立，各有所先。

今末世之刺也，虚者实之，满者泄之，此皆众工所共知也。若夫法天则地，随应而动，和之者若响，随之者若影，道无鬼神，独来独往。

帝曰：愿闻其道。

岐伯曰：凡刺之真，必先治神，五藏

已定，九候已备，后乃存针；众脉不见，

众凶弗闻，外内相得，无以形先，可玩往

来，乃施于人。

人有虚实，五虚勿近，五实勿远，至其

当发，间不容瞚。手动若务，针耀而匀。静

意视义，观适之变。是谓冥冥，莫知其形，

见其乌乌，见其稷稷，从见其飞，不知其

谁，伏如横弩，起如发机。

帝曰：何如而虚？何如而实？

岐伯曰：刺虚者须其实，刺实者须其

虚；经气已至，慎守勿失。深浅在志，远近

若一，如临深渊，手如握虎，神无营于众

物。

bā zhèng shén míng lùn piān dì èr shí liù
八正神明论篇第二十六

扫码听音频

huáng dì wèn yuē　yòng zhēn zhī fú　bì yǒu fǎ zé yān
黄帝问曰：用针之服，必有法则焉，

jīn hé fǎ hé zé
今何法何则？

qí bó duì yuē　fǎ tiān zé dì　hé yǐ tiān guāng
岐伯对曰：法天则地，合以天光。

dì yuē　yuàn zú wén zhī
帝曰：愿卒闻之。

qí bó yuē　fán cì zhī fǎ　bì hòu rì yuè xīng chén
岐伯曰：凡刺之法，必候日月星辰，

sì shí bā zhèng zhī qì　qì dìng nǎi cì zhī　shì gù tiān wēn rì
四时八正之气，气定乃刺之。是故天温日

míng　zé rén xuè nào yè　ér wèi qì fú　gù xuè yì xiè　qì
明，则人血淖液，而卫气浮，故血易写，气

yì xíng　tiān hán rì yīn　zé rén xuè níng sè　ér wèi qì chén
易行；天寒日阴，则人血凝泣，而卫气沉。

yuè shǐ shēng　zé xuè qì shǐ jīng　wèi qì shǐ xíng　yuè guō mǎn
月始生，则血气始精，卫气始行；月郭满，

zé xuè qì shí　jī ròu jiān　yuè guō kōng　zé jī ròu jiǎn　jīng
则血气实，肌肉坚；月郭空，则肌肉减，经

络虚，卫气去，形独居。是以因天时而调血气也。

是以天寒无刺，天温无疑，月生无写，月满无补，月郭空无治。是谓得时而调之。因天之序，盛虚之时，移光定位，正立而待之。故曰：月生而写，是谓藏虚；月满而补，血气扬溢，络有留血，命曰重实；月郭空而治，是谓乱经。阴阳相错，真邪不别，沉以留止，外虚内乱，淫邪乃起。

帝曰：星辰八正何候？

岐伯曰：星辰者，所以制日月之行也。八正者，所以候八风之虚邪，以时至者也。四时者，所以分春秋冬夏之气所在，以时调之也，八正之虚邪而避之勿犯也。

以身之虚而逢天之虚，两虚相感，其气至骨，入则伤五藏。工候救之，弗能伤也。故曰：天忌不可不知也。

帝曰：善！其法星辰者，余闻之矣，愿闻法往古者。

岐伯曰：法往古者，先知《针经》也。验于来今者，先知日之寒温，月之虚盛，以候气之浮沉，而调之于身，观其立有验也。

观其冥冥者，言形气荣卫之不形于外，而工独知之，以日之寒温，月之虚盛，四时气之浮沉，参伍相合而调之，工常先见之，然而不形于外，故曰观于冥冥焉。

通于无穷者，可以传于后世也，是故工之

所以异也。然而不形见于外，故俱不能见也。视之无形，尝之无味，故谓冥冥，若神髣髴。

虚邪者，八正之虚邪气也。正邪者，身形若用力，汗出腠理开，逢虚风。其中人也微，故莫知其情，莫见其形。

上工救其萌牙，必先见三部九候之气，尽调不败而救之，故曰上工。

下工救其已成，救其已败。救其已成者，言不知三部九候之相失，因病而败之也。

知其所在者，知诊三部九候之病脉处而治之，故曰守其门户焉，莫知其情，而见邪形也。

帝曰：余闻补写，未得其意。

岐伯曰：写必用方。方者，以气方盛也，以月方满也，以日方温也，以身方定也，以息方吸而内针，乃复候其方吸而转针，乃复候其方呼而徐引针。故曰写必用方，其气而行焉。

补必用员。员者，行也；行者，移也，刺必中其荣，复以吸排针也。故员与方，非针也。故养神者，必知形之肥瘦，荣卫血气之盛衰。血气者，人之神，不可不谨养。

帝曰：妙乎哉论也！合人形于阴阳四时，虚实之应，冥冥之期，其非夫子，孰能通之！然夫子数言形与神，何谓形？何谓神？愿卒闻之。

岐伯曰：请言形。形乎形，目冥冥，问其所病，索之于经，慧然在前，按之不得，不知其情，故曰形。

帝曰：何谓神？

岐伯曰：请言神。神乎神，耳不闻，目明心开而志先，慧然独悟，口弗能言，俱视独见，适若昏，昭然独明，若风吹云，故曰神。三部九候为之原，九针之论，不必存也。

离合真邪论篇第二十七

扫码听音频

黄帝问曰：余闻九针九篇，夫子乃因而九之，九九八十一篇，余尽通其意矣。

《经》言气之盛衰，左右倾移，以上调下，以左调右，有余不足，补写于荥输，余知之矣。此皆荣卫之倾移，虚实之所生，非邪气从外入于经也。余愿闻邪气之在经也，其病人何如？取之奈何？

岐伯对曰：夫圣人之起度数，必应于天地。故天有宿度，地有经水，人有经脉。

天地温和，则经水安静；天寒地冻，则经水

凝泣；天暑地热，则经水沸溢；卒风暴起，则经水波涌而陇起。

夫邪之入于脉也，寒则血凝泣，暑则气淖泽，虚邪因而入客，亦如经水之得风也，经之动脉，其至也亦时陇起。其行于脉中，循循然，其至寸口中手也，时大时小，大则邪至，小则平，其行无常处，在阴与阳，不可为度，从而察之，三部九候，卒然逢之，早遏其路。

吸则内针，无令气忤；静以久留，无令邪布；吸则转针，以得气为故；候呼引针，呼尽乃去。大气皆出，故命曰写。

帝曰：不足者补之奈何？

岐伯曰：必先扪而循之，切而散之，推

而按之，弹而怒之，抓而下之，通而取之，外引其门，以闭其神。

呼尽内针，静以久留，以气至为故。如待所贵，不知日暮，其气以至，适而自护，候吸引针，气不得出；各在其处，推阖其门，令神气存，大气留止，故命曰补。

帝曰：候气奈何？

岐伯曰：夫邪去络入于经也，舍于血脉之中，其寒温未相得，如涌波之起也，时来时去，故不常在。故曰方其来也，必按而止之，止而取之，无逢①其冲而写之。

真气者，经气也。经气太虚，故曰其来不可逢，此之谓也。故曰候邪不审，大气

---

① 逢：《甲乙经》作"迎"。

已过，写之则真气脱，脱则不复，邪气复①
至，而病益蓄。故曰其往不可追，此之谓
也。

不可挂以发者，待邪之至时，而发针写
矣，若先若后者，血气已尽，其病不可下。

故曰知其可取如发机，不知其取如扣椎。故
曰知机道者，不可挂以发，不知机者，扣之
不发，此之谓也。

帝曰：补写奈何？

岐伯曰：此攻邪也。疾出以去盛血，
而复其真气，此邪新客，溶溶未有定处也，
推之则前，引之则止，逆而刺之，温血也，
刺出其血，其病立已。

---

① 复：《甲乙经》作"益"。

帝曰：善！然真邪以合，波陇不起，候之奈何？

岐伯曰：审扪循三部九候之盛虚而调之。察其左右上下相失及相减者，审其病藏以期之。

不知三部者，阴阳不别，天地不分，地以候地，天以候天，人以候人，调之中府，以定三部。故曰：刺不知三部九候病脉之处，虽有大过且至，工不能禁也。

诛罚无过，命曰大惑，反乱大经，真不可复，用实为虚，以邪为真，用针无义，反为气贼，夺人正气，以从为逆，荣卫散乱，真气已失，邪独内著，绝人长命，予人夭殃。

不知三部九候，故不能久长；因不知合

之四时五行因加相胜，释邪攻正，绝人长

命。

　　邪之新客来也，未有定处，推之则前，

引之则止，逢而写之，其病立已。

tōng píng xū shí lùn piān dì èr shí bā
通评虚实论篇第二十八

扫码听音频

huáng dì wèn yuē hé wèi xū shí
黄帝问曰：何谓虚实？

qí bó duì yuē xié qì shèng zé shí jīng qì duó zé
岐伯对曰：邪气盛则实，精气夺则

xū
虚。

dì yuē xū shí hé rú
帝曰：虚实何如？

qí bó yuē qì xū zhě fèi xū yě qì nì zhě zú
岐伯曰：气虚者，肺虚也；气逆者，足

hán yě fēi qí shí zé shēng dāng qí shí zé sǐ yú zàng jiē rú
寒也。非其时则生，当其时则死。余藏皆如

cǐ
此。

dì yuē hé wèi zhòng shí
帝曰：何谓重实？

qí bó yuē suǒ wèi zhòng shí zhě yán dà rè bìng qì
岐伯曰：所谓重实者，言大热病，气

rè mài mǎn shì wèi zhòng shí
热，脉满，是谓重实。

帝曰：经络俱实何如？何以治之？

岐伯曰：经络皆实，是寸脉急而尺缓也，皆当治之。

故曰①：滑则从，涩则逆也。夫虚实者，皆从其物类始，故五藏骨肉滑利，可以长久也。

帝曰：络气不足，经气有余，何如？

岐伯曰：络气不足，经气有余者，脉口热而尺寒也。秋冬为逆，春夏为从，治主病者。

帝曰：经虚络满何如？

岐伯曰：经虚络满者，尺热满，脉口寒涩也。此春夏死，秋冬生也。

---

① 故曰：丹波元简："按以下至'可以长久也'三十一字，疑是错简，若移于下文'滑则生，涩则死也'之下，则文理顺接焉。"

dì yuē　　zhì cǐ zhě nài hé
帝曰：治此者奈何？

qí bó yuē　　luò mǎn jīng xū　　jiǔ yīn cì yáng　　jīng mǎn luò
岐伯曰：络满经虚，灸阴刺阳；经满络

xū　　cì yīn jiǔ yáng
虚，刺阴灸阳。

dì yuē　　hé wèi zhóng xū
帝曰：何谓重虚？

qí bó yuē　　mài qì shàng xū chǐ xū　　shì wèi zhóng
岐伯曰：脉气上虚尺虚①，是谓重

xū
虚。

dì yuē　　hé yǐ zhì zhī
帝曰：何以治之？

qí bó yuē　　suǒ wèi qì xū zhě　　yán wú cháng yě　　chǐ
岐伯曰：所谓气虚者，言无常也；尺

xū zhě　　xíng bù kuāng rán　　mài xū zhě　　bú xiàng yīn yě　　rú
虚者，行步恇然；脉虚者，不象阴也。如

cǐ zhě　　huá zé shēng　　sè zé sǐ yě
此者，滑则生，涩则死也。

dì yuē　　hán qì bào shàng　　mài mǎn ér shí　　hé rú
帝曰：寒气暴上，脉满而实，何如？

qí bó yuē　　shí ér huá zé shēng　　shí ér nì zé sǐ
岐伯曰：实而滑则生，实而逆则死。

dì yuē　　mài shí mǎn　　shǒu zú hán　　rè hé rú
帝曰：脉实满，手足寒，头热何如？

---

① 脉气上虚尺虚：按《甲乙经》作"脉气上虚尺虚，是谓重虚"，
此少一"虚"，多一"上"字。

岐伯曰：春秋则生，冬夏则死。脉浮而涩，涩而身有热者死。

帝曰：其形尽满何如？

岐伯曰：其形尽满者，脉急大坚，尺涩而不应也。如是者，故从则生，逆则死。

帝曰：何谓从则生，逆则死？

岐伯曰：所谓从者，手足温也；所谓逆者，手足寒也。

帝曰：乳子而病热，脉悬小者何如？

岐伯曰：手足温则生，寒则死。

帝曰：乳子中风热，喘鸣肩息者，脉何如？

岐伯曰：喘鸣肩息者，脉实大也。缓则生，急则死。

帝曰：肠澼便血，何如？

岐伯曰：身热则死，寒则生。

帝曰：肠澼下白沫，何如？

岐伯曰：脉沉则生，脉浮则死。

帝曰：肠澼下脓血，何如？

岐伯曰：脉悬绝则死，滑大则生。

帝曰：肠澼之属，身不热，脉不悬绝，何如？

岐伯曰：滑大者曰生，悬涩者曰死，以藏期之。

帝曰：癫疾何如？

岐伯曰：脉搏大滑，久自已；脉小坚急，死不治。

帝曰：癫疾之脉，虚实何如？

岐伯曰：虚则可治，实则死。

帝曰：消瘅虚实何如？

岐伯曰：脉实大，病久可治；脉悬小坚，病久不可治。

帝曰：形度，骨度，脉度，筋度，何以知其度也？

帝曰：春亟治经络；夏亟治经俞；秋亟治六府；冬则闭塞，闭塞者，用药而少针石也。所谓少针石者，非痈疽之谓也，痈疽不得顷时回。

痈不知所，按之不应手，乍来乍已，刺手太阴傍三痏，与缨脉各二。

掖痈大热，刺足少阳五；刺而热不止，刺手心主三，刺手太阴经络者，大骨之会各三。

暴痛筋緛，随分而痛，魄汗不尽，胞气不足，治在经俞。

腹暴满，按之不下，取手太阳经络者，胃之募也，少阴俞去脊椎三寸傍五，用员利针。

霍乱，刺俞傍五，足阳明及上傍三。

刺痫惊脉五，针手太阴各五，刺经，太阳五，刺手少阴经络傍者一，足阳明一，上踝五寸，刺三针。

凡治消瘅、仆击、偏枯、痿厥、气满发逆，肥贵人，则高粱之疾也。隔塞、闭绝、上下不通，则暴忧之病也。暴厥而聋，偏塞闭不通，内气暴薄也。不从内，外中风之病，故瘦留著也。蹠跛，寒风湿之病也。

黄帝曰：黄疸、暴痛、癫疾、厥狂，久逆之所生也。五藏不平，六府闭塞之所生也。头痛耳鸣，九窍不利，肠胃之所生也。

太阴阳明论篇第二十九
tài yīn yángmíng lùn piān dì èr shí jiǔ

扫码听音频

huáng dì wèn yuē　　　tài yīn　　yángmíng wéi biǎo lǐ　　　pí wèi
黄帝问曰：太阴、阳明为表里，脾胃

mài yě　　shēngbìng ér　yì zhě hé yě
脉也，生病而异者何也?

qí bó duì yuē　　　yīn yáng yì wèi　　gēng xū gēng shí　　gēng nì
岐伯对曰：阴阳异位，更虚更实，更逆

gēng cóng　　huò cóng nèi　　huò cóng wài　　suǒ cóng bù tóng　　gù bìng
更从，或从内，或从外，所从不同，故病

yì míng yě
异名也。

dì yuē　　yuànwén qí yì zhuàng yě
帝曰：愿闻其异状也。

qí bó yuē　　yáng zhě　　tiān qì yě　　zhǔ wài　　yīn zhě
岐伯曰：阳者，天气也，主外；阴者，

dì qì yě　　zhǔ nèi　　gù yáng dào shí　　yīn dào xū　　gù fàn zéi
地气也，主内。故阳道实，阴道虚。故犯贼

fēng xū xié zhě　　yáng shòu zhī　　yǐn shí bù jié　　qǐ jū bù shí
风虚邪者，阳受之；饮食不节，起居不时

zhě　　yīn shòu zhī
者，阴受之。

阳受之，则入六府；阴受之，则入五藏。入六府，则身热，不时卧①，上为喘呼；入五藏，则膜满闭塞，下为飧泄，久为肠澼。

故喉主天气，咽主地气。故阳受风气，阴受湿气。故阴气从足上行至头，而下行循臂至指端；阳气从手上行至头，而下行至足。故曰：阳病者，上行极而下；阴病者，下行极而上。故伤于风者，上先受之；伤于湿者，下先受之。

帝曰：脾病而四支不用，何也？

岐伯曰：四支皆禀气于胃，而不得至

① 不时卧：《甲乙经》卷七第一上作"不得眠"。

经①，必因于脾，乃得禀也。今脾病不能为胃行其津液，四支不得禀水谷气，气日以衰，脉道不利，筋骨肌肉皆无气以生，故不用焉。

帝曰：脾不主时，何也?

岐伯曰：脾者土也，治中央，常以四时长四藏，各十八日寄治，不得独主于时也。脾藏者，常著胃土之精也。土者，生万物而法天地。故上下至头足，不得主时也。

帝曰：脾与胃，以膜相连耳，而能为之行其津液，何也?

岐伯曰：足太阴者，三阴也，其脉贯

① 至经：《黄帝内经太素》卷六脏腑气液作"径至"，意为直接到达。可从。丹波元简："至经，从《太素》作'径至'为胜。"

胃、属脾、络嗌，故太阴为之行气于三阴；阳明者，表也，五藏六府之海也，亦为之行气于三阳。藏府各因其经而受气于阳明，故为胃行其津液。四支不得禀水谷气，日以益衰，阴道不利，筋骨肌肉无气以生，故不用焉①。

---

① "四支"等五句：此二十八字与上文重复，疑为衍文。

阳明脉解篇第三十

扫码听音频

黄帝问曰：足阳明之脉病，恶人与火，闻木音则惕然而惊，钟鼓不为动，闻木音而惊，何也？愿闻其故。

岐伯对曰：阳明者，胃脉也，胃者，土也。故闻木音而惊者，土恶木也。

帝曰：善！其恶火何也？

岐伯曰：阳明主肉，其脉血气盛，邪客之则热，热甚则恶火。

帝曰：其恶人何也？

岐伯曰：阳明厥则喘而惋，惋则恶

人。

dì yuē huò chuǎn ér sǐ zhě huò chuǎn ér shēng zhě hé
帝曰：或喘而死者，或喘而生者，何

yě
也？

qí bó yuē jué nì lián zàng zé sǐ lián jīng zé shēng
岐伯曰：厥逆连藏则死，连经则生。

dì yuē shàn bìng shèn zé qì yī ér zǒu dēng gāo ér
帝曰：善！病甚则弃衣而走，登高而

gē huò zhì bù shí shù rì yú yuán shàng wū suǒ shàng zhī
歌，或至不食数日，逾垣上屋，所上之

chù jiē fēi qí sù suǒ néng yě bìng fǎn néng zhě hé yě
处，皆非其素所能也，病反能者何也？

qí bó yuē sì zhī zhě zhū yáng zhī běn yě yáng shèng
岐伯曰：四支者，诸阳之本也。阳盛

zé sì zhī shí shí zé néng dēng gāo yě
则四支实，实则能登高也。

dì yuē qí qì yī ér zǒu zhě hé yě
帝曰：其弃衣而走者何也？

qí bó yuē rè shèng yú shēn gù qì yī yù zǒu yě
岐伯曰：热盛于身，故弃衣欲走也。

dì yuē qí wàng yán mà lì bù bì qīn shū ér gē zhě
帝曰：其妄言骂詈，不避亲疏而歌者，

hé yě
何也？

qí bó yuē yáng shèng zé shǐ rén wàng yán mà lì bú bì
岐伯曰：阳盛则使人妄言骂詈，不避

_{qīn shū} _{ér bù yù shí} _{bú yù shí} _{gù wàng zǒu yě}
亲疏，而不欲食，不欲食，故妄走也。

热论篇第三十一

扫码听音频

黄帝问曰：今夫热病者，皆伤寒之类也。或愈或死，其死皆以六、七日之间，其愈皆以十日以上者何也？不知其解，愿闻其故。

岐伯对曰：巨阳者，诸阳之属也，其脉连于风府，故为诸阳主气也。人之伤于寒也，则为病热，热虽甚不死；其两感于寒而病者，必不免于死。

帝曰：愿闻其状。

岐伯曰：伤寒一日，巨阳受之，故头

项痛，腰脊强。二日阳明受之，阳明主肉，其脉挟鼻，络于目，故身热，目疼而鼻干，不得卧也。三日少阳受之，少阳主胆，其脉循胁络于耳，故胸胁痛而耳聋。三阳经络皆受其病，而未入于藏者，故可汗而已。四日太阴受之，太阴脉布胃中，络于嗌，故腹满而嗌干。五日少阴受之，少阴脉贯肾，络于肺，系舌本，故口燥舌干而渴。六日厥阴受之，厥阴脉循阴器而络于肝，故烦满而囊缩。三阴三阳、五藏六府皆受病，荣卫不行，五藏不通，则死矣。

其不两感于寒者，七日巨阳病衰，头痛少愈；八日阳明病衰，身热少愈；九日少阳病衰，耳聋微闻；十日太阴病衰，腹减如故，则思饮食；十一日少阴病衰，渴止不满，舌干已而嚏；十二日厥阴病衰，囊纵，少腹微下，大气皆去，病日已矣。

帝曰：治之奈何？

岐伯曰：治之各通其藏脉，病日衰已矣。其未满三日者，可汗而已；其满三日者，可泄而已。

帝曰：热病已愈，时有所遗者，何也？

岐伯曰：诸遗者，热甚而强食之，故有所遗也。若此者，皆病已衰而热有所藏，因其谷气相薄，两热相合，故有所遗也。

帝曰：善！治遗奈何？

岐伯曰：视其虚实，调其逆从，可使必已矣。

帝曰：病热当何禁之？

岐伯曰：病热少愈，食肉则复，多食则遗，此其禁也。

帝曰：其病两感于寒者，其脉应与其病形何如？

岐伯曰：两感于寒者，病一日，则巨阳与少阴俱病，则头痛，口干而烦满；二日则阳明与太阴俱病，则腹满，身热，不欲食，谵言；三日则少阳与厥阴俱病，则耳聋，囊缩而厥，水浆不入，不知人，六日死。

帝曰：五藏已伤，六府不通，荣卫不行，如是之后，三日乃死，何也？

岐伯曰：阳明者，十二经脉之长也，其血气盛，故不知人。三日，其气乃尽，故死矣。

凡病伤寒而成温者，先夏至日者为病温，后夏至日者为病暑。暑当与汗皆出，勿止。

黄帝内经

扫码听音频

cì rè piān dì sān shí èr
刺热篇第三十二

gān rè bìng zhě　　xiǎo biàn xiān huáng　　fù tòng duō wò　　shēn
肝热病者，小便先黄，腹痛多卧，身

rè　　rè zhēng zé kuáng yán jí jīng　　xié mǎn tòng　　shǒu zú zào
热。热争则狂言及惊，胁满痛，手足躁，

bù dé ān wò　　gēng xīn shèn　　jiǎ yǐ dà hàn　　qì nì zé gēng xīn
不得安卧；庚辛甚，甲乙大汗，气逆则庚辛

sǐ　　cì zú jué yīn　　shàoyáng　　qí nì zé tóu tòng yùn yùn　　mài
死。刺足厥阴、少阳。其逆则头痛员员，脉

yǐn chōng tóu yě
引冲头也。

xīn rè bìng zhě　　xiān bú lè　　shù rì nǎi rè　　rè zhēng
心热病者，先不乐，数日乃热。热争

zé cù xīn tòng　　fán mèn shàn ǒu　　tóu tòng miàn chì　　wú hàn
则卒心痛，烦闷善呕，头痛面赤，无汗；

rén guǐ shèn　　bǐng dīng dà hàn　　qì nì zé rén guǐ sǐ　　cì shǒushào
壬癸甚，丙丁大汗，气逆则壬癸死。刺手少

yīn　　tài yáng
阴、太阳。

pí rè bìng zhě　　xiān tóu zhòng　　jiá tòng　　fán xīn　　yán
脾热病者，先头重，颊痛，烦心，颜

青，欲呕，身热。热争则腰痛，不可用俯仰，腹满泄，两颔痛；甲乙甚，戊己大汗，气逆则甲乙死。刺足太阴、阳明。

肺热病者，先淅然厥，起毫毛，恶风寒，舌上黄，身热。热争则喘咳，痛走胸膺背，不得大息，头痛不堪，汗出而寒；丙丁甚，庚辛大汗，气逆则丙丁死。刺手太阴、阳明，出血如大豆，立已。

肾热病者，先腰痛骱痠，苦渴数饮，身热。热争则项痛而强，骱寒且痠，足下热，不欲言，其逆则项痛员员澹澹然；戊己甚，壬癸大汗，气逆则戊己死。刺足少阴、太阳。

诸汗者，至其所胜日汗出也。

肝热病者，左颊先赤；心热病者，颜先赤；脾热病者，鼻先赤；肺热病者，右颊先赤；肾热病者，颐先赤。病虽未发，见赤色者刺之，名曰治未病。

热病从部所起者，至期而已。其刺之反者，三周而已，重逆则死。诸当汗者，至其所胜日汗大出也。

诸治热病，以①饮之寒水，乃刺之；必寒衣之，居止寒处，身寒而止也。

热病先胸胁痛，手足躁，刺足少阳，补足太阴，病甚者为五十九刺。

热病始手臂痛者，刺手阳明、太阴，而汗出止。热病始于头首者，刺项太阳而

① 以：《甲乙经》卷七第一上作"先"，可参。

汗出止。热病始于足胫者，刺足阳明而汗出

止。

热病先身重，骨痛，耳聋，好瞑，刺足

少阴，病甚为五十九刺。

热病先眩冒而热，胸胁满，刺足少阴、

少阳。

太阳之脉，色荣颧骨，热病也，荣未

交①，曰今且得汗，待时而已。与厥阴脉

争见者，死期不过三日。其热病内连肾。

少阳之脉色也②。

少阳之脉，色荣颊前，热病也，荣未

交，曰今且得汗，待时而已。与少阴脉争

①荣未交：新校正："按《甲乙经》《太素》作'荣未夭'，下文'荣未交'亦作'荣未夭'。"

②少阳之脉色也：新校正："旧本无'少阳之麦色也'六字，乃王氏所添。"《甲乙经》卷七第一、《黄帝内经太素》卷二十五五藏热病均无。疑衍。

见者，死期不过三日。

热病气穴：三椎下间主胸中热；四椎下间主鬲①中热；五椎下间主肝热；六椎下间主脾热；七椎下间主肾热。荣在骶也。

项上三椎陷者中也。

颊下逆颧为大瘕，下牙车为腹满，颧后为胁痛。颊上者，鬲上也。

① 鬲：《甲乙经》卷七第一作"胃"，可参。

黄帝内经

píng rè bìng lùn piān dì sān shí sān
评热病论篇第三十三

扫码听音频

huáng dì wèn yuē　　yǒu bìng wēn zhě　　hàn chū zhé fù rè
黄帝问曰：有病温者，汗出辄复热，

ér mài zào jí　　bù wéi hàn shuāi　kuáng yán bù néng shí　　bìng míng
而脉躁疾，不为汗衰，狂言不能食，病名

wéi hé
为何？

qí bó duì yuē　　bìng míng yīn yáng jiāo　　jiāo zhě sǐ yě
岐伯对曰：病名阴阳交，交者死也。

dì yuē　　yuàn wén qí shuō
帝曰：愿闻其说。

qí bó yuē　　rén suǒ yǐ hàn chū zhě　　jiē shēng yú gǔ
岐伯曰：人所以汗出者，皆生于谷，

gǔ shēng yú jīng　　jīn xié qì jiāo zhēng yú gǔ ròu ér dé hàn zhě
谷生于精。今邪气交争于骨肉而得汗者，

shì xié què ér jīng shèng yě　　jīng shèng　　zé dāng néng shí ér bú fù
是邪却而精胜也。精胜，则当能食而不复

rè　　fù rè zhě　　xié qì yě　　hàn zhě　　jīng qì yě　　jīn hàn
热。复热者，邪气也。汗者，精气也。今汗

chū ér zhé fù rè zhě　　shì xié shèng yě　　bù néng shí zhě　　jīng
出而辄复热者，是邪胜也。不能食者，精

无俾也。病而留者，其寿可立而倾也。

且夫《热论》曰：汗出而脉尚躁盛者死。今脉不与汗相应，此不胜其病也，其死明矣。狂言者，是失志，失志者死。今见三死，不见一生，虽愈必死也。

帝曰：有病身热，汗出烦满，烦满不为汗解，此为何病？

岐伯曰：汗出而身热者，风也；汗出而烦满不解者，厥也，病名曰风厥。

帝曰：愿卒闻之？

岐伯曰：巨阳主气，故先受邪，少阴与其为表里也，得热则上从之，从之则厥也。

帝曰：治之奈何？

岐伯曰：表里刺之，饮之服汤。

帝曰：劳风为病何如？

岐伯曰：劳风法在肺下。其为病也，使人强上冥视，唾出若涕，恶风而振寒，此为劳风之病。

帝曰：治之奈何？

岐伯曰：以救俯仰。巨阳引精者三日，中年者五日，不精者七日。咳出青黄涕，其状如脓，大如弹丸，从口中若鼻中出，不出则伤肺，伤肺则死也。

帝曰：有病肾风者，面胕疟然壅，害于言，可刺不？

岐伯曰：虚不当刺，不当刺而刺，后五日其气必至。

帝曰：其至何如？

岐伯曰：至必少气时热，时热从胸背上至头，汗出手热，口干苦渴，小便黄，目下肿，腹中鸣，身重难以行，月事不来，烦而不能食，不能正偃，正偃则咳，病名曰风水，论在刺法中。

帝曰：愿闻其说。

岐伯曰：邪之所凑，其气必虚。阴虚者阳必凑之，故少气时热而汗出也，小便黄者，少腹中有热也。不能正偃者，胃中不和也。正偃则咳甚，上迫肺也。诸有水气者，微肿先见于目下也。

帝曰：何以言？

岐伯曰：水者阴也，目下亦阴也，腹

者至阴之所居，故水在腹者，必使目下肿

也。真气上逆，故口苦舌干，卧不得正

偃，正偃则咳出清水也。诸水病者，故不得

卧，卧则惊，惊则咳甚也。腹中鸣也，病

本于胃也。薄脾则烦不能食。食不下者，胃

脘隔也。身重难以行者，胃脉在足也。月

事不来者，胞脉闭也。胞脉者，属心而络于

胞中。今气上迫肺，心气不得下通，故月

事不来也。

帝曰：善！

逆调论篇第三十四
nì tiáo lùn piān dì sān shí sì

扫码听音频

黄帝问曰：人身非常温也，非常热也，为之热而烦满者，何也？

岐伯对曰：阴气少而阳气胜，故热而烦满也。

帝曰：人身非衣寒也，中非有寒气也，寒从中生者何？

岐伯曰：是人多痹气也，阳气少，阴气多，故身寒如从水中出。

帝曰：人有四支热，逢风寒如灸如① 火者，何也？

① 灸如：《太素》云："如灸于火。"如，意如"于"。

岐伯曰：是人者，阴气虚，阳气盛。四支者，阳也。两阳相得，而阴气虚少，少水不能灭盛火，而阳独治。独治者，不能生长也，独胜而止耳。逢风而如炙如火者，是人当肉烁也。

帝曰：人有身寒，汤火不能热，厚衣不能温，然不冻栗，是为何病？

岐伯曰：是人者，素肾气胜，以水为事，太阳气衰，肾脂枯不长，一水不能胜两火。肾者水也，而生于骨，肾不生，则髓不能满，故寒甚至骨也。所以不能冻栗者，肝一阳也，心二阳也，肾孤藏也，一水不能胜二火，故不能冻栗，病名曰骨痹，是人当挛节也。

帝曰：人之肉苛者，虽近衣絮，犹尚苛也，是谓何疾？

岐伯曰：荣气虚，卫气实也①。荣气虚则不仁，卫气虚则不用，荣卫俱虚，则不仁且不用，肉如故②也，人身与志不相有，曰死。

帝曰：人有逆气，不得卧而息有音者，有不得卧而息无音者；有起居如故而息有音者；有得卧，行而喘者；有不得卧，不能行而喘者；有不得卧，卧而喘者。皆何藏使然？愿闻其故。

岐伯曰：不得卧而息有音者，是阳明

---

① 荣气虚，卫气实也：丹波元简："下文云：荣气虚则不仁，卫气虚则不用，荣卫俱虚，则不仁且不用。则此七字不相冒，恐是衍文。"
② 故：《黄帝内经太素》卷二十八痹论作"苛"。

之逆也。足三阳者下行，今逆而上行，故息有音也。阳明者，胃脉也，胃者，六府之海，其气亦下行。阳明逆，不得从其道，故不得卧也。《下经》曰：胃不和则卧不安。此之谓也。

夫起居如故而息有音者，此肺之络脉逆也，络脉不得随经上下，故留经而不行。络脉之病人也微，故起居如故而息有音也。

夫不得卧，卧则喘者，是水气之客也。夫水者，循津液而流也。肾者，水藏，主津液，主卧与喘也。

帝曰：善！

疟论篇第三十五
nüè lùn piān dì sān shí wǔ

扫码听音频

黄帝问曰：夫痎疟皆生于风，其蓄作
huáng dì wèn yuē　　fú jiē nüè jiē shēng yú fēng　　qí xù zuò

有时者何也？
yǒu shí zhě hé yě

岐伯对曰：疟之始发也，先起于毫毛，
qí bó duì yuē　　nüè zhī shǐ fā yě　　xiān qǐ yú háo máo

伸欠乃作，寒栗鼓颔，腰脊俱痛；寒去则内
shēn qiàn nǎi zuò　　hán lì gǔ hàn　　yāo jǐ jù tòng　　hán qù zé nèi

外皆热，头痛如破，渴欲冷饮。
wài jiē rè　　tóu tòng rú pò　　kě yù lěng yǐn

帝曰：何气使然？愿闻其道。
dì yuē　　hé qì shǐ rán　　yuàn wén qí dào

岐伯曰：阴阳上下交争，虚实更作，
qí bó yuē　　yīn yáng shàng xià jiāo zhēng　　xū shí gēng zuò

阴阳相移也。
yīn yáng xiāng yí yě

阳并于阴，则阴实而阳虚，阳明虚则
yáng bìng yú yīn　　zé yīn shí ér yáng xū　　yáng míng xū zé

寒栗鼓颔也；巨阳虚则腰背头项痛；三阳
hán lì gǔ hàn yě　　jù yáng xū zé yāo bèi tóu xiàng tòng　　sān yáng

俱虚，则阴气胜，阴气胜则骨寒而痛，寒生于内，故中外皆寒。

阳盛则外热，阴虚则内热，外内皆热，则喘而渴，故欲冷饮也。

此皆得之夏伤于暑，热气盛，藏于皮肤之内，肠胃之外，此荣气之所舍也。

此令人汗空疏，腠理开，因得秋气，汗出遇风，及得之以浴，水气舍于皮肤之内，与卫气并居；卫气者，昼日行于阳，夜行于阴，此气得阳而外出，得阴而内薄，内外相薄，是以日作。

帝曰：其间日而作者，何也？

岐伯曰：其气之舍深，内薄于阴，阳气独发，阴邪内著，阴与阳争不得出，是以

jiàn rì ér zuò yě
间日而作也。

dì yuē shàn qí zuò rì yàn yǔ qí rì zǎo zhě hé qì
帝曰：善！其作日晏与其日早者，何气

shǐ rán
使然？

qí bó yuē xié qì kè yú fēng fǔ xún lǚ ér xià wèi
岐伯曰：邪气客于风府，循膂而下，卫

qì yí rì yí yè dà huì yú fēng fǔ qí míng rì rì xià yì jié
气一日一夜大会于风府，其明日日下一节，

gù qí zuò yě yàn cǐ xiān kè yú jǐ bèi yě měi zhì yú fēng
故其作也晏，此先客于脊背也。每至于风

fǔ zé còu lǐ kāi còu lǐ kāi zé xié qì rù xié qì rù zé
府，则腠理开，腠理开则邪气入，邪气入则

bìng zuò yǐ cǐ rì zuò shāo yì yàn yě qí chū yú fēng fǔ rì
病作，以此日作稍益晏也。其出于风府，日

xià yì jié èr shí wǔ rì xià zhì dǐ gǔ èr shí liù rì rù yú
下一节，二十五日下至骶骨；二十六日入于

jǐ nèi zhù yú fú lǚ zhī mài qí qì shàng xíng jiǔ rì
脊内，注于伏膂① 之脉；其气上行，九日

chū yú quē pén zhī zhōng qí qì rì gāo gù zuò rì yì zǎo yě
出于缺盆之中。其气日高，故作日益早也。

qí jiàn rì fā zhě yóu xié qì nèi bó yú wǔ zàng héng lián
其间日发者，由邪气内薄于五藏，横连

mù yuán yě qí dào yuǎn qí qì shēn qí xíng chí bù néng yǔ
募原也，其道远，其气深，其行迟，不能与

---

① 伏膂：《甲乙经》作"太冲"。《黄帝内经太素》卷二十五疟解作"伏冲"。

卫气俱行，不得皆出，故间日乃作也。

帝曰：夫子言卫气每至于风府，腠理乃发，发则邪气入，入则病作。今卫气日下一节，其气之发也，不当风府，其日作者，奈何？

岐伯曰：此邪气客于头项①，循膂而下者也，故虚实不同，邪中异所，则不得当其风府也。故邪中于头项者，气至头项而病；中于背者，气至背而病；中于腰脊者，气至腰脊而病；中于手足者，气至手足而病；卫气之所在，与邪气相合，则病作。故风无常府，卫气之所发②，必开其腠

---

① 此邪气客于头项：新校正："按全元起本及《甲乙经》《太素》自'此邪气客于头项'至下'则病作故'八十八字并无。"丹波元简："以下八十八字，《外台》有，此疑古注文。"

② 发：《灵枢》《巢氏病源》"发"作"应"。

理，邪气之所合，则其府也①。

帝曰：善！夫风之与疟也，相似同类，而风独常在，疟得有时而休者，何也？

岐伯曰：风气留其处，故常在；疟气随经络，沉以内薄，故卫气应乃作。

帝曰：疟先寒而后热者，何也？

岐伯曰：夏伤于大暑，其汗大出，腠理开发，因遇夏气凄沧之水寒，藏于腠理皮肤之中，秋伤于风，则病成矣。夫寒者，阴气也；风者，阳气也。先伤于寒而后伤于风，故先寒而后热也，病以时作，名曰寒疟。

帝曰：先热而后寒者，何也？

① 则其府也：新校正云："按《甲乙经》、巢元方，'则其府也'作'则其病作'。"可参。

岐伯曰：此先伤于风，而后伤于寒，故先热而后寒也，亦以时作，名曰温疟。

其但热而不寒者，阴气先绝，阳气独发，则少气烦冤，手足热而欲呕，名曰瘅疟。

帝曰：夫经言有余者写之，不足者补之。今热为有余，寒为不足。夫疟者之寒，汤火不能温也，及其热，冰水不能寒也。此皆有余不足之类。当此之时，良工不能止，必须其自衰乃刺之，其故何也？愿闻其说。

岐伯曰：经言无刺熇熇之热，无刺浑浑之脉，无刺漉漉之汗，故为其病逆，未可治也。

夫疟之始发也，阳气并于阴，当是之

时，阳虚而阴盛，外无气，故先寒栗也；阴气逆极，则复出之阳，阳与阴复并于外，则阴虚而阳实，故先热而渴。

夫疟气者，并于阳则阳胜，并于阴则阴胜；阴胜则寒，阳胜则热。疟者，风寒之气不常也，病极则复。至病之发也，如火之热，如风雨不可当也。故经言曰：方其盛时必毁，因其衰也，事必大昌。此之谓也。

夫疟之未发也，阴未并阳，阳未并阴，因而调之，真气得安，邪气乃亡。故工不能治其已发，为其气逆也。

帝曰：善。攻之奈何？早晏何如？

岐伯曰：疟之且发也，阴阳之且移也，

必从四末始也。阳已伤，阴从之，故先其时坚束其处，令邪气不得入，阴气不得出，审候见之，在孙络盛坚而血者，皆取之，此真往而未得并者也。

帝曰：疟不发，其应何如？

岐伯曰：疟气者，必更盛更虚。当气之所在也，病在阳，则热而脉躁；在阴，则寒而脉静；极则阴阳俱衰，卫气相离，故病得休；卫气集，则复病也。

帝曰：时有间二日或至数日发，或渴或不渴，其故何也？

岐伯曰：其间日者，邪气与卫气客于六府，而有时相失，不能相得，故休数日乃作也。疟者，阴阳更胜也，或甚或不甚，故或渴或不渴。

帝曰：论言夏伤于暑，秋必病疟，今疟不必应者，何也？

岐伯曰：此应四时者也。其病异形者，反四时也。其以秋病者寒甚，以冬病者寒不甚，以春病者恶风，以夏病者多汗。

帝曰：夫病温疟与寒疟，而皆安舍？舍于何藏？

岐伯曰：温疟者，得之冬中于风寒，气藏于骨髓之中，至春则阳气大发，邪气不能自出，因遇大暑，脑髓烁，肌肉消，腠理发泄，或有所用力，邪气与汗皆出。此病藏于肾，其气先从内出之于外也。如是者，阴虚而阳盛，阳盛则热矣，衰则气复反入，入则阳虚，阳虚则寒矣，故先热而后寒。名曰温疟。

帝曰：瘅疟何如？

岐伯曰：瘅疟者，肺素有热，气盛于身，厥逆上冲，中气实而不外泄，因有所用力，腠理开，风寒舍于皮肤之内，分肉之间而发，发则阳气盛，阳气盛而不衰，则病矣。其气不及于阴，故但热而不寒，气内藏于心，而外舍于分肉之间，令人消烁脱肉，故命曰瘅疟。

帝曰：善！

<ruby>刺<rt>cì</rt></ruby> <ruby>疟<rt>nüè</rt></ruby> <ruby>篇<rt>piān</rt></ruby> <ruby>第<rt>dì</rt></ruby> <ruby>三<rt>sān</rt></ruby> <ruby>十<rt>shí</rt></ruby> <ruby>六<rt>liù</rt></ruby>
刺疟篇第三十六

扫码听音频

足太阳之疟，令人腰痛头重，寒从背起，先寒后热，熇熇暍暍然，热止汗出，难已，刺郄中出血。

足少阳之疟，令人身体解㑊，寒不甚，热不甚，恶见人，见人心惕惕然，热多，汗出甚，刺足少阳。

足阳明之疟，令人先寒，洒淅洒淅，寒甚久乃热，热去汗出，喜见日月光火气，乃快然，刺足阳明跗上。

足太阴之疟，令人不乐，好大息，不嗜

食，多寒热汗出，病至则善呕，呕已乃衰，即取之①。

足少阴之疟，令人呕吐甚，多寒热，热多寒少，欲闭户牖而处，其病难已②。

足厥阴之疟，令人腰痛，少腹满，小便不利，如癃状，非癃也，数便，意恐惧，气不足，腹中悒悒，刺足厥阴。

肺疟者，令人心寒，寒甚热，热间善惊，如有所见者，刺手太阴、阳明。

心疟者，令人烦心甚，欲得清水，反寒多，不甚热，刺手少阴。

肝疟者，令人色苍苍然，太息，其状

---

① 即取之：丹波元简："《甲乙》此下有'足太阴'三字，依上文例，当有此三字。"
② 其病难已：丹波元简："《甲乙》此下有'取太溪'三字，依上文例，当有此三字。"

若死者，刺足厥阴见血。

脾疟者，令人寒，腹中痛，热则肠中鸣，鸣已汗出，刺足太阴。

肾疟者，令人洒洒然，腰脊痛宛转，大便难，目眴眴然，手足寒，刺足太阳、少阴。

胃疟者，令人且病①也，善饥而不能食，食而支满腹大，刺足阳明、太阴横脉出血。

疟发，身方热，刺跗上动脉，开其空，出其血，立寒。疟方欲寒，刺手阳明太阴、足阳明太阴。

疟脉满大急，刺背俞，用中针傍伍胠

---

① 且病：新校正，太素"且病"作"疽病"。

俞各一，适肥瘦，出其血也。

疟脉小实急，灸胫少阴，刺指井。

疟脉满大急①，刺背俞，用五胠俞、背
俞各一，适行至于血也。

疟脉缓大虚，便宜用药，不宜用针。

凡治疟，先发如食顷，乃可以治，过之
则失时也。

诸疟而脉不见，刺十指间出血，血去必
已，先视身之赤如小豆者，尽取之。

十二疟者，其发各不同时，察其病形，
以知其何脉之病也。先其发时如食顷而刺
之，一刺则衰，二刺则知，三刺则已。不
已，刺舌下两脉出血；不已，刺郄中盛经

---

① 疟脉满大急：新校正认为此下二十二字与前重复，当删。

出血，又刺项已下侠脊者，必已。舌下两脉

者，廉泉也。

刺疟者，必先问其病之所先发者，先刺

之。

先头痛及重者，先刺头上及两额、两

眉间出血。先项背痛者，先刺之。先腰脊痛

者，先刺郄中出血。先手臂痛者，先刺手

少阴、阳明十指间。先足胫痠痛者，先刺足

阳明十指间出血。

风疟，疟发则汗出恶风，刺三阳经背俞

之血者。

骱痠痛甚，按之不可，名曰胕髓病，以

镵针针绝骨出血，立已。

身体小痛，刺至阴。诸阴之井，无出

血，间日一刺。

疟不渴，间日而作，刺足太阳；渴而间日作，刺足少阳。

温疟汗不出，为五十九刺。

气厥论篇第三十七
qì jué lùn piān dì sān shí qī

扫码听音频

黄帝问曰：五藏六府，寒热相移者
huáng dì wèn yuē　　wǔ zàng liù fǔ　　hán rè xiāng yí zhě

何？
hé

岐伯曰：肾移寒于脾，痈肿，少气。
qí bó yuē　　shèn yí hán yú pí　　yōng zhǒng　shǎo qì

脾移寒于肝，痈肿，筋挛。
pí yí hán yú gān　　yōng zhǒng　　jīn luán

肝移寒于心，狂，隔中。
gān yí hán yú xīn　　kuáng　　gé zhōng

心移寒于肺，肺消；肺消者，饮一溲
xīn yí hán yú fèi　　fèi xiāo　　fèi xiāo zhě　　yǐn yī sōu

二，死不治。
èr　　sǐ bú zhì

肺移寒于肾，为涌水；涌水者，按腹不
fèi yí hán yú shèn　　wéi yǒng shuǐ　　yǒng shuǐ zhě　　àn fù bù

坚，水气客于大肠，疾行则鸣濯濯，如囊
jiān　　shuǐ qì kè yú dà cháng　　jí xíng zé míng zhuó zhuó　　rú náng

裹浆，水之病也。
guǒ jiāng　　shuǐ zhī bìng yě

脾移热于肝，则为惊衄。肝移热于心，

则死。心移热于肺，传为鬲消。肺移热于

肾，传为柔痉。肾移热于脾，传为虚，肠澼

死，不可治。胞移热于膀胱，则癃，溺血。

膀胱移热于小肠，鬲肠不便，上为口糜。小

肠移热于大肠，为虙瘕，为沉。大肠移热

于胃，善食而瘦入①，谓之食亦。

胃移热于胆，亦曰食亦。

胆移热于脑，则辛頞鼻渊，鼻渊者，浊

涕下不止也，传为衄衊瞑目。故得之气厥

也。

---

① 瘦入：疑为"瘦人"。

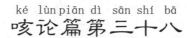

ké lùn piān dì sān shí bā
咳论篇第三十八

扫码听音频

huáng dì wèn yuē　　fèi zhī lìng rén ké　　hé yě
黄帝问曰：肺之令人咳，何也？

qí bó duì yuē　　wǔ zàng liù fǔ jiē lìng rén ké　　fēi dú fèi
岐伯对曰：五藏六府皆令人咳，非独肺

yě
也。

dì yuē　　yuàn wén qí zhuàng
帝曰：愿闻其状。

qí bó yuē　　pí máo zhě　　fèi zhī hé yě　　pí máo xiān shòu
岐伯曰：皮毛者，肺之合也；皮毛先受

xié qì　　xié qì yǐ cóng qí hé yě　　qí hán yǐn shí rù wèi　　cóng
邪气，邪气以从其合也。其寒饮食入胃，从

fèi mài shàng zhì yú fèi zé fèi hán　　fèi hán zé wài nèi hé xié
肺脉上至于肺则肺寒，肺寒则外内合邪，

yīn ér kè zhī　　zé wéi fèi ké
因而客之，则为肺咳。

wǔ zàng gè yǐ qí shí shòu bìng　　fēi qí shí　　gè chuán yǐ yǔ
五藏各以其时受病，非其时，各传以与

zhī
之。

人与天地相参，故五藏各以治时，感于寒则受病，微则为咳，甚则为泄、为痛。乘秋则肺先受邪，乘春则肝先受之，乘夏则心先受之，乘至阴则脾先受之，乘冬则肾先受之。

帝曰：何以异之？

岐伯曰：肺咳之状，咳而喘息有音，甚则唾血。心咳之状，咳则心痛，喉中介介如梗状，甚则咽肿喉痹。

肝咳之状，咳则两胁下痛，甚则不可以转，转则两胠下满。脾咳之状，咳则右胁下痛，阴阴引肩背，甚则不可以动，动则咳剧。肾咳之状，咳则腰背相引而痛，甚则咳涎。

帝曰：六府之咳奈何？安所受病？

岐伯曰：五藏之久咳，乃移于六府。脾咳不已，则胃受之；胃咳之状，咳而呕，呕甚则长虫出。肝咳不已，则胆受之；胆咳之状，咳呕胆汁。肺咳不已，则大肠受之；大肠咳状，咳而遗失①。心咳不已，则小肠受之；小肠咳状，咳而失气，气与咳俱失。肾咳不已，则膀胱受之；膀胱咳状，咳而遗溺。久咳不已，则三焦受之；三焦咳状，咳而腹满，不欲食饮。此皆聚于胃，关于肺，使人多涕唾而面浮肿气逆也。

帝曰：治之奈何？

岐伯曰：治藏者，治其俞；治府者，治

---

①遗失：《甲乙经》卷九第三、《黄帝内经太素》卷二十九咳论均作"遗矢"，可从。矢是"屎"的异体字。遗矢，时大便失禁而自遗。

其合；浮肿者，治其经。

帝曰：善！

举痛论篇第三十九
jǔ tòng lùn piān dì sān shí jiǔ

扫码听音频

黄帝问曰：余闻善言天者，必有验于人；善言古者，必有合于今；善言人者，必有厌于己。如此则道不惑而要数极，所谓明也。今余问于夫子，令言而可知，视而可见，扪而可得，令验于己而发蒙解惑，可得而闻乎？

岐伯再拜稽首对曰：何道之问也？

帝曰：愿闻人之五藏卒痛，何气使然？

岐伯对曰：经脉流行不止，环周不休。寒气入经而稽迟，泣而不行，客于脉外则血少，客于脉中则气不通，故卒然而痛。

帝曰：其痛或卒然而止者；或痛甚不休

者；或痛甚不可按者；或按之而痛止者；或

按之无益者；或喘动应手者；或心与背相

引而痛者；或胁肋与少腹相引而痛者；或

腹痛引阴股者；或痛宿昔而成积者；或卒

然痛死不知人，有少间复生者；或痛而呕

者；或腹痛而后①泄者；或痛而闭不通者。

凡此诸痛，各不同形，别之奈何？

岐伯曰：寒气客于脉外则脉寒，脉寒则

缩蜷，缩蜷则脉绌急，绌急则外引小络，故

卒然而痛，得炅则痛立止；因重中于寒，

则痛久矣。

_____

① 后：《黄帝内经太素》卷二十七邪客作"复"。

寒气客于经脉之中，与灵气相薄则脉满，满则痛而不可按也。寒气稽留，灵气从上，则脉充大而血气乱，故痛甚不可按也。

寒气客于肠胃之间，膜原之下，血不得散，小络急引，故痛；按之则血气散，故按之痛止。

寒气客于侠脊之脉则深，按之不能及，故按之无益也。

寒气客于冲脉，冲脉起于关元，随腹直上，寒气客则脉不通，脉不通则气因之，故喘动应手矣。

寒气客于背俞之脉，则脉泣，脉泣则血虚，血虚则痛，其俞注于心，故相引而痛。

àn zhī zé rè qì zhì　　rè qì zhì zé tòng zhǐ yǐ
按之则热气至，热气至则痛止矣。

hán qì kè yú jué yīn zhī mài　　jué yīn zhī mài zhě　　luò yīn
寒气客于厥阴之脉，厥阴之脉者，络阴

qì　　xì yú gān　　hán qì kè yú mài zhōng　　zé xuè sè mài jí
器，系于肝，寒气客于脉中，则血泣脉急，

gù xié lèi yǔ shào fù xiāng yǐn tòng yǐ
故胁肋与少腹相引痛矣。

jué qì kè yú yīn gǔ　　hán qì shàng jí shào fù　　xuè sè
厥气客于阴股，寒气上及少腹，血泣

zài xià xiāng yǐn　　gù fù tòng yǐn yīn gǔ
在下相引，故腹痛引阴股。

hán qì kè yú xiǎo cháng mó yuán zhī jiān　　luò xuè zhī zhōng
寒气客于小肠膜原之间，络血之中，

xuè sè bù dé zhù yú dà jīng　　xuè qì jī liú bù dé xíng　　gù sù
血泣不得注于大经，血气稽留不得行，故宿

xī ér chéng jī yǐ
昔而成积矣。

hán qì kè yú wǔ zàng　　jué nì shàng xiè　　yīn qì jié
寒气客于五藏，厥逆上泄，阴气竭，

yáng qì wèi rù　　gù cù rán tòng sǐ bù zhī rén　　qì fù fǎn zé
阳气未入，故卒然痛死不知人，气复反则

shēng yǐ
生矣。

hán qì kè yú cháng wèi　　jué nì shàng chū　　gù tòng ér ǒu
寒气客于肠胃，厥逆上出，故痛而呕

yě
也。

寒气客于小肠，小肠不得成聚，故后泄腹痛矣。

热气留于小肠，肠中痛，瘅热焦渴，则坚干不得出，故痛而闭不通矣。

帝曰：所谓言而可知者也。视而可见奈何？

岐伯曰：五藏六府，固尽有部，视其五色，黄赤为热，白为寒，青黑为痛，此所谓视而可见者也。

帝曰：扪而可得奈何？

岐伯曰：视其主病之脉，坚而血及陷下者，皆可扪而得也。

帝曰：善。余知百病生于气也。怒则气上，喜则气缓，悲则气消，恐则气下，寒

zé qì shōu　jiǒng zé qì xiè　jīng zé qì luàn　láo zé qì hào
则气收，炅则气泄，惊则气乱，劳则气耗，

sī zé qì jié　jiǔ qì bù tóng　hé bìng zhī shēng
思则气结，九气不同，何病之生？

qí bó yuē　nù zé qì nì　shèn zé ǒu xuè jí sūn xiè
岐伯曰：怒则气逆，甚则呕血及飧泄，

gù qì shàng yǐ
故气上矣。

xǐ zé qì hé zhì dá　róng wèi tōng lì　gù qì huǎn yǐ
喜则气和志达，荣卫通利，故气缓矣。

bēi zé xīn xì jí　fèi bù yè jǔ　ér shàng jiāo bù
悲则心系急，肺布叶举，而上焦不

tōng　róng wèi bù sàn　rè qì zài zhōng　gù qì xiāo yǐ
通，荣卫不散，热气在中，故气消矣。

kǒng zé jīng què　què zé shàng jiāo bì　bì zé qì huán
恐则精却，却则上焦闭，闭则气还，

huán zé xià jiāo zhàng　gù qì bù xíng　yǐ
还则下焦胀，故气不行①矣。

hán zé còu lǐ bì　qì bù xíng　gù qì shōu yǐ
寒则腠理闭，气不行②，故气收矣。

jiǒng zé còu lǐ kāi　róng wèi tōng　hàn dà xiè　gù qì
炅则腠理开，荣卫通，汗大泄，故气

xiè
泄。

① 气不行：新校正："详'气不行'当作'气下行'也。"如此则与帝问正合，为是。
② 气不行：《甲乙经》卷一第一作"营卫不行"，与下文"炅则腠理开，营卫通"相对应，义胜。

惊则心无所倚，神无所归，虑无所定，故气乱矣。

劳则喘息汗出，外内皆越，故气耗矣。

思则心有所存，神有所归，正气留而不行，故气结矣。

fù zhōng lùn piān dì sì shí 腹中论篇第四十

扫码听音频

huáng dì wèn yuē 黄帝问曰：yǒu bìng xīn fù mèn 有病心腹满，dàn shí zé bù néng 旦食则不能mù shí cǐ wéi hé bìng 暮食，此为何病？

qí bó duì yuē míng wéi gǔ zhàng 岐伯对曰：名为鼓胀。

dì yuē zhì zhī nài hé 帝曰：治之奈何？

qí bó yuē zhì zhī yǐ jī shǐ lǐ yí jì zhī èr jì 岐伯曰：治之以鸡矢醴，一剂知，二剂yǐ 已。

dì yuē qí shí yǒu fù fā zhě hé yě 帝曰：其时有复发者，何也？

qí bó yuē cǐ yǐn shí bù jié gù shí yǒu bìng yě suī 岐伯曰：此饮食不节，故时有病也。虽rán qí bìng qiě yǐ shí gù dāng bìng qì jù yú fù yě 然其病且已，时故当病①，气聚于腹也。

---

① 时故当病：《甲乙经》卷八第四作"因当风"。《黄帝内经太素》卷二十九胀论作"时当痛"。张琦认为"有脱误或衍文"，疑是。

帝曰：有病胸胁支满者，妨于食，病至则先闻腥臊臭，出清液①，先唾血，四支清，目眩，时时前后血，病名为何？何以得之？

岐伯曰：病名血枯。此得之年少时有所大脱血；若醉入房中，气竭肝伤，故月事衰少不来也。

帝曰：治之奈何？复以何术？

岐伯曰：以四乌鲗骨，一藘茹，二物并合之，丸以雀卵，大如小豆；以五丸为后饭，饮以鲍鱼汁，利肠中及伤肝也。

帝曰：病有少腹盛，上下左右皆有根，此为何病？可治不？

---

① 液：《甲乙经》卷十一第七作"涕"。

岐伯曰：病名曰伏梁。

帝曰：伏梁何因而得之？

岐伯曰：裹大脓血，居肠胃之外，不可治，治之每切按之致死。

帝曰：何以然？

岐伯曰：此下则因阴，必下脓血，上则迫胃脘，生①鬲，侠②胃脘内痈。此久病也，难治。居齐上为逆，居齐下为从，勿动亟夺。论在刺法中。

帝曰：人有身体髀股胻皆肿，环齐而痛，是为何病？

岐伯曰：病名伏梁，此风根也。其气溢于大肠，而著于肓，肓之原在齐下，故环

① 生：《黄帝内经太素》卷三十伏梁病作"出"。
② 侠：《黄帝内经太素》卷三十伏梁病作"使"，义胜。

齐而痛也。不可动之，动之为水溺涩之病。

帝曰：夫子数言热中、消中，不可服高①梁、芳草、石药，石药发瘨，芳草发狂。夫热中、消中者，皆富贵人也，今禁高梁，是不合其心，禁芳草、石药，是病不愈，愿闻其说。

岐伯曰：夫芳草之气美，石药之气悍，二者其气急疾坚劲，故非缓心和人，不可以服此二者。

帝曰：不可以服此二者，何以然？

岐伯曰：夫热气慓悍，药气亦然，二者相遇，恐内伤脾。脾者土也，而恶木，服此药者，至甲乙日更论②。

---

①高：《甲乙经》卷十一第六作"膏"。
②更论：《甲乙经》卷十一第六作"当愈甚"，义胜。

帝曰：善。有病膺肿颈痛，胸满腹胀，此为何病？何以得之？

岐伯曰：名厥逆。

帝曰：治之奈何？

岐伯曰：灸之则瘖，石之则狂，须其气并，乃可治也。

帝曰：何以然？

岐伯曰：阳气重上，有余于上，灸之则阳气入阴，入则瘖；石之则阳气虚，虚则狂。须其气并而治之，可使全也。

帝曰：善。何以知怀子之且生也？

岐伯曰：身有病而无邪脉也。

帝曰：病热而有所痛者，何也？

岐伯曰：病热者，阳脉也。以三阳之

动①也，人迎一盛少阳，二盛太阳，三盛阳明。入阴也②，夫阳入于阴，故病在头与腹，乃䐜胀而头痛也。

帝曰：善。

---

① 动：《甲乙经》卷七第一作"盛"，可互参。
② 入阴也：《甲乙经》卷七第一无，似是。

cì yāo tòng piān dì sì shí yī
刺腰痛篇第四十一

扫码听音频

足太阳脉，令人腰痛，引项脊尻背如重状，刺其郄中太阳正经出血，春无见血。

少阳，令人腰痛，如以针刺其皮中，循循然不可以俯仰，不可以顾，刺少阳成骨之端出血，成骨在膝外廉之骨独起者，夏无见血。

阳明，令人腰痛，不可以顾，顾如有见者，善悲，刺阳明于䯒前三痏，上下和之出血，秋无见血。

足少阴令人腰痛，痛引脊内廉①，刺少阴于内踝上二痏，春无见血，出血太多，不可复也。

厥阴之脉，令人腰痛，腰中如张弓弩弦，刺厥阴之脉，在腨踵鱼腹之外，循之累累然，乃刺之。其病令人善②言，默默然不慧，刺之三痏。

解脉，令人腰痛，痛引肩，目䀮䀮然，时遗溲，刺解脉，在膝筋肉分间郄外廉之横脉出血，血变而止。解脉令人腰痛如引带，常如折腰状，善恐。刺解脉，在郄中结络如黍米，刺之血射以黑，见赤血而已。

---

① 廉：《黄帝内经太素》卷三十腰痛作"痛"。
② 善：《黄帝内经太素》卷三十腰痛、全元起本均无此字，当是。

同阴之脉，令人腰痛，痛如小锤①居其中，怫然肿，刺同阴之脉，在外踝上绝骨之端，为三痏。

阳维之脉，令人腰痛，痛上怫然肿②，刺阳维之脉，脉与太阳合腨下间，去地一尺所。

衡络之脉，令人腰痛，不可以俯仰，仰则恐仆，得之举重伤腰，衡络绝，恶血归之，刺之在郄阳、筋之间，上郄数寸，衡居，为二痏出血。

会阴之脉，令人腰痛，痛上漯漯然汗出，汗干令人欲饮，饮已欲走，刺直阳之脉上三痏，在蹻上郄下五寸横居，视其盛者

① 锤：《黄帝内经太素》卷三十腰痛作"针"。
② 肿：《黄帝内经太素》卷三十腰痛作"脉肿"。

chū xuè
出血。

fēi yáng zhī mài　　lìng rén yāo tòng　　tòng shàng fú fú
飞阳之脉，令人腰痛，痛上拂拂

rán①　　shèn zé bēi yǐ kǒng　　cì fēi yáng zhī mài　　zài nèi huái
然①，甚则悲以恐，刺飞阳之脉，在内踝

shàng wǔ cùn　　shào yīn zhī qián　　yǔ yīn wéi zhī huì
上五寸，少阴之前，与阴维之会。

chāng yáng zhī mài　　lìng rén yāo tòng　　tòng yǐn yīng　　mù huāng
昌阳之脉，令人腰痛，痛引膺，目䀮

huāng rán　　shèn zé fǎn zhé　　shé juǎn bù néng yán　　cì nèi jīn wéi
䀮然，甚则反折，舌卷不能言，刺内筋为

èr wěi　　zài nèi huái shàng dà jīn qián　　tài yīn hòu shàng huái èr cùn
二痏，在内踝上大筋前，太阴后上踝二寸

suǒ
所。

sǎn mài　　lìng rén yāo tòng ér rè　　rè shèn shēng fán　　yāo
散脉，令人腰痛而热，热甚生烦，腰

xià rú yǒu héng mù jū qí zhōng　　shèn zé yí sōu　　cì sǎn mài　　zài
下如有横木居其中，甚则遗溲；刺散脉，在

xī qián gǔ ròu fēn jiān　　luò wài lián shù mài　　wéi sān wěi
膝前骨肉分间，络外廉束脉，为三痏。

ròu lǐ zhī mài　　lìng rén yāo tòng　　bù kě yǐ ké　　ké zé
肉里之脉，令人腰痛，不可以咳，咳则

jīn suō jí　　cì ròu lǐ zhī mài wéi èr wěi　　zài tài yáng zhī wài
筋缩急，刺肉里之脉为二痏，在太阳之外，

---

① 拂拂然：《甲乙经》卷九第八作"怫然"，吴崑、张介宾、张志聪、
高世栻等均改为"怫怫然"，为是。

shàoyáng jué gǔ zhī hòu
少阳绝骨之后。

yāo tòng jiā jǐ ér tòng zhì tóu　　shū shū rán　　mù huāng huāng
腰痛侠脊而痛至头，几几然，目䀮䀮

yù jiāng pū　　cì zú tài yáng xì zhōng chū xuè
欲僵仆，刺足太阳郄中出血。

yāo tòng shàng hán　　cì zú tài yáng　yáng míng　shàng rè
腰痛上寒，刺足太阳、阳明；上热，

cì zú jué yīn　　bù kě yǐ fǔ yǎng　　cì zú shàoyáng　zhōng rè ér
刺足厥阴；不可以俯仰，刺足少阳；中热而

chuǎn　cì zú shào yīn　　cì xì zhōng chū xuè
喘，刺足少阴，刺郄中出血。

yāo tòng shàng hán bù kě gù　　cì zú yáng míng　shàng rè
腰痛上寒不可顾，刺足阳明；上热，

cì zú tài yīn　zhōng rè ér chuǎn　cì zú shào yīn　dà biàn nán
刺足太阴；中热而喘，刺足少阴；大便难，

cì zú shào yīn　shào fù mǎn　cì zú jué yīn　rú zhé bù kě yǐ
刺足少阴；少腹满，刺足厥阴；如折不可以

fǔ yǎng　bù kě jǔ　cì zú tài yáng　yǐn jǐ nèi lián　cì zú
俯仰，不可举，刺足太阳；引脊内廉，刺足

shào yīn
少阴。

yāo tòng yǐn shào fù kòng miǎo　bù kě yǐ yǎng　cì yāo kāo jiāo
腰痛引少腹控䏚，不可以仰，刺腰尻交

zhě　liǎng kē shèn shàng　yǐ yuè shēng sǐ wéi wěi shù　fā zhēn lì
者，两髁胂上，以月生死为痏数，发针立

已，左取右，右取左。

风论篇第四十二

fēng lùn piān dì sì shí èr

扫码听音频

黄帝问曰：风之伤人也，或为寒热，或为热中，或为寒中，或为疠风，或为偏枯，或为风也；其病各异，其名不同，或内至五藏六府，不知其解，愿闻其说。

岐伯对曰：风气藏于皮肤之间，内不得通，外不得泄；风者善行而数变，腠理开则洒然寒，闭则热而闷，其寒也则衰食饮，其热也则消肌肉，故使人怢栗而不能食，名曰寒热。

风气与阳明入胃，循脉而上至目内

眦。其人肥，则风气不得外泄，则为热中而目黄。人瘦，则外泄而寒，则为寒中而泣出。

风气与太阳俱入，行诸脉俞，散于分肉之间，与卫气相干，其道不利，故使肌肉愤膜而有疡；卫气有所凝而不行，故其肉有不仁也。

疠者，有① 荣气热胕，其气不清，故使其鼻柱坏而色败，皮肤疡溃。风寒客于脉而不去，名曰疠风，或名曰寒热。

以春甲乙伤于风者为肝风；以夏丙丁伤于风者为心风；以季夏戊己伤于邪者为脾风；以秋庚辛中于邪者为肺风；以冬壬

① 有：《黄帝内经太素》无。

guǐ zhòng yú xié zhě wéi shènfēng
癸中于邪者为肾风。

fēng zhòng wǔ zàng liù fǔ zhī shù　　yì wéi zàng fǔ zhī fēng
风中五藏六府之俞，亦为藏府之风，

gè rù qí mén hù　　suǒ zhòng zé wéi piānfēng
各入其门户，所中则为偏风。

fēng qì xún fēng fǔ ér shàng　　zé wéi nǎo fēng　　fēng rù xì
风气循风府而上，则为脑风；风入系

tóu　　zé wéi mù fēng yǎn hán　　yǐn jiǔ zhòng fēng　　zé wéi lòu
头，则为目风眼寒；饮酒中风，则为漏

fēng　　rù fáng hàn chū zhòng fēng　　zé wéi nèi fēng　　xīn mù zhòng
风；入房汗出中风，则为内风；新沐中

fēng　　zé wéi shǒu fēng　　jiǔ fēng rù zhōng　　zé wéi cháng fēng　　sūn
风，则为首风；久风入中，则为肠风、飧

xiè　　wài zài còu lǐ　　zé wéi xiè fēng
泄；外在腠理，则为泄风。

gù fēng zhě　　bǎi bìng zhī zhǎng yě　　zhì①　qí biàn huà
故风者，百病之长也，至① 其变化，

nǎi wéi tā bìng yě　　wú chángfāng　　rán zhì yǒu fēng qì yě
乃为他病也，无常方，然致有风气也。

dì yuē　　wǔ zàngfēng zhī xíngzhuàng bù tóng zhě hé　yuànwén
帝曰：五藏风之形状不同者何？愿闻

qí zhěn jí qí bìng tài
其诊及其病能。

qí bó yuē　　fèi fēng zhī zhuàng　　duō hàn wù fēng　　sè pěng
岐伯曰：肺风之状，多汗恶风，色䴖

① 至：《甲乙经》卷十第二上、《黄帝内经太素》卷二十八诸风数
类并作"故"，义胜。

然白，时咳短气，昼日则差，暮则甚，诊在眉上，其色白。

心风之状，多汗恶风，焦绝，善怒吓，赤色，病甚则言不可快，诊在口，其色赤。

肝风之状，多汗恶风，善悲，色微苍，嗌干善怒，时憎女子，诊在目下，其色青。

脾风之状，多汗恶风，身体怠惰，四支不欲动，色薄微黄，不嗜食，诊在鼻上，其色黄。

肾风之状，多汗恶风，面疣然浮肿，脊痛①不能正立，其色炲，隐曲不利，诊

———
① 脊痛：《甲乙经》卷十第二上、《黄帝内经太素》卷二十八诸风状论并作"腰脊痛"。

在肌^①上，其色黑。

胃风之状，颈多汗，恶风，食饮不下，鬲塞不通，腹善满，失衣则䐜胀，食寒则泄，诊形瘦而腹大。

首风之状，头面多汗^②，恶风，当先风一日则病甚，头痛不可以出内，至其风日，则病少愈。

漏风之状，或多汗，常不可单衣，食则汗出，甚则身汗，喘息恶风，衣常^③濡，口干善渴，不能劳事。

泄风之状，多汗，汗出泄衣上，口中干，上渍，其风不能劳事，身体尽痛则寒。

---

① 肌：《黄帝内经太素》卷二十八诸风状论作"颐"，当是。
② 头面多汗：《甲乙经》卷十第二上作"头痛，而多汗"。
③ 常：《黄帝内经太素》卷二十八诸风状论作"裳"。

dì yuē　　shàn
帝曰：善！

bì lùn piān dì sì shí sān
痹论篇第四十三

扫码听音频

huáng dì wèn yuē　　bì zhī ān shēng
黄帝问曰：痹之安生？

qí bó duì yuē　　fēng hán shī sān qì zá zhì　　hé ér wéi
岐伯对曰：风寒湿三气杂至，合而为

bì yě　　qí fēng qì shèng zhě wéi xíng bì　　hán qì shèng zhě wéi tòng
痹也。其风气胜者为行痹，寒气胜者为痛

bì　　shī qì shèng zhě wéi zhuó bì yě
痹，湿气胜者为著痹也。

dì yuē　　qí yǒu wǔ zhě hé yě
帝曰：其有五者何也？

qí bó yuē　　yǐ dōng yù cǐ zhě wéi gǔ bì　　yǐ chūn yù cǐ
岐伯曰：以冬遇此者为骨痹；以春遇此

zhě wéi jīn bì　　yǐ xià yù cǐ zhě wéi mài bì　　yǐ zhì yīn yù cǐ
者为筋痹；以夏遇此者为脉痹；以至阴遇此

zhě wéi jī bì　　yǐ qiū yù cǐ zhě wéi pí bì
者为肌痹；以秋遇此者为皮痹。

dì yuē　　nèi shě wǔ zàng liù fǔ　　hé qì shǐ rán
帝曰：内舍五藏六府，何气使然？

qí bó yuē　　wǔ zàng jiē yǒu hé　　bìng jiǔ ér bú qù zhě
岐伯曰：五藏皆有合，病久而不去者，

内舍于其合也。故骨痹不已，复感于邪，内舍于肾；筋痹不已，复感于邪，内舍于肝；脉痹不已，复感于邪，内舍于心；肌痹不已，复感于邪，内舍于脾；皮痹不已，复感于邪，内舍于肺。所谓痹者，各以其时重感于风寒湿之气也。

凡痹之客五藏者：肺痹者，烦满喘而呕。

心痹者，脉不通，烦则心下鼓，暴上气而喘。嗌干善噫，厥气上则恐。

肝痹者，夜卧则惊，多饮数小便，上为引如怀。

肾痹者，善胀，尻以代踵，脊以代头。

脾痹者，四支解堕，发咳呕汁，上为大塞。

肠痹者，数饮而出不得，中气喘争，时发飧泄。

胞痹者，少腹膀胱按之内痛，若沃以汤，涩于小便，上为清涕。

阴气者，静则神藏，躁则消亡。饮食自倍，肠胃乃伤。

淫气喘息，痹聚在肺；淫气忧思，痹聚在心；淫气遗溺，痹聚在肾；淫气乏竭，痹聚在肝；淫气肌绝，痹聚在脾。诸痹不已，亦益内也。其风气胜者，其人易已也。

帝曰：痹，其时有死者，或疼久者，或

易已者，其故何也？

岐伯曰：其入藏者，死；其留连筋骨间者，疼久；其留皮肤间者，易已。

帝曰：其客于六府者，何也？

岐伯曰：此亦① 其食饮居处，为其病本也。六府亦各有俞，风寒湿气中其俞，而食饮应之，循俞而入，各舍其府也。

帝曰：以针治之奈何？

岐伯曰：五藏有俞，六府有合，循脉之分，各有所发，各随其过，则病瘳也。

帝曰：荣卫之气，亦令人痹乎？

岐伯曰：荣者，水谷之精气也，和调于五藏，洒陈于六府，乃能入于脉也，故循脉

① 亦：此后《黄帝内经太素》卷二十八痹论有"由"字。

上下，贯五藏，络六府也。

卫者，水谷之悍气也，其气慓疾滑利，不能入于脉也，故循皮肤之中，分肉之间，熏于肓膜，散①于胸腹。逆其气则病，从其气则愈。不与风寒湿气合，故不为痹。

帝曰：善！痹，或痛，或不痛，或不仁，或寒，或热，或燥，或湿，其故何也？

岐伯曰：痛者，寒气多也，有寒，故痛也。其不痛、不仁者，病久入深，荣卫之行涩，经络时疏，故不通②；皮肤不营，故为不仁。

其寒者，阳气少，阴气多，与病相益，

---

① 散：《甲乙经》卷十第一上作"聚"。
② 通：《黄帝内经太素》卷二十八痹论、《甲乙经》卷十第一下并作"痛"。

gù hán yě
故寒也。

qí rè zhě　yáng qì duō　yīn qì shǎo　bìng qì shèng　yáng
其热者，阳气多，阴气少，病气胜，阳
zāo ①　yīn　gù wéi bì rè
遭① 阴，故为痹热。

qí duō hàn ér rú zhě　cǐ qí féng shī shèn yě　yáng qì
其多汗而濡者，此其逢湿甚也，阳气
shǎo　yīn qì shèng　liǎng qì xiāng gǎn　gù hàn chū ér rú yě
少，阴气盛，两气相感，故汗出而濡也。

dì yuē　fú bì zhī wéi bìng　bú tòng hé yě
帝曰：夫痹之为病，不痛何也？

qí bó yuē　bì zài yú gǔ zé zhòng　zài yú mài zé xuè níng
岐伯曰：痹在于骨则重；在于脉则血凝
ér bù liú　zài yú jīn zé qū bù shēn　zài yú ròu zé bù rén
而不流；在于筋则屈不伸；在于肉则不仁；
zài yú pí zé hán　gù jù cǐ wǔ zhě　zé bú tòng yě　fán bì
在于皮则寒。故具此五者，则不痛也。凡痹
zhī lèi　féng hán zé chóng ②　féng rè zé zòng
之类，逢寒则虫②，逢热则纵。

dì yuē　shàn
帝曰：善！

① 遭：《甲乙经》卷十第一下作"乘"。
② 虫：《黄帝内经太素》卷二十八痹论、《甲乙经》卷十第一下均作"急"，拘急之义，与下句"纵"字对应为是。

wěi lùn piān dì sì shí sì
痿论篇第四十四

扫码听音频

huáng dì wèn yuē　　wǔ zàng shǐ rén wěi　　hé yě
黄帝问曰：五藏使人痿，何也？

qí bó duì yuē　　fèi zhǔ shēn zhī pí máo　　xīn zhǔ shēn zhī xuè
岐伯对曰：肺主身之皮毛，心主身之血

mài　　gān zhǔ shēn zhī jīn mó　　pí zhǔ shēn zhī jī ròu　　shèn zhǔ shēn
脉，肝主身之筋膜，脾主身之肌肉，肾主身

zhī gǔ suǐ
之骨髓。

gù fèi rè yè jiāo　　zé pí máo xū ruò jí bó　　zhuó zé
故肺热叶焦，则皮毛虚弱急薄，著则

shēng wěi bì yě
生痿躄也。

xīn qì rè　　zé xià mài jué ér shàng　　shàng zé xià mài xū
心气热，则下脉厥而上，上则下脉虚，

xū zé shēng mài wěi　　shū zhé qiè①　　jìng zòng ér bù rèn dì
虚则生脉痿，枢折挈①，胫纵而不任地

yě
也。

gān qì rè　　zé dǎn xiè kǒu kǔ　　jīn mó gān　　jīn mó gān
肝气热，则胆泄口苦，筋膜干，筋膜干

① 挈：其上疑脱"不"字。

则筋急而挛，发为筋痿。

脾气热，则胃干而渴，肌肉不仁，发为肉痿。

肾气热，则腰脊不举，骨枯而髓减，发为骨痿。

帝曰：何以得之？

岐伯曰：肺者，藏之长也，为心之盖也。有所失亡，所求不得，则发肺鸣，鸣则肺热叶焦，故曰：五藏因肺热叶焦，发为痿躄，此之谓也。

悲哀太甚，则胞络绝，胞络绝，则阳气内动，发则心下崩，数溲血也。故《本病》曰：大经空虚，发为肌①痹，传为脉痿。

---

① 肌：《黄帝内经太素》卷二十五五脏痿作"脉"，可参。

sī xiǎng wú qióng   suǒ yuàn bù dé   yì yín yú wài   rù
思想无穷，所愿不得，意淫于外，入

fáng tài shèn   zōng jīn chí zòng   fā wéi jīn wěi   jí wéi bái yín
房太甚，宗筋弛纵，发为筋痿，及为白淫。

gù   xià jīng   yuē   jīn wěi zhě   shēng yú gān   shǐ nèi yě
故《下经》曰：筋痿者，生于肝，使内也。

yǒu jiān yú shī   yǐ shuǐ wéi shì   ruò yǒu suǒ liú   jū
有渐于湿，以水为事，若有所留，居

chù xiāng ① shī   jī ròu rú zì   bì ér bù rén   fā wéi ròu
处相①湿，肌肉濡渍，痹而不仁，发为肉

wěi   gù   xià jīng   yuē   ròu wěi zhě   dé zhī shī dì yě
痿。故《下经》曰：肉痿者，得之湿地也。

yǒu suǒ yuǎn xíng láo juàn   féng dà rè ér kě   kě zé yáng qì
有所远行劳倦，逢大热而渴，渴则阳气

nèi fá   nèi fá zé rè shě yú shèn   shèn zhě shuǐ zàng yě   jīn shuǐ
内伐，内伐则热舍于肾，肾者水藏也，今水

bú shèng huǒ   zé gǔ kū ér suǐ xū   gù zú bú rèn shēn   fā
不胜火，则骨枯而髓虚，故足不任身，发

wéi gǔ wěi   gù   xià jīng   yuē   gǔ wěi zhě   shēng yú dà rè
为骨痿。故《下经》曰：骨痿者，生于大热

yě
也。

dì yuē   hé yǐ bié zhī
帝曰：何以别之？

qí bó yuē   fèi rè zhě   sè bái ér máo bài   xīn rè
岐伯曰：肺热者，色白而毛败；心热

---

① 相：《甲乙经》卷十第四作"伤"，义胜。

者，色赤而络脉溢；肝热者，色苍而爪枯；

脾热者，色黄而肉蠕动；肾热者，色黑而齿

槁。

帝曰：如夫子言可矣，论言治痿者独取

阳明，何也？

岐伯曰：阳明者，五藏六府之海，主闰

宗筋，宗筋主束骨而利机关也。

冲脉者，经脉之海也，主渗灌溪谷，

与阳明合于宗筋，阴阳摁宗筋之会，会于

气街，而阳明为之长，皆属于带脉，而络

于督脉。故阳明虚，则宗筋纵，带脉不引，

故足痿不用也。

帝曰：治之奈何？

岐伯曰：各补其荥，而通其俞，调其虚

shí hé qí nì shùn　jīn mài gǔ ròu　　gè yǐ qí shí shòu yuè
实，和其逆顺；筋脉骨肉，各以其时受月，

zé bìng yǐ yǐ
则病已矣。

dì yuē shàn
帝曰：善！

jué lùn piān dì sì shí wǔ
厥论篇第四十五

扫码听音频

huáng dì wèn yuē　　jué zhī hán rè zhě　　hé yě
黄帝问曰：厥之寒热者，何也？

qí bó duì yuē　　yáng qì shuāi yú xià　　zé wéi hán jué　　yīn
岐伯对曰：阳气衰于下，则为寒厥；阴

qì shuāi yú xià　　zé wéi rè jué
气衰于下，则为热厥。

dì yuē　　rè jué zhī wéi rè yě　　bì qǐ yú zú xià zhě
帝曰：热厥之为热也，必起于足下者，

hé yě
何也？

qí bó yuē　　yáng qì qǐ① yú zú wǔ zhǐ zhī biǎo②
岐伯曰：阳气起①于足五指之表②，

yīn mài zhě③　　jí yú zú xià　　ér jù yú zú xīn　　gù yáng
阴脉者③，集于足下，而聚于足心，故阳

qì shèng　　zé zú xià rè yě
气胜，则足下热也。

---

① 起于足：新校正："按《甲乙经》阳气'起于足'作'走于足'。"
② 五指之表：此前按上文例当有"足"字。
③ 阴脉者：《黄帝内经太素》卷二十六寒热厥、《诸病源候论》卷十二寒热厥候均无此三字。从上下文义分析，当无。

帝曰：寒厥之为寒也，必从五指而上于膝者，何也？

岐伯曰：阴气起于五指之里，集于膝下而聚于膝上，故阴气胜，则从五指至膝上寒，其寒也，不从外，皆从内也。

帝曰：寒厥何失而然也？

岐伯曰：前阴者，宗筋之所聚，太阴、阳明之所合也。春夏则阳气多而阴气少，秋冬则阴气盛而阳气衰。此人者质壮，以秋冬夺于所用，下气上争不能复，精气溢下，邪气因从之而上也。气因于中，阳气衰，不能渗营其经络，阳气日损，阴气独在，故手足为之寒也。

帝曰：热厥何如而然也？

岐伯曰：酒入于胃，则络脉满而经脉虚。脾主为胃行其津液者也，阴气虚则阳气入，阳气入则胃不和，胃不和则精气竭，精气竭则不营其四支也。此人必数醉若饱以入房，气聚于脾中不得散，酒气与谷气相薄，热盛于中，故热遍于身，内热而溺赤也。夫酒气盛而慓悍，肾气有①衰，阳气独胜，故手足为之热也。

帝曰：厥或令人腹满，或令人暴不知人，或至半日，远至一日乃知人者，何也？

岐伯曰：阴气盛于上则下虚，下虚则腹胀满；阳气盛于上则下气重上，而邪气逆，逆则阳气乱，阳气乱则不知人也。

———

① 有：《甲乙经》卷七第三作"日"，义胜。

帝曰：善。愿闻六经脉之厥 状 病能
也。

岐伯曰：巨阳之厥，则肿首头重，足
不能行，发为眴仆。

阳明之厥，则癫疾欲走呼，腹满不得
卧，面赤而热，妄见而妄言。

少阳之厥，则暴聋，颊肿而热，胁
痛，䯒不可以运。

太阴之厥，则腹满䐜胀，后不利，不欲
食，食则呕，不得卧。

少阴之厥，则口干溺赤，腹满心痛。

厥阴之厥，则少腹肿痛，腹胀，泾溲
不利，好卧屈膝，阴缩肿①，䯒内热。

---

① 肿：《甲乙经》卷七第三无，疑衍。

盛则写之，虚则补之，不盛不虚，以经取之。

太阴厥逆①，骱急挛，心痛引腹，治主病者。

少阴厥逆，虚满呕变，下泄清，治主病者。

厥阴厥逆，挛腰痛，虚满前闭，谵言，治主病者。

三阴俱逆，不得前后，使人手足寒，三日死。

太阳厥逆，僵仆，呕血善衄，治主病者。

少阳厥逆，机关不利，机关不利者，

---

① 太阴厥逆：《黄帝内经太素》卷二十六筋脉厥作"足太阴脉厥逆"。

腰不可以行，项不可以顾，发肠痈，不可
治，惊者死。

阳明厥逆，喘咳身热，善惊，衄，呕
血。

手太阴厥逆，虚满而咳，善呕沫，治主
病者。

手心主、少阴厥逆，心痛引喉，身热，
死不可治。

手太阳厥逆，耳聋泣出，项不可以顾，
腰不可以俯仰，治主病者。

手阳明、少阳厥逆，发喉痹，嗌肿，
痓①，治主病者。

---

① 痓：《甲乙经》卷四第一作"痛"，连上句读，于义亦通。

病能论篇第四十六
bìng tài lùn piān dì sì shí liù

扫码听音频

黄帝问曰：人病胃脘痛者，诊当何如？

岐伯对曰：诊此者，当候胃脉，其脉当沉细，沉细者气逆，逆者人迎甚盛，甚盛则热。人迎者，胃脉也，逆而盛，则热聚于胃口而不行，故胃脘为痛也。

帝曰：善。人有卧而有所不安者，何也？

岐伯曰：藏有所伤，及精有所之寄则安，故人不能悬其病也。

帝曰：人之不得偃卧者，何也？

岐伯曰：肺者，藏之盖也，肺气盛则脉大，脉大则不得偃卧。论在《奇恒阴阳》中。

帝曰：有病厥者，诊右脉沉而紧，左脉浮而迟，不然①病主安在？

岐伯曰：冬诊之，右脉固当沉紧，此应四时；左脉浮而迟，此逆四时。在左当主病在肾，颇关在肺，当腰痛也。

帝曰：何以言之？

岐伯曰：少阴脉贯肾络肺，今得肺脉，肾为之病，故肾为腰痛之病也。

帝曰：善！有病颈痈者，或石治之，或

① 然：《甲乙经》卷九第八作"知"，于义为顺。

针灸治之，而皆已，其真①安在？

岐伯曰：此同名异等者也。夫痈气之息者，宜以针开除去之；夫气盛血聚者，宜石而写之。此所谓同病异治也。

帝曰：有病怒狂者，此病安生？

岐伯曰：生于阳也。

帝曰：阳何以使人狂？

岐伯曰：阳气者，因暴折而难决，故善怒也，病名曰阳厥。

帝曰：何以知之？

岐伯曰：阳明者常动，巨阳、少阳不动，不动而动大疾，此其候也。

帝曰：治之奈何？

---

① 真：《甲乙经》卷十一第九作"治"。

岐伯曰：夺其食即已。夫食入于阴，长气于阳，故夺其食即已。使之服以生铁洛为饮，夫生铁洛者，下气疾也。

帝曰：善！有病身热解墯，汗出如浴，恶风少气，此为何病？

岐伯曰：病名曰酒风。

帝曰：治之奈何？

岐伯曰：以泽泻、术各十分，麋衔五分，合以三指撮，为后饭。

所谓深之细者，其中手如针也，摩之切之，聚者坚也；博者大也。

《上经》者，言气之通天也；《下经》者，言病之变化也；《金匮》者，决死生也；《揆度》者，切度之也；《奇恒》者，

黄帝内经

言奇病也。

所谓奇者，使奇病不得以四时死也；恒者，得以四时死也。

所谓揆者，方切求之也，言切求其脉理也；度者，得其病处，以四时度之也。

qí bìng lùn piān dì sì shí qī
奇病论篇第四十七

扫码听音频

huáng dì wèn yuē　　rén yǒu chóng shēn　　jiǔ yuè ér yīn　　cǐ
黄帝问曰：人有重身，九月而瘖，此

wéi hé yě
为何也？

qí bó duì yuē　　bāo zhī luò mài jué yě
岐伯对曰：胞之络脉绝也。

dì yuē　　hé yǐ yán zhī
帝曰：何以言之？

qí bó yuē　　bāo luò zhě　　xì yú shèn　　shào yīn zhī mài
岐伯曰：胞络者，系于肾，少阴之脉，

guàn shèn xì shé běn　　gù bù néng yán
贯肾系舌本，故不能言。

dì yuē　　zhì zhī nài hé
帝曰：治之奈何？

qí bó yuē　　wú zhì yě　　dāng shí yuè fù　　cì fǎ yuē
岐伯曰：无治也，当十月复。刺法曰：

wú sǔn bù zú　　yì yǒu yú　　yǐ chéng qí chèn　　rán hòu tiáo
无损不足、益有余，以成其疹，然后调

之①。所谓无损不足者，身羸瘦，无用镵石也；无益其有余者，腹中有形而泄之，泄之则精出而病独擅中，故曰疹成也。

帝曰：病胁下满，气逆，二三岁不已，是为何病？

岐伯曰：病名曰息积，此不妨于食，不可灸刺，积为导引服药，药不能独治也。

帝曰：人有身体髀股胻皆肿，环齐而痛，是为何病？

岐伯曰：病名曰伏梁，此风根也。其气溢于大肠，而著于肓，肓之原在齐下，故环齐而痛也。不可动之，动之为水溺涩之病

---

① 然后调之：《甲乙经》卷十二第十、《黄帝内经太素》卷三十重身病均无此四字。新校正认为这四字非《素问》原文，而是全元起的注文误入正文，当删。

yě
也。

dì yuē　　rén yǒu chǐ mài shuòshèn　　jīn jí ér xiàn　　cǐ wéi
帝曰：人有尺脉数甚，筋急而见，此为

hé bìng
何病？

qí bó yuē　　cǐ suǒ wèi chèn jīn　　shì rén fù bì jí　　bái
岐伯曰：此所谓疹筋，是人腹必急，白

sè hēi sè xiàn　　zé bìngshèn
色黑色见，则病甚。

dì yuē　　rén yǒu bìng tóu tòng　　yǐ shù suì bù yǐ　　cǐ ān
帝曰：人有病头痛，以数岁不已，此安

dé zhī　　míng wéi hé bìng
得之，名为何病？

qí bó yuē　　dāng yǒu suǒ fàn dà hán　　nèi zhì gǔ suǐ　　suǐ
岐伯曰：当有所犯大寒，内至骨髓，髓

zhě yǐ nǎo wéi zhǔ　　nǎo nì　　gù lìng tóu tòng　　chǐ yì① tòng
者以脑为主，脑逆，故令头痛，齿亦① 痛，

bìngmíng yuē jué nì
病名曰厥逆。

dì yuē　　shàn
帝曰：善。

dì yuē　　yǒu bìng kǒu gān zhě　　bìngmíng wéi hé　　hé yǐ dé
帝曰：有病口甘者，病名为何？何以得

zhī
之。

① 亦：《黄帝内经太素》卷三十头齿痛"亦"下有"当"字。

岐伯曰：此五气之溢也，名曰脾瘅。夫

五味入口，藏于胃，脾为之行其精气，津液

在脾，故令人口甘也。此肥美之所发①也。

此人必数食甘美而多肥也。肥者令人内热，

甘者令人中满，故其气上溢，转为消渴。

治之以兰，除陈气也。

帝曰：有病口苦，取阳陵泉，口苦者，

病名为何？何以得之？

岐伯曰：病名曰胆瘅。夫肝者，中之

将也，取决于胆，咽为之使。此人者，数谋

虑不决，故胆虚，气上溢，而口为之苦。

治之以胆募、俞。治在《阴阳十二官相

使》中。

---

① 发：《黄帝内经太素》卷三十脾瘅消渴作"致"。

帝曰：有癃者，一日数十溲，此不足也。身热如炭，颈膺如格，人迎躁盛，喘息，气逆，此有余也。太阴脉微细如发者，此不足也。其病安在？名为何病？

岐伯曰：病在太阴，其盛在胃，颇在肺，病名曰厥，死不治。此所谓得五有余、二不足也。

帝曰：何谓五有余、二不足？

岐伯曰：所谓五有余者，五病之气有余也；二不足者，亦病气之不足也。今外得五有余，内得二不足，此其身不表不里，亦正死明矣①。

帝曰：人生而有病巅②疾者，病名曰

①亦正死明矣：《甲乙经》卷九第十一作"亦死证明矣"，义较顺。
②巅：《甲乙经》卷十一第二、《黄帝内经太素》卷三十作"癫"。

何? 安所得之?

岐伯曰: 病名为胎病, 此得之在母腹中时, 其母有所大惊, 气上而不下, 精气并居, 故令子发为巅疾也。

帝曰: 有病痝然如有水状, 切其脉大紧, 身无痛者, 形不瘦, 不能食, 食少, 名为何病?

岐伯曰: 病生在肾, 名为肾风。肾风而不能食, 善惊, 惊已①, 心气痿者死。

帝曰: 善!

---

① 善惊, 惊已:《甲乙经》卷八第五作 "善惊不已", 义胜。

大奇论篇第四十八

dà qí lùn piān dì sì shí bā

扫码听音频

肝满、肾满、肺满皆实，即为肿。肺之雍，喘而两胠满。肝雍，两胠满，卧则惊，不得小便。肾雍，脚①下至少腹满，胫有大小，髀胻大跛，易偏枯。

心脉满大，痫瘛筋挛。

肝脉小急，痫瘛筋挛。肝脉骛暴，有所惊骇，脉不至若瘖，不治自已。

肾脉小急，肝脉小急，心脉小急，不鼓皆为瘕。

---

① 脚：《甲乙经》卷十一第八、《黄帝内经太素》卷十五五脏脉诊均作"胻"。新校正："按《甲乙经》'脚'作'胻'。"

肾、肝并沉为石水，并浮为风水，并虚为死，并小弦欲惊。

肾脉大急沉，肝脉大急沉，皆为疝。心脉搏滑急，为心疝；肺脉沉搏，为肺疝。

三阳急，为瘕；三阴急，为疝。二阴急，为痫厥；二阳急，为惊。

脾脉外鼓沉，为肠澼，久自已。肝脉小缓，为肠澼，易治。肾脉小搏沉，为肠澼，下血，血温身热者死。

心肝澼亦下血，二藏同病者，可治。其脉小沉涩为肠澼，其身热者死，热见①七日死。

胃脉沉鼓涩，胃外鼓大，心脉小坚急，

---

① 见：《甲乙经》卷四第一下作"甚"。

皆偏枯。男子发左，女子发右，不瘖舌

转，可治，三十日起；其从者瘖，三岁起；

年不满二十者，三岁死。

脉至而搏，血衄身热者死。脉来悬钩浮

为常脉。

脉至如喘，名曰暴厥，暴厥者，不知与

人言。脉至如数，使人暴惊，三四日自已。

脉至浮合，浮合如数，一息十至以上，

是经气予不足也，微见九十日死。

脉至如火薪然，是心精之予夺①也，草

干而死。

脉至如散叶，是肝气予虚也，木叶落而

死。

---

① 精之予夺：《甲乙经》卷四第一下"精"下无"之"字。似是，
与上下体例合。

脉至如省客，省客者，脉塞而鼓，是肾气予不足也，悬去枣华而死。

脉至如丸泥，是胃精予不足也，榆荚落而死。

脉至如横格，是胆气予不足也，禾熟而死。

脉至如弦缕，是胞精予不足也，病善言，下霜而死，不言，可治。

脉至如交漆，交漆者，左右傍至也，微见三十日死。

脉至如涌泉，浮鼓肌中，太阳气予不足也，少气，味韭英而死。

脉至如颓土之状，按之不得，是肌气予不足也，五色先见黑，白垒发死。

脉至如悬雍，悬雍者，浮揣切之益
大，是十二俞之①予不足也，水凝而死。

脉至如偃刀，偃刀者，浮之小急，按之
坚大急，五藏菀熟②，寒热独并于肾也，
如此其人不得坐，立春而死。

脉至如丸滑不直③手，不直手者，按
之不可得也，是大肠气予不足也，枣叶生
而死。

脉至如华者，令人善恐，不欲坐卧，行
立常听，是小肠气予不足也，季秋而死。

---

① 之：《甲乙经》卷四第一下"之"后有"气"字，义胜。
② 菀熟：《甲乙经》卷四第一下作"寒热"。熟，《素问注证发微》
《类经》《素问集注》《素问直解》作"热"。
③ 直：《甲乙经》卷四第一下作"著"，义胜。

mài jiě piān dì sì shí jiǔ
脉解篇第四十九

扫码听音频

tài yáng suǒ wèi zhǒng yāo shuí tòng zhě　　zhēng yuè tài yáng yín
太阳所谓肿腰脽痛者，正月太阳寅，

yín　　tài yáng yě　　zhēng yuè yáng qì chū zài shàng　　ér yīn qì
寅，太阳也，正月阳气出在上，而阴气

shèng　　yáng wèi dé zì cì yě　　gù zhǒng yāo shuí tòng yě
盛，阳未得自次也，故肿腰脽痛也。

bìng piān xū wéi bǒ zhě　　zhēng yuè yáng qì dòng jiě dì qì ér
病偏虚为跛者，正月阳气冻解地气而

chū yě　　suǒ wèi piān xū zhě　　dōng hán pō yǒu bù zú zhě　　gù piān
出也。所谓偏虚者，冬寒颇有不足者，故偏

xū wéi bǒ yě
虚为跛也。

suǒ wèi jiàng shàng yǐn bèi zhě　　yáng qì dà shàng ér zhēng　　gù
所谓强上引背者，阳气大上而争，故

jiàng shàng yě
强上也。

suǒ wèi ěr míng zhě　　yáng qì wàn wù shèng shàng ér yuè　　gù
所谓耳鸣者，阳气万物盛上而跃，故

ěr míng yě
耳鸣也。

所谓甚则狂巅疾者，阳尽在上，而阴气从下，下虚上实，故狂巅疾也。

所谓浮为聋者，皆在气也。

所谓入中为瘖者，阳盛已衰，故为瘖也。内夺而厥，则为瘖俳，此肾虚也，少阴不至者，厥也。

少阳所谓心胁痛者，言少阳戌也，戌者，心之所表也，九月阳气尽而阴气盛，故心胁痛也。

所谓不可反侧者，阴气藏物也，物藏则不动，故不可反侧也。

所谓甚则跃者，九月万物尽衰，草木毕落而堕，则气去阳而之阴，气盛而阳之下长，故谓跃。

阳明所谓洒洒振寒者，阳明者午也，五月盛阳之阴也，阳盛而阴气加之，故洒洒振寒也。

所谓胫肿而股不收者，是五月盛阳之阴也，阳者，衰于五月，而一阴气上，与阳始争，故胫肿而股不收也。

所谓上喘而为水者，阴气下而复上，上则邪客于藏府间，故为水也。

所谓胸痛少气者，水气在藏府也，水者，阴气也，阴气在中，故胸痛少气也。

所谓甚则厥，恶人与火，闻木音则惕然而惊者，阳气与阴气相薄，水火相恶，故惕然而惊也。

所谓欲独闭户牖而处者，阴阳相薄

也，阳尽而阴盛，故欲独闭户牖而居。

所谓病至则欲乘高而歌，弃衣而走者，阴阳复争，而外并于阳，故使之弃衣而走也。

所谓客孙脉则头痛鼻鼽腹肿者，阳明并于上，上者则其孙络太阴也，故头痛鼻鼽腹肿也。

太阴所谓病胀者，太阴子也，十一月万物气皆藏于中，故曰病胀。

所谓上走心为噫者，阴盛而上走于阳明，阳明络属心，故曰上走心为噫也。

所谓食则呕也，物盛满而上溢，故呕也。

所谓得后与气，则快然如衰者，十一月

阴气下衰，而阳气且出，故曰得后与气则快
然如衰也。

少阴所谓腰痛者，少阴者申也，七月万
物阳气皆伤，故腰痛也。

所谓呕咳上气喘者，阴气在下，阳气
在上，诸阳气浮，无所依从，故呕咳上气
喘也。

所谓邑邑不能久立，久坐，起则目䀮
䀮无所见者，万物阴阳不定未有主也。秋
气始至，微霜始下，而方杀万物，阴阳内
夺，故目䀮䀮无所见也。

所谓少气善怒者，阳气不治，阳气不治
则阳气不得出，肝气当治而未得，故善怒，
善怒者，名曰煎厥。

所谓恐如人将捕之者，秋气万物未有毕去，阴气少，阳气入，阴阳相薄，故恐也。

所谓恶闻食臭者，胃无气，故恶闻食臭也。

所谓面黑如地色者，秋气内夺，故变于色也。

所谓咳则有血者，阳脉伤也，阳气未盛于上而脉满，满则咳，故血见于鼻也。

厥阴所谓癫疝，妇人少腹肿者，厥阴者辰也，三月阳中之阴，邪在中，故曰癫疝少腹肿也。

所谓腰脊痛不可以俛仰者，三月一振，荣华万物，一俛而不仰也。

所谓癞癃疝肤胀者，曰阴亦盛而脉胀不通，故曰癞癃疝也。

所谓甚则嗌干热中者，阴阳相薄而热，故嗌干也。

cì yào lùn piān dì wǔ shí
刺要论篇第五十

扫码听音频

huáng dì wèn yuē　　yuàn wén cì yào
黄帝问曰：愿闻刺要。

qí bó duì yuē　　bìng yǒu fú chén　　cì yǒu qiǎn shēn　　gè zhì
岐伯对曰：病有浮沉，刺有浅深，各至

qí lǐ　　wú guò qí dào　　guò zhī zé nèi shāng　　bù jí zé shēng
其理，无过其道。过之则内伤，不及则生

wài yōng　　yōng zé xié cóng zhī　　qiǎn shēn bù dé　　fǎn wéi dà zéi
外壅，壅则邪从之。浅深不得，反为大贼，

nèi dòng wǔ zàng　　hòu shēng dà bìng
内动五藏，后生大病。

gù yuē　　bìng yǒu zài háo máo còu lǐ zhě　　yǒu zài pí fū
故曰：病有在毫毛腠理者，有在皮肤

zhě　　yǒu zài jī ròu zhě　　yǒu zài mài zhě　　yǒu zài jīn zhě　　yǒu
者，有在肌肉者，有在脉者，有在筋者，有

zài gǔ zhě　　yǒu zài suǐ zhě
在骨者，有在髓者。

shì gù cì háo máo còu lǐ wú shāng pí　　pí shāng zé nèi dòng
是故刺毫毛腠理无伤皮，皮伤则内动

fèi　　fèi dòng zé qiū bìng wēn nüè　　sù sù rán hán lì
肺，肺动则秋病温疟，泝泝然寒栗。

刺皮无伤肉，肉伤则内动脾，脾动则
七十二日四季之月，病腹胀烦，不嗜食。

刺肉无伤脉，脉伤则内动心，心动则
夏病心痛。

刺脉无伤筋，筋伤则内动肝，肝动则
春病热而筋弛。

刺筋无伤骨，骨伤则内动肾，肾动则
冬病胀腰痛。

刺骨无伤髓，髓伤则销铄胻酸，体解
㑊然不去矣。

cì qí lùn piān dì wǔ shí yī
刺齐论篇第五十一

黄帝问曰：愿闻刺浅深之分。

岐伯对曰：刺骨者无伤筋，刺筋者无伤肉，刺肉者无伤脉，刺脉者无伤皮。刺皮者无伤肉，刺肉者无伤筋，刺筋者无伤骨。

帝曰：余未知其所谓，愿闻其解。

岐伯曰：刺骨无伤筋者，针至筋而去，不及骨也；刺筋无伤肉者，至肉而去，不及筋也；刺肉无伤脉者，至脉而去，不及肉也；刺脉无伤皮者，至皮而去，不及脉也。

所谓刺皮无伤肉者，病在皮中，针入皮中，无伤肉也；刺肉无伤筋者，过肉中筋也；刺筋无伤骨者，过筋中骨也。此之谓反也。

cì jìn lùn piān dì wǔ shí èr
刺禁论篇第五十二

扫码听音频

huáng dì wèn yuē　　yuànwén jìn shù
黄帝问曰：愿闻禁数。

qí bó duì yuē　zàng yǒu yào hài　bù kě bù chá　gān
岐伯对曰：藏有要害，不可不察。肝

shēng yú zuǒ　　fèi cáng yú yòu　　xīn bù yú biǎo　shèn zhì yú
生于左，肺藏于右，心部于表，肾治于

lǐ　pí wéi zhī shǐ　　wèi wéi zhī shì　gé huāng zhī shàng　zhōng
里，脾为之使，胃为之市，鬲肓之上，中

yǒu fù mǔ　qī jié zhī páng　zhōng yǒu xiǎo xīn　cóng zhī yǒu fú
有父母，七节之傍，中有小心。从之有福，

nì zhī yǒu jiù
逆之有咎。

cì zhòng xīn　yí rì sǐ　qí dòng wéi ài　cì zhòng
刺中心，一日死，其动为噫。刺中

gān　wǔ rì sǐ　qí dòng wéi yǔ　cì zhòng shèn　liù rì
肝，五日死，其动为语。刺中肾，六日

sǐ　qí dòng wéi tì　cì zhòng fèi　sān rì sǐ　qí dòng wéi
死，其动为嚏。刺中肺，三日死，其动为

ké　cì zhòng pí　shí rì sǐ　qí dòng wéi tūn　cì zhòng
咳，刺中脾，十日死，其动为吞。刺中

胆，一日半死，其动为呕。

刺跗上，中大脉，血出不止，死。刺面，中溜脉，不幸为盲。刺头，中脑户，入脑立死。刺舌下，中脉太过，血出不止为瘖。刺足下布络，中脉，血不出为肿。刺郄中大脉，令人仆脱色。刺气街，中脉，血不出，为肿鼠仆。刺脊间，中髓，为伛。刺乳上，中乳房，为肿根蚀。刺缺盆中内陷，气泄，令人喘咳逆。刺手鱼腹内陷，为肿。

无刺大醉，令人气乱。无刺大怒，令人气逆。无刺大劳人，无刺新饱人，无刺大饥人，无刺大渴人，无刺大惊人。

刺阴股，中大脉，血出不止，死。刺客

主人，内陷，中脉，为内漏为聋。刺膝膑，出液为跛。刺臂太阴脉，出血多立死。刺足少阴脉，重虚出血，为舌难以言。

刺膺中陷，中肺，为喘逆仰息。刺肘中内陷，气归之，为不屈伸。刺阴股下三寸内陷，令人遗溺。刺掖下胁间内陷，令人咳。刺少腹，中膀胱，溺出，令人少腹满。刺腨肠内陷，为肿。刺匡上陷骨中脉，为漏为盲。刺关节中液出，不得屈伸。

cì zhì lùn piān dì wǔ shí sān
刺志论篇第五十三

扫码听音频

huáng dì wèn yuē　　yuàn wén xū shí zhī yào
黄帝问曰：愿闻虚实之要。

qí bó duì yuē　　qì shí xíng shí　　qì xū xíng xū　　cǐ qí
岐伯对曰：气实形实，气虚形虚，此其

cháng yě　　fǎn cǐ zhě bìng　　gǔ shèng qì shèng　　gǔ xū qì xū
常也，反此者病。谷盛气盛，谷虚气虚，

cǐ qí cháng yě　　fǎn cǐ zhě bìng　　mài shí xuè shí　　mài xū xuè
此其常也，反此者病。脉实血实，脉虚血

xū　　cǐ qí cháng yě　　fǎn cǐ zhě bìng
虚，此其常也，反此者病。

dì yuē　　rú hé ér fǎn
帝曰：如何而反？

qí bó yuē　　qì shèng shēn hán　　qì xū shēn rè　　cǐ wèi
岐伯曰：气盛身寒，气虚身热，此谓

fǎn yě　　gǔ rù duō ér qì shǎo　　cǐ wèi fǎn yě　　gǔ bù rù ér
反也；谷入多而气少，此谓反也；谷不入而

qì duō　　cǐ wèi fǎn yě　　mài shèng xuè shǎo　　cǐ wèi fǎn yě
气多，此谓反也；脉盛血少，此谓反也；

mài xiǎo xuè duō　　cǐ wèi fǎn yě
脉小血多，此谓反也。

气盛身寒，得之伤寒。气虚身热，得之伤暑。谷入多而气少者，得之有所脱血，湿居下也。谷入少而气多者，邪在胃及与肺也。脉小血多者，饮中热也。脉大血少者，脉有风气，水浆不入，此之谓① 也。

夫实者，气入也，虚者，气出也；气实者，热也，气虚者，寒也。入实者，左手开针空也；入虚者，左手闭针空也。

---

① 此之谓：《甲乙经》卷四第一下作"此谓反"。《素问释义》云："三字衍。"后者义胜。

针解篇第五十四
zhēn jiě piān dì wǔ shí sì

扫码听音频

huáng dì wèn yuē　　yuàn wén jiǔ zhēn zhī jiě　　xū shí zhī
黄帝问曰：愿闻九针之解，虚实之
dào
道。

qí bó duì yuē　　cì xū zé shí zhī zhě　　zhēn xià rè yě
岐伯对曰：刺虚则实之者，针下热也，
qì shí nǎi rè yě　　mǎn ér xiè zhī zhě　　zhēn xià hán yě　　qì xū
气实乃热也；满而泄之者，针下寒也，气虚
nǎi hán yě　　yùn chén zé chú zhī zhě　　chū è xuè yě　　xié shèng
乃寒也。菀陈则除之者，出恶血也。邪胜
zé xū zhī zhě　　chū zhēn wù àn　　xú ér jí zé shí zhě　　xú chū
则虚之者，出针勿按。徐而疾则实者，徐出
zhēn ér jí àn zhī　　jí ér xú zé xū zhě　　jí chū zhēn ér xú àn
针而疾按之；疾而徐则虚者，疾出针而徐按
zhī
之。

yán shí yǔ xū zhě　　hán wēn qì duō shǎo yě　　ruò wú ruò yǒu
言实与虚者，寒温气多少也。若无若有
zhě　　jí bù kě zhī yě　　chá hòu yǔ xiān zhě　　zhī bìng xiān hòu yě
者，疾不可知也。察后与先者，知病先后也。

为虚与实者，工勿失其法。若得若失者，离其法也。

虚实之要，九针最妙者，为其各有所宜也。补写之时者，与气开阖相合也。九针之名，各不同形者，针穷其所当补写也。

刺实须其虚者，留针阴气隆至，乃去针也；刺虚须其实者，阳气隆至，针下热，乃去针也。

经气已至，慎守勿失者，勿变更也。深浅在志者，知病之内外也。近远如一者，深浅其候等也。

如临深渊者，不敢惰也。手如握虎者，欲其壮也。神无营于众物者，静志观病人，无左右视也。义无邪下者，欲端以正也。必正其神者，欲瞻病人目，制其神，令气易行也。

所谓三里者，下膝三寸也。所谓跗之①者，举膝分易见也。巨虚者，蹻足骱独陷者。下廉者，陷下者也。

帝曰：余闻九针上应天地四时阴阳，愿闻其方，令可传于后世，以为常也。

岐伯曰：夫一天、二地、三人、四时、五音、六律、七星、八风、九野，身形亦应之，针各有所宜，故曰九针。

人皮应天，人肉应地，人脉应人，人筋应时，人声应音，人阴阳合气应律，人齿面目应星，人出入气应风，人九窍

---

① 跗之：张介宾："当作'跗上'，即足阳明冲阳穴也。"

sān bǎi liù shí wǔ luò yìng yě
三百六十五络应野。

gù yī zhēn pí　　èr zhēn ròu　　sān zhēn mài　　sì zhēn jīn
故一针皮，二针肉，三针脉，四针筋，

wǔ zhēn gǔ　　liù zhēn tiáo yīn yáng　　qī zhēn yì jīng　　bā zhēn chú
五针骨，六针调阴阳，七针益精，八针除

fēng　　jiǔ zhēn tōng jiǔ qiào　　chú sān bǎi liù shí wǔ jié qì　　cǐ zhī
风，九针通九窍，除三百六十五节气，此之

wèi gè yǒu suǒ zhǔ yě
谓各有所主也。

rén xīn yì yìng bā fēng　　rén qì yìng tiān　　rén fà chǐ ěr mù
人心意应八风，人气应天，人发齿耳目

wǔ shēng　　yìng wǔ yīn liù lǜ　　rén yīn yáng mài xuè qì yìng dì　　rén
五声，应五音六律，人阴阳脉血气应地，人

gān mù yìng zhī jiǔ
肝目应之九。

jiǔ qiào sān bǎi liù shí wǔ　　rén yī yǐ guān dòng jìng　　tiān
九窍三百六十五。人一以观动静，天

èr yǐ hòu wǔ sè　　qī xīng yìng zhī yǐ hòu fā mǔ zé　　wǔ yīn yī
二以候五色，七星应之以候发母泽，五音一

yǐ hòu gōng shāng jué zhǐ yǔ　　liù lǜ yǒu yú bù zú yìng zhī　　èr
以候宫商角徵羽，六律有余不足应之，二

dì yī yǐ hòu gāo xià yǒu yú　　jiǔ yě yī jié shù yìng zhī yǐ hòu bì
地一以候高下有余，九野一节俞应之以候闭

jié　　sān rén biàn yì fēn rén hòu chǐ xiè duō xuè shǎo　　shí fēn jué zhī
节，三人变一分人候齿泄多血少。十分角之

biàn　　wǔ fēn yǐ hòu huǎn jí　　liù fēn bù zú　　sān fēn hán guān
变，五分以候缓急，六分不足，三分寒关

节，第九分四时人寒温燥湿，四时一应之，

以候相反一，四方各作解。

长刺节论篇第五十五
zhǎng cì jié lùn piān dì wǔ shí wǔ

扫码听音频

刺家不诊，听病者言。
cì jiā bù zhěn tīng bìng zhě yán

在头，头疾痛，为藏针之，刺至骨病
zài tóu tóu jí tòng wéi cáng zhēn zhī cì zhì gǔ bìng

已，上无伤骨肉及皮，皮者道也。
yǐ shàng wú shāng gǔ ròu jí pí pí zhě dào yě

阳刺，入一傍四处，治寒热。深专者
yáng cì rù yī páng sì chù zhì hán rè shēn zhuān zhě

刺大藏，迫藏刺背，背俞也，刺之迫藏，藏
cì dà zàng pò zàng cì bèi bèi shù yě cì zhī pò zàng zàng

会，腹中寒热去而止。与刺之要，发针而
huì fù zhōng hán rè qù ér zhǐ yǔ cì zhī yào fā zhēn ér

浅出血。
qiǎn chū xuè

治痈肿者，刺痈上，视痈小大深浅
zhì yōng zhǒng zhě cì yōng shàng shì yōng xiǎo dà shēn qiǎn

刺。刺大者多血，小者深之，必端内针为故
cì cì dà zhě duō xuè xiǎo zhě shēn zhī bì duān nà zhēn wéi gù

止。
zhǐ

病在少腹有积，刺皮髓以下，至少腹而止；刺侠脊两傍四椎间，刺两髂髎季胁肋间，导腹中气热下已。

病在少腹，腹痛不得大小便，病名曰疝，得之寒。刺少腹两股间，刺腰髁骨间，刺而多之，尽炅病已。

病在筋，筋挛节痛，不可以行，名曰筋痹。刺筋上为故，刺分肉间，不可中骨也。病起筋炅，病已止。

病在肌肤，肌肤尽痛，名曰肌痹，伤于寒湿。刺大分、小分，多发针而深之，以热为故。无伤筋骨，伤筋骨，痈发若变。诸分尽热，病已止。

病在骨，骨重不可举，骨髓酸痛，

寒气至，名曰骨痹。深者，刺无伤脉肉为故。其道大分、小分，骨热，病已止。

病在诸阳脉，且寒且热，诸分且寒且热，名曰狂。刺之虚脉，视分尽热，病已止。

病初发，岁一发，不治；月一发，不治。月四五发，名曰癫病。刺诸分诸脉，其无寒者，以针调之，病止。

病风，且寒且热，灵汗出，一日数过，先刺诸分理络脉；汗出，且寒且热，三日一刺，百日而已。

病大风，骨节重，须眉堕，名曰大风。刺肌肉为故，汗出百日，刺骨髓，汗出百日，凡二百日，须眉生而止针。

黄帝内經·素問

[下]

简体横排
大字注音
全本收录

團結出版社
UNITY PRESS

图书在版编目（CIP）数据

黄帝内经：诵读本 / 谦德书院编著 . -- 北京：团结出版社，2024.5

ISBN 978-7-5234-0606-9

Ⅰ . ①黄… Ⅱ . ①谦… Ⅲ . ①《内经》Ⅳ . ① R221

中国国家版本馆 CIP 数据核字 (2023) 第 208773 号

出版：团结出版社

（北京市东城区东皇城根南街 84 号 邮编：100006）

电话：（010）65228880 65244790 （传真）

网址：www.tjpress.com

Email：zb65244790@vip.163.com

经销：全国新华书店

印刷：北京天宇万达印刷有限公司

开本：145×210 1/32

印张：32.5

字数：274 千字

版次：2024 年 5 月 第 1 版

印次：2024 年 5 月 第 1 次印刷

书号：978-7-5234-0606-9

定价：128.00 元（全四册）

目　录

皮部论篇第五十六
pí bù lùn piān dì wǔ shí liù

扫码听音频

huáng dì wèn yuē　　yú wén pí yǒu fēn bù　　mài yǒu jīng
黄帝问曰：余闻皮有分部，脉有经

jì　　jīn yǒu jié luò　　gǔ yǒu dù liàng　　qí suǒ shēng bìng gè
纪，筋有结络，骨有度量，其所生病各

yì　　bié qí fēn bù　　zuǒ yòu shàng xià　　yīn yáng suǒ zài　　bìng
异，别其分部，左右上下，阴阳所在，病

zhī shǐ zhōng　　yuàn wén qí dào
之始终，愿闻其道。

qí bó duì yuē　　yù zhī pí bù　　yǐ jīng mài wéi jì zhě
岐伯对曰：欲知皮部，以经脉为纪者，

zhū jīng jiē rán
诸经皆然。

yáng míng zhī yáng　　míng yuē hài fēi　　shàng xià tóng fǎ　　shì
阳明之阳，名曰害蜚，上下同法，视

qí bù zhōng yǒu fú luò zhě　　jiē yáng míng zhī luò yě　　qí sè duō
其部中有浮络者，皆阳明之络也。其色多

qīng zé tòng　　duō hēi zé bì　　huáng chì zé rè　　duō bái zé hán
青则痛，多黑则痹，黄赤则热，多白则寒，

wǔ sè jiē xiàn　　zé hán rè yě　　luò shèng　　zé rù kè yú jīng
五色皆见，则寒热也。络盛，则入客于经，

阳主外，阴主内。

少阳之阳，名曰枢持，上下同法，视其部中有浮络者，皆少阳之络也。络盛则入客于经，故在阳者主内，在阴者主出，以渗于内，诸经皆然。

太阳之阳，名曰关枢，上下同法，视其部中有浮络者，皆太阳之络也。络盛，则入客于经。

少阴之阴，名曰枢儒，上下同法，视其部中有浮络者，皆少阴之络也。

络盛，则入客于经，其入经也，从阳部注于经；其出者，从阴内注于骨。

心主之阴，名曰害肩，上下同法，视其部中，有浮络者，皆心主之络也。络盛，则

rù kè yú jīng
入客于经。

tài yīn zhī yīn　　míng yuē guān zhé　　shàng xià tóng fǎ　　shì qí
太阴之阴，名曰关蛰，上下同法，视其

bù zhōng　　yǒu fú luò zhě　　jiē tài yīn zhī luò yě　　luò shèng　　zé
部中，有浮络者，皆太阴之络也。络盛，则

rù kè yú jīng
入客于经。

fán shí èr jīng luò mài zhě　　pí zhī bù yě
凡十二经络脉者，皮之部也。

shì gù bǎi bìng zhī shǐ shēng yě　　bì xiān yú pí máo　　xié
是故百病之始生也，必先于皮毛。邪

zhòng zhī zé còu lǐ kāi　　kāi zé rù kè yú luò mài　　liú ér bú
中之则腠理开，开则入客于络脉；留而不

qù　　chuán rù yú jīng　　liú ér bù qù　　chuán rù yú fǔ　　lǐn yú
去，传入于经；留而不去，传入于府，廪于

cháng wèi
肠胃。

xié zhī shǐ rù yú pí yě　　sù rán qǐ háo máo　　kāi còu
邪之始入于皮也，泝然起毫毛，开腠

lǐ　　qí rù yú luò yě　　zé luò mài shèng sè biàn　　qí rù kè
理；其入于络也，则络脉盛色变；其入客

yú jīng yě　　zé gǎn xū nǎi xiàn xià　　qí liú yú jīn gǔ zhī jiān
于经也，则感虚乃陷下；其留于筋骨之间，

hán duō zé　　jīn luán gǔ tòng　　rè duō zé　　jīn chí gǔ xiāo　　ròu shuò jùn
寒多则筋挛骨痛，热多则筋弛骨消，肉烁䐃

pò　　máo zhí ér bài
破，毛直而败。

帝曰：夫子言皮之十二部，其生病皆何如？

岐伯曰：皮者，脉之部也。邪客于皮，则腠理开，开则邪入客于络脉；络脉满则注于经脉；经脉满则入舍于府藏也。故皮者有分部，不与①，而生大病也。

帝曰：善。

① 与：《甲乙经》卷二第一下作"愈"。

jīng luò lùn piān dì wǔ shí qī
经络论篇第五十七

扫码听音频

huáng dì wèn yuē　　fú luò mài zhī xiàn yě　　qí wǔ sè gè
黄帝问曰：夫络脉之见也，其五色各

yì　 qīng huáng chì　bái　hēi bù tóng　qí gù hé yě
异，青、黄、赤、白、黑不同，其故何也？

qí bó duì yuē　　jīng yǒu cháng sè　　ér luò wú cháng biàn
岐伯对曰：经有常色，而络无常变

yě
也。

dì yuē　　jīng zhī cháng sè hé rú
帝曰：经之常色何如？

qí bó yuē　　xīn chì　 fèi bái　　gān qīng　pí huáng　shèn
岐伯曰：心赤、肺白、肝青、脾黄、肾

hēi　jiē yì yìng qí jīng mài zhī sè yě
黑，皆亦应其经脉之色也。

dì yuē　　luò zhī yīn yáng　　yì yìng qí jīng hū
帝曰：络之阴阳，亦应其经乎？

qí bó yuē　　yīn luò zhī sè yìng qí jīng　　yáng luò zhī sè
岐伯曰：阴络之色应其经，阳络之色

biàn wú cháng　　suí sì shí ér xíng yě　　hán duō zé níng sè　　níng
变无常，随四时而行也。寒多则凝泣，凝

泣则青黑；热多则淖泽，淖泽则黄赤。此
皆①常色，谓之无病。五色具见者，谓之
寒热。

帝曰：善。

---

① 皆：《甲乙经》卷二第一下作"其"。

qì xué lùn piān dì wǔ shí bā
气穴论篇第五十八

扫码听音频

huáng dì wèn yuē　　yú wén qì xué sān bǎi liù shí wǔ　　yǐ
黄帝问曰：余闻气穴三百六十五，以

yìng yí suì　　wèi zhī qí suǒ　　yuàn zú wén zhī
应一岁，未知其所，愿卒闻之。

qí bó qǐ shǒu zài bài duì yuē　　jiǒng hū zāi wèn yě　　qí
岐伯稽首再拜对曰：窘乎哉问也！其

fēi shèng dì　　shú néng qióng qí dào yān　　yīn qǐng yì yì jìn yán qí
非圣帝，孰能穷其道焉！因请溢意尽言其

chù
处。

dì pěng shǒu qūn xún ér què yuē　　fū zǐ zhī kāi yú dào yě
帝捧手逡巡而却曰：夫子之开余道也，

mù wèi jiàn qí chù　　ěr wèi wén qí shù　　ér mù yǐ míng　　ěr yǐ
目未见其处，耳未闻其数，而目以明，耳以

cōng yǐ
聪矣。

qí bó yuē　　cǐ suǒ wèi　　shèng rén yì yǔ　　liáng mǎ yì
岐伯曰：此所谓"圣人易语，良马易

yù　　yě
御"也。

帝曰：余非圣人之易语也，世言真数开人意，今余所访问者真数，发蒙解惑，未足以论也。然余愿闻夫子溢志尽言其处，令解其意，请藏之金匮，不敢复出。

岐伯再拜而起曰：臣请言之。背与心相控而痛，所治天突与十椎及上纪，上纪者，胃脘也，下纪者，关元也。背胸邪系阴阳左右，如此其病前后痛涩，胸胁痛，而不得息，不得卧，上气、短气、偏痛，脉满起，斜出尻脉，络胸胁，支心贯膈，上肩加天突，斜下肩交十椎下。

藏俞五十穴。

府俞七十二穴。

热俞五十九穴；水俞五十七穴。

头上五行，行五，五五二十五穴。中

䯏两傍各五，凡十穴。大椎上两傍各一，

凡二穴。目瞳子、浮白二穴，两髀厌分中

二穴，犊鼻二穴，耳中多所闻二穴，眉本

二穴，完骨二穴，项中央一穴，枕骨二

穴，上关二穴，大迎二穴，下关二穴，天

柱二穴，巨虚上下廉四穴，曲牙二穴，天

突一穴，天府二穴，天牖二穴，扶突二穴，

天窗二穴，肩解二穴，关元一穴，委阳二

穴，肩贞二穴，瘖门一穴，齐一穴，胸俞

十二穴，背俞二穴，膺俞十二穴，分肉二

穴，踝上横二穴，阴阳跷四穴。

水俞在诸分，热俞在气穴，寒热俞在

两骸厌中二穴。大禁二十五，在天府下五

寸。凡三百六十五穴，针之所由行也。

帝曰：余已知气穴之处，游针之居，愿闻孙络溪谷，亦有所应乎?

岐伯曰：孙络三百六十五穴会，亦以应一岁，以溢奇邪，以通荣卫，荣卫稽留，卫散荣溢，气竭血著，外为发热，内为少气。疾写无怠，以通荣卫，见而写之，无问所会。

帝曰：善。愿闻溪谷之会也。

岐伯曰：肉之大会为谷，肉之小会为溪。肉分之间，溪谷之会，以行荣卫，以会大气。邪溢气壅，脉热肉败，荣卫不行，必将为脓，内销骨髓，外破大䐃，留于节凑，必将为败。积寒留舍，荣卫不居，卷肉缩筋，肋肘不得伸，内为骨痹，外为不仁，命曰不足，大寒留于溪谷也。溪谷三百六十五穴会，亦应一岁。其小痹淫溢，循脉往来，微针所及，与法相同。

帝乃辟左右而起，再拜曰：今日发蒙解惑，藏之金匮，不敢复出。

乃藏之金兰之室，署曰："气穴所在"。

岐伯曰：孙络之脉别经者，其血盛而当写者，亦三百六十五脉，并注于络，传注十二络脉，非独十四络脉也，内解写于中者十脉。

气府论篇第五十九

扫码听音频

足太阳脉气所发者，七十八穴：两眉头各一，入发至顶三寸半，傍五，相去三寸。其浮气在皮中者，凡五行，行五，五五二十五，项中大筋两傍各一，风府两傍各一，侠背以下至尻尾二十一节，十五间各一，五藏之俞各五，六府之俞各六，委中以下、至足小指傍各六俞。

足少阳脉气所发者六十二穴：两角上各二，直目上发际内各五，耳前角上各一，耳前角下各一，锐发下各一，客主人各一，耳后陷中各一，下关各一，耳下牙车之后各一，缺盆各一，掖下三寸，胁下至胠八间各一，髀枢中傍各一，膝以下至足小指次指各六俞。

足阳明脉气所发者六十八穴：额颅发际傍各三；面鼽骨空各一；大迎之骨空各一；人迎各一；缺盆外骨空各一；膺中骨间各一；侠鸠尾之外，当乳下三寸，侠胃脘各五；侠齐广三寸各三；下齐二寸侠之各三；气街动脉各一；伏菟上各一；三里以下至足中指各八俞，分之所在穴空。

手太阳脉气所发者三十六穴：目内眦各一；目外各一；鼽骨下各一；耳郭上各一；耳中各一；巨骨穴各一；曲掖上骨穴

各一；柱骨上陷者各一；上天窗四寸各

一；肩解各一；肩解下三寸各一；肘以下至

手小指本各六俞。

手阳明脉气所发者二十二穴：鼻空外

廉、项上各二；大迎骨空各一；柱骨之会

各一；髃骨之会各一；肘以下至手大指、次

指本各六俞。

手少阳脉气所发者三十二穴：颌骨下

各一；眉后各一；角上各一；下完骨后各

一；项中足太阳之前各一；侠扶突各一；

肩贞各一；肩贞下三寸分间各一；肘以下至

手小指、次指本各六俞。

督脉气所发者二十八穴：项中央二；

发际后中八；面中三；大椎以下至尻尾及

傍十五穴。至骶下凡二十一节，脊椎法也。

任脉之气所发者二十八穴：喉中央二；膺中央骨陷中各一；鸠尾下三寸，胃脘五寸，胃脘以下至横骨六寸半一，腹脉法也。下阴别一；目下各一；下唇一；龂交一。

冲脉气所发者二十二穴：侠鸠尾外各半寸至齐寸一；侠齐下傍各五分至横骨寸一，腹脉法也。

足少阴舌下；厥阴毛中急脉各一；手少阴各一；阴阳蹻各一。手足诸鱼际脉气所发者。

凡三百六十五穴也。

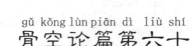

gǔ kǒng lùn piān dì liù shí
骨空论篇第六十

扫码听音频

huáng dì wèn yuē　　　　yú wén fēng zhě bǎi bìng zhī shǐ yě　　　yǐ
黄帝问曰：余闻风者百病之始也，以

zhēn zhì zhī nài hé
针治之奈何？

　　　qí bó duì yuē　　fēng cóng wài rù　　lìng rén zhèn hán　　hàn
岐伯对曰：风从外入，令人振寒、汗

chū　　tóu tòng　　shēn zhòng　　wù hán①　　zhì zài fēng fǔ　　tiáo
出、头痛、身重、恶寒①，治在风府，调

qí yīn yáng　　bù zú zé bǔ　　yǒu yú zé xiè
其阴阳。不足则补，有余则写。

　　dà fēng jǐng xiàng tòng　　cì fēng fǔ　　fēng fǔ zài shàng zhuī
大风颈项痛，刺风府，风府在上椎。

　　dà fēng hàn chū　　jiǔ yì xǐ　　yì xǐ zài bèi xià jiā jǐ páng
大风汗出，灸譩譆。譩譆在背下侠脊傍

sān cùn suǒ　　yàn zhī lìng bìng zhě hū yì xǐ　　yì xǐ yìng shǒu
三寸所，厌之令病者呼譩譆，譩譆应手。

　　cóng fēng zēng fēng　　cì méi tóu
从风憎风，刺眉头。

　　shī zhěn　　zài jiān shàng héng gǔ jiān　　zhé　　shǐ yú bì
失枕，在肩上横骨间。折，使揄臂，

---

① 恶寒：《黄帝内经太素》卷十一骨空作"恶风寒"。

齐肘，正灸脊中。

肕络季胁，引少腹而痛胀，刺譩譆。

腰痛不可以转摇，急引阴卵，刺八髎与痛上。八髎在腰尻分间。

鼠瘘寒热还，刺寒府，寒府在附膝外解营。

取膝上外者，使之拜，取足心者，使之跪。

任脉者，起于中极之下，以上毛际，循腹里，上关元，至咽喉，上颐，循面入目。冲脉者，起于气街，并少阴之经，侠齐上行，至胸中而散。任脉为病，男子内结七疝，女子带下瘕聚。冲脉为病，逆气里急。

督脉为病，脊强反折。督脉者，起于少

腹以下骨中央，女子入系廷孔，其孔，溺

孔之端也。其络循阴器，合篡①间，绕篡

后，别绕臀，至少阴与巨阳中络者。合少

阴上股内后廉，贯脊，属肾；与太阳起于

目内眦，上额，交巅上，入络脑，还出别

下项，循肩髆内，侠脊抵腰中，入循膂，络

肾。其男子循茎，下至篡与女子等。其少②

腹直上者，贯齐中央，上贯心，入喉，上

颐环唇，上系两目之下中央。此生病，从

少腹上冲心而痛，不得前后，为冲疝；其

女子不孕，癃，痔、遗溺、嗌干。督脉生

病治督脉，治在骨上，甚者在齐下营。

其上气有音者，治其喉中央，在缺盆

---

① 篡：《甲乙经》卷二第二、《黄帝内经太素》卷十一骨空均作"纂"。
② 少：《甲乙经》卷二第二作"小"。

中者。其病上冲喉者，治其渐，渐者，上侠颐也。

蹇膝伸不屈，治其楗。坐而膝痛，治其机。立而暑解，治其骸关。膝痛，痛及拇指，治其腘。坐而膝痛，如物隐者，治其关。膝痛不可屈伸，治其背内。连骺若折，治阳明中俞髎，若别，治巨阳少阴①荥。淫泺胫痿，不能久立，治少阳之维，在外踝上五寸。

辅骨上横骨下为楗，侠髋为机，膝解为骸关，侠膝之骨为连骸，骸下为辅，辅上为腘。腘上为关，头②横骨为枕。

水俞五十七穴者：尻上五行，行五；

① 少阴：《黄帝内经太素》卷十一骨空作"少阳"。
② 头：《黄帝内经太素》卷十一骨空作"项"，于义更切。

伏菟上两行，行五；左右各一行，行五；踝上各一行，行六穴。

髓空，在脑后三分，在颅际锐骨之下，一在断基下，一在项后①中复骨下，一在脊骨上空在风府上。脊骨下空，在尻骨下空②。数髓空，在面侠鼻，或骨空在口下，当两肩。两髆骨空，在髆中之阳。臂骨空，在臂阳，去踝四寸，两骨空之间。股骨上空，在股阳，出上膝四寸。骺骨空，在辅骨之上端。股际骨空，在毛中动脉下。尻骨空，在髀骨之后相去四寸。扁骨有渗理凑③，无髓孔，易髓无空。

---

① 后：《黄帝内经太素》卷十一骨空无。
② 空：《黄帝内经太素》卷十一骨空无"空"字。
③ 凑：《黄帝内经太素》卷十一骨空无"凑"字。

灸寒热之法，先灸项大椎，以年为壮数；次灸橛骨，以年为壮数。视背俞陷者灸之，举臂肩上陷者灸之，两季胁之间灸之，外踝上绝骨之端灸之，足小指次指间灸之，腨下陷脉灸之，外踝后灸之，缺盆骨上切之坚痛如筋者灸之，膺中陷骨间灸之，掌束骨下灸之，齐下关元三寸灸之，毛际动脉灸之，膝下三寸①分间灸之，足阳明跗上动脉灸之，巅上一灸之。

犬所啮之处灸之三壮，即以犬伤病法灸之。凡当灸二十九处。伤食灸之，不已者，必视其经之过于阳者，数刺其俞而药之。

---

① 膝下三寸：《甲乙经》卷八第一作"脐下二寸"。

水热穴论篇第六十一
shuǐ rè xué lùn piān dì liù shí yī

扫码听音频

黄帝问曰：少阴何以主肾？肾何以主水？
huáng dì wèn yuē shào yīn hé yǐ zhǔ shèn shèn hé yǐ zhǔ shuǐ

岐伯对曰：肾者，至阴也；至阴者，盛水也。肺者，太阴也①。少阴者，冬脉也。故其本在肾，其末在肺，皆积水也。
qí bó duì yuē shèn zhě zhì yīn yě zhì yīn zhě shèng shuǐ yě fèi zhě tài yīn yě shào yīn zhě dōng mài yě gù qí běn zài shèn qí mò zài fèi jiē jī shuǐ yě

帝曰：肾何以能聚水而生病？
dì yuē shèn hé yǐ néng jù shuǐ ér shēng bìng

岐伯曰：肾者，胃之关也②，关门③不利，故聚水而从其类也。上下溢于皮肤，故为胕肿。胕肿者，聚水而生病也。
qí bó yuē shèn zhě wèi zhī guān yě guān mén bú lì gù jù shuǐ ér cóng qí lèi yě shàng xià yì yú pí fū gù wéi fú zhǒng fú zhǒng zhě jù shuǐ ér shēng bìng yě

---

① 肺者，太阴也：《黄帝内经太素》卷十一气穴作"肾者少阴"。
② 也：《黄帝内经太素》卷十一气穴作"闭"。
③ 门：《黄帝内经太素》卷十一气穴作"闭"。

帝曰：诸水皆生①于肾乎？

岐伯曰：肾者，牝藏也。地气上者，属于肾，而生水液也，故曰至阴。勇而劳甚，则肾汗出；肾汗出逢于风，内不得入于藏府，外不得越于皮肤，客于玄府，行于皮里②，传为胕肿。本之于肾，名曰风水。

所谓玄府者，汗空也。

帝曰：水俞五十七处者，是何主也？

岐伯曰：肾俞五十七穴，积阴之所聚也，水所从出入也。尻上五行、行五者，此肾俞。故水病下为胕肿、大腹，上为喘呼、不得卧者，标本俱病。故肺为喘呼，肾为水肿，肺为逆不得卧，分为相输。俱

---

① 生：《甲乙经》卷八第五作"主"。
② 里：《黄帝内经太素》卷十一气穴作"肤"。

受者，水气之所留也。

伏菟上各二行、行五者，此肾之街也。三阴之所交结于脚也。踝上各一行、行六者，此肾脉之下行也，名曰太冲。凡五十七穴者，皆藏之阴络，水之所客也。

帝曰：春取络脉分肉，何也？

岐伯曰：春者木始治，肝气始生；肝气急，其风疾，经脉常深，其气少，不能深入，故取络脉分肉间。

帝曰：夏取盛经分腠，何也？

岐伯曰：夏者火始治，心气始长，脉瘦气弱，阳气留溢，热熏分腠，内至于经，故取盛经分腠。绝肤而病去者，邪居浅也。所谓盛经者，阳脉也。

帝曰：秋取经俞，何也？

岐伯曰：秋者金始治，肺将收杀，金将胜火。阳气在合，阴气初胜，湿气及体，阴气未盛，未能深入，故取俞以写阴邪，取合以虚阳邪，阳气始衰，故取于合。

帝曰：冬取井荥，何也？

岐伯曰：冬者水始治，肾方闭，阳气衰少，阴气坚盛，巨阳伏沉，阳脉乃去，故取井以下阴逆，取荥以实阳气。故曰："冬取井荥，春不鼽衄"，此之谓也。

帝曰：夫子言治热病五十九俞，余论其意，未能领别其处，愿闻其处，因闻其意。

岐伯曰：头上五行、行五者，以越诸阳之热逆也。大杼、膺俞、缺盆、背俞，此

八者，以写胸中之热也；气街、三里、巨

虚上下廉，此八者，以写胃中之热也；云

门、髎骨、委中、髓空，此八者，以写四支

之热也；五藏俞傍五，此十者，以写五藏之

热也。凡此五十九穴者，皆热之左右也。

帝曰：人伤于寒而传为热，何也？

岐伯曰：夫寒盛则生热也。

调经论篇第六十二

扫码听音频

黄帝问曰：余闻刺法言，有余写之，不足补之。何谓有余，何谓不足？

岐伯对曰：有余有五，不足亦有五，帝欲何问？

帝曰：愿尽闻之。

岐伯曰：神有余有不足，气有余有不足，血有余有不足，形有余有不足，志有余有不足。凡此十者，其气不等也。

帝曰：人有精、气、津、液、四支、九窍、五藏、十六部、三百六十五节，乃生

百病；百病之生，皆有虚实。今夫子乃言有

余有五，不足亦有五，何以生之乎？

岐伯曰：皆生于五藏也。夫心藏神，

肺藏气，肝藏血，脾藏肉，肾藏志。而此

成形；志意通，内连骨髓，而成身形五

藏①。五藏之道，皆出于经隧②，以行血

气，血气不和，百病乃变化而生，是故守经

隧焉。

帝曰：神有余不足何如？

岐伯曰：神有余则笑不休，神不足则

悲③。血气未并，五藏安定，邪客于形，

洒淅起于毫毛，未入于经络也，故命曰神之

①五藏：马莳、高世栻等均认为此二字为衍文。
②隧：《甲乙经》卷六第三作"渠"。
③悲：《甲乙经》卷六第三、《黄帝内经太素》卷二十四虚实补泻均作"忧"。

^{wēi}
微。

dì yuē　bǔ xiè nài hé
帝曰：补写奈何？

qí bó yuē　shén yǒu yú　zé xiè qí xiǎo luò zhī xuè①
岐伯曰：神有余，则写其小络之血^①，

chū xuè　wù zhī shēn chì　wú zhòng qí dà jīng　shén qì nǎi píng
出血，勿之深斥，无中其大经，神气乃平；

shén bù zú zhě　shì qí xū luò　àn ér zhì zhī　cì ér lì②
神不足者，视其虚络，按而致之，刺而利^②

zhī　wú chū qí xuè　wú xiè qí qì　yǐ tōng qí jīng　shén qì nǎi
之，无出其血，无泄其气，以通其经，神气乃

píng
平。

dì yuē　cì wēi nài hé
帝曰：刺微奈何？

qí bó yuē　àn mó wù shì　zhuó zhēn wù chì　yí qì yú
岐伯曰：按摩勿释，着针勿斥，移气于

bù zú　shén qì nǎi dé fù
不足，神气乃得复。

dì yuē　shàn　qì yǒu yú bù zú nài hé
帝曰：善。气有余不足奈何？

qí bó yuē　qì yǒu yú zé chuǎn ké shàng qì　bù zú zé
岐伯曰：气有余则喘咳上气，不足则

xī lì shǎo qì　xuè qì wèi bìng　wǔ zàng ān dìng　pí fū wēi
息利少气。血气未并，五藏安定，皮肤微

---

① 血：《素问注证发微》、守山阁本《黄帝内经素问》均改作"脉"。
② 利：《甲乙经》卷六第三作"和"。

病，命曰白气微泄。

帝曰：补写奈何？

岐伯曰：气有余则写其经隧，无伤其经，无出其血，无泄其气；不足则补其经隧，无出其气。

帝曰：刺微奈何？

岐伯曰：按摩勿释，出针视之曰，我将深之，适人必革，精气自伏，邪气散乱，无所休息，气泄腠理，真气乃相得。

帝曰：善。血有余不足奈何？

岐伯曰：血有余则怒，不足则恐①。

血气未并，五藏安定，孙络外溢，则络有留血。

---

① 恐：新校正："按全元起本，'恐'作'悲'，《甲乙》及《太素》并同。"

帝曰：补写奈何？

岐伯曰：血有余，则写其盛经出其血；不足，则视①其虚经，内针其脉中，久留而视②，脉大，疾出其针，无令血泄。

帝曰：刺留血奈何？

岐伯曰：视其血络，刺出其血，无令恶血得入于经，以成其疾。

帝曰：善。形有余不足奈何？

岐伯曰：形有余则腹胀，泾溲不利，不足则四支不用。血气未并，五藏安定，肌肉蠕动，命曰微风。

帝曰：补写奈何？

---

① 视：《黄帝内经太素》卷二十四虚实补泻作"补"。
② 久留而视：《甲乙经》卷六第三作"久留之血至"。《黄帝内经太素》卷二十四虚实补泻作"久留血至"。

岐伯曰：形有余则写其阳经；不足则补其阳络。

帝曰：刺微奈何？

岐伯曰：取分肉间，无中其经，无伤其络，卫气得复，邪气乃索。

帝曰：善。志有余不足奈何？

岐伯曰：志有余则腹胀飧泄，不足则厥。血气未并，五藏安定，骨节有动。

帝曰：补写奈何？

岐伯曰：志有余则写然筋血者，不足则补其复溜。

帝曰：刺未并奈何？

岐伯曰：即取之，无中其经，邪所乃能立虚。

帝曰：善。余已闻虚实之形，不知其何
以生。

岐伯曰：气血以并，阴阳相倾，气乱
于卫，血逆于经，血气离居，一实一虚。血
并于阴，气并于阳，故为惊狂；血并于阳，
气并于阴，乃为炅中；血并于上，气并于
下，心烦惋善怒；血并于下，气并于上，乱
而喜忘。

帝曰：血并于阴，气并于阳，如是血气
离居，何者为实，何者为虚？

岐伯曰：血气者，喜温而恶寒，寒则泣
不能流，温则消而去之。是故气之所并为血
虚，血之所并为气虚。

帝曰：人之所有者，血与气耳。今夫子

乃言血并为虚，气并为虚，是无实乎？

岐伯曰：有者为实，无者为虚；故气并则无血，血并则无气，今血与气相失，故为虚焉。络之与孙脉，俱输于经，血与气并，则为实焉。血之与气并走于上，则为大厥，厥则暴死；气复反则生，不反则死。

帝曰：实者何道从来，虚者何道从去？虚实之要，愿闻其故。

岐伯曰：夫阴与阳，皆有俞会。阳注于阴，阴满之外，阴阳匀平，以充其形，九候若一，命曰平人。

夫邪之生也，或生于阴，或生于阳。其生于阳者，得之风雨寒暑；其生于阴者，得之饮食居处，阴阳喜怒。

帝曰：风雨之伤人奈何？

岐伯曰：风雨之伤人也，先客于皮肤，传入于孙脉，孙脉满则传入于络脉，络脉满则输于大经脉。血气与邪并客于分腠之间，其脉坚大，故曰实。实者外坚充满，不可按之，按之则痛。

帝曰：寒湿之伤人奈何？

岐伯曰：寒湿之中人也，皮肤不收，肌肉坚紧，荣血泣，卫气去，故曰虚。虚者，聂辟，气不足，按之则气足以温之，故快然而不痛。

帝曰：善。阴之生实奈何？

岐伯曰：喜怒不节①，则阴气上逆，上逆则下虚，下虚则阳气走之，故曰实

① 喜怒不节：新校正："按经云'喜怒不节则阴气上逆'，疑剩'喜'字。"按古文法，"喜怒"当为偏正词组，意偏在"怒"而不在"喜"。

yǐ
矣。

dì yuē　　yīn zhī shēng xū nài hé
帝曰：阴之生虚奈何？

qí bó yuē　　xǐ zé qì xià　　bēi zé qì xiāo　　xiāo zé mài
岐伯曰：喜则气下，悲则气消，消则脉

xū kōng　　yīn hán yǐn shí　　hán qì xūn mǎn　　　zé xuè sè qì
虚空；因寒饮食，寒气熏满①，则血泣气

qù　　　gù yuē xū　yǐ
去，故曰虚矣。

dì yuē　　jīng yán yáng xū zé wài hán　　yīn xū zé nèi rè
帝曰：经言阳虚则外寒，阴虚则内热，

yángshèng zé wài rè　　yīn shèng zé nèi hán　　yú yǐ wén zhī yǐ
阳盛则外热，阴盛则内寒。余已闻之矣，

bù zhī qí suǒ yóu rán yě
不知其所由然也。

qí bó yuē　　yángshòu qì yú shàng jiāo　　yǐ wēn pí fū fēn
岐伯曰：阳受气于上焦，以温皮肤分

ròu zhī jiān　　jīn hán qì zài wài　　zé shàng jiāo bù tōng　　shàng jiāo
肉之间，今寒气在外，则上焦不通，上焦

bù tōng　　zé hán qì dú liú yú wài　　gù hán lì
不通，则寒气独留于外，故寒栗。

dì yuē　　yīn xū shēng nèi rè nài hé
帝曰：阴虚生内热奈何？

qí bó yuē　　yǒu suǒ láo juàn　　xíng qì shuāishǎo　　gǔ qì bù
岐伯曰：有所劳倦，形气衰少，谷气不

---

① 熏满：新校正："按《甲乙经》作'动脏'。"《黄帝内经太素》卷二十四虚实所生作"熏脏"。

盛，上焦不行，下脘^①不通，胃气热，热气熏胸中^②，故内热。

帝曰：阳盛生外热奈何？

岐伯曰：上焦不通利，则皮肤致密，腠理闭塞，玄府^③不通，卫气不得泄越，故外热。

帝曰：阴盛生内寒奈何？

岐伯曰：厥气上逆，寒气积于胸中而不写，不写则温气去，寒独留，则血凝泣，凝则脉不通，其脉盛大以涩，故中寒。

帝曰：阴与阳并，血气以并，病形以成，刺之奈何？

---

① 脘：《甲乙经》卷六第三作"焦"。

② 胃气热，热气熏胸中：《甲乙经》卷六第三作"胃气热熏胸中"。《黄帝内经太素》卷二十四虚实所生作"胃热熏中"。

③ 玄府：《甲乙经》卷六第三、《黄帝内经太素》卷二十四虚实所生均无此二字。

岐伯曰：刺此者，取之经隧，取血于营，取气于卫，用形哉，因四时多少高下。

帝曰：血气以并，病形以成，阴阳相倾，补写奈何？

岐伯曰：写实者气盛乃内针，针与气俱内，以开其门，如利其户；针与气俱出，精气不伤，邪气乃下，外门不闭，以出其疾；摇大其道，如利其路，是谓大写，必切而出，大气乃屈。

帝曰：补虚奈何？

岐伯曰：持针勿置，以定其意，候呼内针，气出针入，针空四塞，精无从去，方实而疾出针，气入针出，热不得还，闭塞其门，邪气布散，精气乃得存。动气候时，近

qì bù shī　yuǎn qì nǎi lái　　shì wèi zhuī zhī
气不失，远气乃来，是谓追之。

dì yuē　　fū zǐ yán xū shí zhě yǒu shí　shēng yú wǔ
帝曰：夫子言虚实者有十，生于五

zàng　wǔ zàng wǔ mài ěr　fú shí èr jīng mài jiē shēng qí bìng
藏，五藏五脉耳，夫十二经脉皆生其病，

jīn fū zǐ dú yán wǔ zàng　fú shí èr jīng mài zhě　jiē luò
今夫子独言五藏，夫十二经脉者，皆络

sān bǎi liù shí wǔ jié　jié yǒu bìng　bì pī jīng mài　jīng mài zhī
三百六十五节，节有病，必被经脉，经脉之

bìng jiē yǒu xū shí　hé yǐ hé zhī
病皆有虚实，何以合之？

qí bó yuē　　wǔ zàng zhě　　gù dé liù fǔ yǔ wéi biǎo lǐ
岐伯曰：五藏者，故得六府与为表里，

jīng luò zhī jié　gè shēng xū shí　qí① bìng suǒ jū　suí ér
经络支节，各生虚实，其①病所居，随而

tiáo zhī　bìng zài mài　tiáo zhī xuè　bìng zài xuè　tiáo zhī luò
调之。病在脉，调之血；病在血，调之络；

bìng zài qì　tiáo zhī wèi　bìng zài ròu　tiáo zhī fēn ròu　bìng zài
病在气，调之卫；病在肉，调之分肉；病在

jīn　tiáo zhī jīn　bìng zài gǔ　tiáo zhī gǔ　fán zhēn jié cì qí
筋，调之筋；病在骨，调之骨；燔针劫刺其

xià jí yǔ jí zhě　bìng zài gǔ　cuì zhēn yào yùn　bìng bù zhī suǒ
下及与急者；病在骨，焠针药熨；病不知所

tòng　liǎng qiāo wéi shàng　shēn xíng yǒu tòng　jiǔ hòu mò bìng　zé miù
痛，两蹻为上；身形有痛，九候莫病，则缪

① 其：《甲乙经》卷六第三、《黄帝内经太素》卷二十四虚实所生均作"百"。

cì zhī　　tòng　　zài yú zuǒ ér yòu mài bìng zhě　　　　jù cì zhī　　bì
刺之；痛^① 在于左而右脉病者，巨刺之。必

jǐn chá qí jiǔ hòu　　zhēn dào bèi yǐ
谨察其九候，针道备矣。

————————

① 痛：《甲乙经》卷六第三、《黄帝内经太素》卷二十四虚实所生均作"病"。

缪刺论篇第六十三
<small>miù cì lùn piān dì liù shí sān</small>

扫码听音频

黄帝问曰：余闻缪刺，未得其意，何谓缪刺？

岐伯对曰：夫邪之客于形也，必先舍于皮毛；留而不去，入舍于孙脉；留而不去，入舍于络脉；留而不去，入舍于经脉；内连五藏，散于肠胃，阴阳俱感，五藏乃伤。此邪之从皮毛而入，极于五藏之次也。如此，则治其经焉。

今邪客于皮毛，入舍于孙络①，留而不去，闭塞不通，不得入于经，流溢于大络而

① 络：《甲乙经》卷五第三作"脉"。

shēng qí bìng yě　　fú xié kè dà luò zhě　　zuǒ zhù yòu　　yòu zhù

生奇病也。夫邪客大络者，左注右，右注

zuǒ　　shàng xià zuǒ yòu　　yǔ jīng xiāng gān　　ér bù yú sì mò　　qí

左，上下左右，与经相干，而布于四末，其

qì wú cháng chù　　bú rù yú jīng shù　　mìng yuē miù cì

气无常处，不入于经俞，命曰缪刺。

dì yuē　　yuàn wén miù cì　　yǐ zuǒ qǔ yòu　　yǐ yòu qǔ

帝曰：愿闻缪刺，以左取右，以右取

zuǒ　　nài hé　　qí yǔ jù cì　　hé yǐ bié zhī

左，奈何？其与巨刺，何以别之？

qí bó yuē　　xié kè yú jīng　　zuǒ shèng zé yòu bìng　　yòu

岐伯曰：邪客于经，左盛则右病，右

shèng zé zuǒ bìng　　yì yǒu yí yì zhě①　　zuǒ tòng②　　wèi yǐ

盛则左病，亦有移易者①，左痛②未已

ér yòu mài xiān bìng　　rú cǐ zhě　　bì jù cì zhī　　bì zhòng qí

而右脉先病，如此者，必巨刺之。必中其

jīng　　fēi luò mài yě　　gù luò bìng zhě　　qí tòng yǔ jīng mài miù

经，非络脉也。故络病者，其痛与经脉缪

chù　　gù mìng yuē miù cì

处，故命曰缪刺。

dì yuē　　yuàn wén miù cì nài hé　　qǔ zhī hé rú

帝曰：愿闻缪刺奈何？取之何如？

qí bó yuē　　xié kè yú zú shào yīn zhī luò　　lìng rén cù xīn

岐伯曰：邪客于足少阴之络，令人卒心

---

① 亦有移易者：《甲乙经》卷五第三作"亦有易且移者"。《黄帝
内经太素》卷二十三量缪刺作"病亦有易移者"。
② 痛：《黄帝内经太素》卷二十三量缪刺作"病"。

痛，暴胀，胸胁支满无积者，刺然骨之前出

血，如食顷已；不已①，左取右，右取左，

病新发者，取②五日已。

邪客于手少阳之络，令人喉痹舌卷，

口干心烦，臂外廉痛，手不及头，刺手中

指③次指爪甲上，去端如韭叶，各一痏。

壮者立已，老者有顷已。左取右，右取

左，此新病，数日已。

邪客于足厥阴之络，令人卒疝暴痛。刺

足大指爪甲上与肉交者，各一痏。男子立

已，女子有顷已。左取右，右取左。

缪刺论篇第六十三

黄帝内经

三五一

①不已：《甲乙经》卷五第三、《黄帝内经太素》卷二十三量缪刺均无。
疑衍，或此下有脱文。
②取：《甲乙经》卷五第三、《黄帝内经太素》卷二十三量缪刺均无。
③中指：新校正："按《甲乙经》关冲穴出小指次指之端，今言中指者，
误也。"

邪客于足太阳之络，令人头项肩① 痛。刺足小指爪甲上与肉交者，各一痏，立已。不已，刺外踝下② 三痏，左取右，右取左，如食顷已。

邪客于手阳明之络，令人气满胸中，喘息而支胠，胸中热。刺手大指次指爪甲上，去端如韭叶，各一痏，左取右，右取左，如食顷已③ 。

邪客于臂掌之间，不可得屈。刺其踝后，先以指按之痛，乃刺之，以月死生为数，月生一日一痏，二日二痏，十五日十五痏，十六日十四痏。

---

① 肩：《甲乙经》卷五第三、《黄帝内经太素》卷二十三量缪刺此前有"痏"字。

② 下：《甲乙经》卷五第三作"上"字。

③ 如食顷已：《黄帝内经太素》卷二十三量缪刺无。此句当在"刺外踝下三痏"下。

邪客于足阳蹻^①之脉，令人目痛，从
内眦始，刺外踝之下半寸所，各二痏。左刺
右，右刺左。如行十里顷而已。

人有所堕坠，恶血留内，腹中满胀，
不得前后，先饮利药。此上伤厥阴之脉，
下伤少阴之络。刺足内踝之下、然骨之前
血脉^②出血，刺足跗上动脉；不已，刺
三毛上各一痏，见血立已，左刺右，右刺
左。善悲惊^③不乐，刺如右方。

邪客于手阳明之络，令人耳聋，时不
闻音，刺手大指次指爪甲上，去端如韭
叶，各一痏，立闻；不已，刺中指爪甲上

---

① 足阳蹻：《黄帝内经太素》作"阳蹻"。《素问注证发微》无"足"
字。

② 脉：疑是"络"字。

③ 惊：《甲乙经》卷五第三、《黄帝内经太素》卷二十三量缪刺此
前有"善"字。

与肉交者，立闻。其不时闻者，不可刺也。

耳中生风者，亦刺之如此数。左刺右，右刺左。

凡痹往来，行无常处者，在分肉间痛而刺之，以月死生为数，用针者随气盛衰，以为痏数，针过其日数则脱气，不及日数则气不写。左刺右，右刺左，病已，止；不已①，复刺之如法②。月生一日一痏，二日二痏，渐多之，十五日十五痏，十六日十四痏，渐少之。

邪客于足阳明之络，令人鼽衄，上③齿寒，刺足中指次指爪甲上与肉交者，各

① 不已：《甲乙经》卷五第三作"病如故"。
② 法：《甲乙经》卷五第三此下有"以月生死为数"六字。
③ 上：《黄帝内经太素》卷二十三量缪刺作"下"。

一痏。左刺右，右刺左。

邪客于足少阳之络，令人胁痛不得息，咳而汗出。刺足小指次指爪甲上与肉交者，各一痏，不得息立已，汗出立止，咳者温衣饮食，一日已。左刺右，右刺左，病立已；不已，复刺如法。

邪客于足少阴之络，令人嗌痛，不可内食，无故善怒，气上走贲上。刺足下中央之脉①，各三痏，凡六刺，立已。左刺右，右刺左。嗌中肿，不能内，唾时不能出唾者，刺然骨之前出血，立已。左刺右，右刺左。

邪客于足太阴之络，令人腰痛，引少腹

---

① 脉：《甲乙经》卷五第三作"络"。

控䏚，不可以仰息。刺腰尻之解、两胂之

上是腰俞，以月死生为痛数，发针立已。

左刺右，右刺左。

邪客于足太阳之络，令人拘挛背急，引

胁而痛。刺之从项始数脊椎侠脊，疾按之应

手如痛①，刺之傍三痏，立已。

邪客于足少阳之络，令人留于枢中

痛，髀不可举。

刺枢中以毫针，寒则久留针，以月死

生为数，立已。

治诸经刺之，所过者不病，则缪刺之。

耳聋，刺手阳明；不已，刺其通②脉

---

① 痛：《甲乙经》卷五第三、《黄帝内经太素》卷二十三量缪刺此
下有"内引心而痛"五字。

② 通：《甲乙经》卷五第三作"过"。

chū ěr qián zhě

出耳前者。

chǐ qǔ　　cì shǒu yáng míng①　　　bù yǐ　　cì qí mài rù

齿龋，刺手阳明①；不已，刺其脉入

chǐ zhōng　lì yǐ

齿中，立已。

xié kè yú wǔ zàng zhī jiān　qí bìng yě　mài yǐn ér tòng

邪客于五藏之间，其病也，脉引而痛，

shí lái shí zhǐ　shì qí bìng②　miù cì zhī yú shǒu zú zhǎo jiǎ

时来时止，视其病②，缪刺之于手足爪甲

shàng　shì qí mài　chū qí xuè　jiàn rì yí cì　yí cì bù

上，视其脉，出其血，间日一刺，一刺不

yǐ　wǔ cì yǐ

已，五刺已。

miù chuán yǐn③　shàng chǐ　chǐ chún hán tòng④　shì qí

缪传引③上齿，齿唇寒痛④，视其

shǒu bèi mài xuè zhě qù zhī　zú⑤　yáng míng zhōng zhǐ zhǎo jiǎ shàng

手背脉血者去之，足⑤阳明中指爪甲上

yì wěi　shǒu dà zhǐ cì zhǐ zhǎo jiǎ shàng gè yì wěi　lì yǐ

一痏，手大指次指爪甲上各一痏，立已。

zuǒ qǔ yòu　yòu qǔ zuǒ

左取右，右取左。

---

① 明：《甲乙经》卷五第三此下有"立已"二字。

② 病：《甲乙经》卷五第三、《黄帝内经太素》卷二十三量缪刺此
下有"脉"字，义长。

③ 引：《黄帝内经太素》卷二十三量缪刺作"刺"。

④ 痛：《甲乙经》卷五第三无。

⑤ 足：《甲乙经》卷五第三此上有"刺"字。

邪客于手足少阴太阴足阳明之络，此五络皆会于耳中，上络左角，五络俱竭，令人身脉皆动，而形无知也，其状若尸，或曰尸厥。刺其足大指内侧爪甲上①，去端如韭叶，后刺足心，后刺足中指爪甲上，各一痏，后刺手大指内侧②，去端如韭叶，后刺手少阴锐骨之端，各一痏，立已；不已，以竹管吹其两耳③，鬄其左角之发，方一寸，燔治，饮以美酒一杯，不能饮者灌之，立已。

凡刺之数，先视其经脉，切而从④之，审其虚实而调之。不调者，经刺之；有

---

① 爪甲上：《黄帝内经太素》卷二十三量缪刺作"甲下"。

② 侧：《甲乙经》卷五第三此后有"爪甲"二字。

③ 以竹管吹其两耳：《甲乙经》卷五第三、《黄帝内经太素》卷二十三量缪刺"管"作"筒"五字。《甲乙经》"耳"下有"中"字。

④ 从：《甲乙经》卷五第三作"循"。

痛而经不病者，缪刺之。因① 视其皮部有血络者尽取之，此缪刺之数也。

① 因：《甲乙经》卷五第三作"目"。

四时刺逆从论篇第六十四

扫码听音频

厥阴有余，病阴痹；不足，病生热痹；滑则病狐疝风，涩则病少腹积气。

少阴有余，病皮痹，隐轸①；不足，病肺痹；滑则病肺风疝；涩则病积，溲血。

太阴有余，病肉痹，寒中；不足，病脾痹；滑则病脾风疝；涩则病积，心腹时满。

阳明有余，病脉痹，身时热，不足，病心痹；滑则病心风疝；涩则病积，时善惊。

太阳有余，病骨痹，身重；不足，病

---

① 隐轸：《甲乙经》卷四第一作"瘾疹"。义同。

shèn bì huá zé bìng shèn fēng shàn sè zé bìng jī shàn shí
肾痹；滑则病肾风疝，涩则病积，善时①

diān jí
巅疾。

shào yáng yǒu yú bìng jīn bì xié mǎn bù zú bìng gān
少阳有余，病筋痹胁满；不足，病肝

bì huá zé bìng gān fēng shàn sè zé bìng jī shí jīn jí mù
痹，滑则病肝风疝；涩则病积，时筋急目

tòng
痛。

shì gù chūn qì zài jīng mài xià qì zài sūn luò cháng xià qì
是故春气在经脉，夏气在孙络，长夏气

zài jī ròu qiū qì zài pí fū dōng qì zài gǔ suǐ zhōng
在肌肉，秋气在皮肤，冬气在骨髓中。

dì yuē yú yuàn wén qí gù
帝曰：余愿闻其故。

qí bó yuē chūn zhě tiān qì shǐ kāi dì qì shǐ xiè
岐伯曰：春者，天气始开，地气始泄，

dòng jiě bīng shì shuǐ xíng jīng tōng gù rén qì zài mài xià zhě
冻解冰释，水行经通，故人气在脉。夏者，

jīng mǎn qì yì rù sūn luò shòu xuè pí fū chōng shí cháng xià
经满气溢，入孙络受血，皮肤充实。长夏

zhě jīng luò jiē shèng nèi yì jī zhōng qiū zhě tiān qì shǐ
者，经络皆盛，内溢肌中。秋者，天气始

shōu còu lǐ bì sè pí fū yǐn jí dōng zhě gài cáng xuè qì
收，腠理闭塞，皮肤引急。冬者盖藏，血气

---

① 善时：《甲乙经》卷四第一作"时善"。

在中，内著骨髓，通于五藏。是故邪气者，常随四时之气血而入客也，至其变化，不可为度，然必从其经气，辟除其邪，除其邪则乱气不生。

帝曰：逆四时而生乱气，奈何？

岐伯曰：春刺络脉，血气外溢，令人少气；春刺肌肉，血气环逆，令人上气。春刺筋骨，血气内著，令人腹胀。

夏刺经脉，血气乃竭，令人解㑊；夏刺肌肉，血气内却，令人善恐；夏刺筋骨，血气上逆，令人善怒。

秋刺经脉，血气上逆，令人善忘；秋刺络脉，气不外行，令人卧不欲动；秋刺筋骨，血气内散，令人寒栗。

冬刺经脉，血气皆脱，令人目不明；冬刺络脉，内气外泄，留为大痹；冬刺肌肉，阳气竭绝，令人善忘。

凡此四时刺者，大逆之病，不可不从也；反之则生乱气，相淫病焉。故刺不知四时之经、病之所生，以从为逆，正气内乱，与精相薄①，必审九候，正气不乱，精气不转②。

帝曰：善。

刺五藏，中心一日死，其动为噫；中肝五日死，其动为语；中肺三日死，其动为咳；中肾六日死，其动为嚏、欠；中脾十日死，其动为吞。刺伤人五藏必死，其

---

① 薄：按音韵，"薄"当作"抟"。
② 转：当作"抟"。

dòng zé yī qí zàng zhī suǒ biàn　　hòu zhī qí sǐ yě
动则依其藏之所变，候知其死也。

标本病传论篇第六十五

扫码听音频

黄帝问曰：病有标本，刺有逆从，奈何？

岐伯对曰：凡刺之方，必别阴阳，前后相应，逆从得施，标本相移。故曰：有其在标而求之于标，有其在本而求之于本，有其在本而求之于标，有其在标而求之于本。故治有取标而得者，有取本而得者，有逆取而得者，有从取而得者。故知逆与从，正行无问；知标本者，万举万当；不知标本，是谓妄行。

夫阴阳、逆从、标本之为道也，小而大，言一而知百病之害；少而多，浅而博，可以言一而知百也。以浅而知深，察近而知远。言标与本，易而勿及。治反为逆，治得为从。

先病而后逆者治其本；先逆而后病者治其本。先寒而后生病者治其本；先病而后生寒者治其本。先热而后生病者治其本；先热而后生中满者治其标。先病而后泄者治其本；先泄而后生他病者治其本，必且①调之，乃治其他病。先病而后生中满者治其标；先中满而后烦心者治其本。

人有客气有同气。小大② 不利治其标；

---

① 且：《甲乙经》卷六第二作"先"，义胜。

② 小大：《灵枢·病本》作"大小便"。下同。

小大利治其本。

病发而有余，本而标之，先治其本，后治其标；病发而不足，标而本之，先治其标，后治其本。

谨察间甚，以意调之，间者并行，甚者独行。先小大不利而后生病者治其本。

夫病传者，心病先心痛，一日而咳，三日胁支痛，五日闭塞不通，身痛①体重，三日不已，死。冬夜半，夏日中。

肺病喘咳，三日而胁支满痛；一日身重体痛；五日而胀；十日不已，死。冬日入，夏日出。

---

① 痛：《甲乙经》卷六第十无。

肝病头① 目眩，胁支满，三② 日体重
身痛；五日而胀；三日腰脊少腹痛，胫痠；
三日不已，死。冬日入③，夏早食。

脾病身痛体重，一日而胀；二日少腹
腰脊痛，胫痠；三日背胎筋痛，小便闭。十
日不已，死；冬人定，夏晏食。

肾病少腹腰脊痛，骺痠；三日背胎筋
痛，小便闭；三日腹胀；三日两胁支痛；三
日不已，死。冬大晨，夏晏晡。

胃病胀满，五日少腹腰脊痛，骺痠；
三日背胎筋痛，小便闭；五日身体重④。
六日不已，死。冬夜半后⑤，夏日昳。

---

① 头：《甲乙经》卷六第十作“头痛”。
② 三：《甲乙经》卷六第十作“一”。
③ 入：《甲乙经》卷六第十作“中”。
④ 身体重：《甲乙经》卷六第十作“而上至心，身重”。
⑤ 后：《灵枢·病传》、《甲乙经》卷六第十均无。

膀胱病，小便闭，五日少腹胀，腰脊痛，䯒酸；一日腹胀；一日身体痛；二日不已，死。冬鸡鸣，夏下晡。

诸病以次是相传，如是者，皆有死期，不可刺；间一藏止，及至①三四藏者，乃可刺也。

① 至：《灵枢·病传》作"二"。

天元纪大论篇第六十六

黄帝问曰：天有五行御五位，以生寒暑燥湿风；人有五藏化五气，以生喜怒思忧恐。论言五运相袭而皆治之，终朞之日，周而复始，余已知之矣。愿闻其与三阴三阳之候，奈何合之？

鬼臾区稽首再拜对曰：昭乎哉问也。夫五运阴阳者，天地之道也，万物之纲纪，变化之父母，生杀之本始，神明之府也，可不通乎？故物生谓之化，物极谓之变，阴阳不测谓之神，神用无方谓之圣。

夫变化之为用也，在天为玄，在人为道，在地为化；化生五味，道生智，玄生神。神在天为风，在地为木；在天为热，在地为火；在天为湿，在地为土；在天为燥，在地为金；在天为寒，在地为水。故在天为气，在地成形，形气相感而化生万物矣。

然天地者，万物之上下也；左右者，阴阳之道路也；水火者，阴阳之征兆也；金木者，生成之终始也。气有多少，形有盛衰，上下相召而损益彰矣。

帝曰：愿闻五运之主时也何如？

鬼臾区曰：五气运行，各终暮日，非独主时也。

帝曰：请闻其所谓也。

鬼臾区曰：臣积考《太始天元册》文曰：太虚廖廓，肇基化元，万物资始，五运终天，布气真灵，揔统坤元，九星悬朗，七曜周旋，曰阴曰阳，曰柔曰刚，幽显既位，寒暑弛张，生生化化，品物咸章。臣斯十世，此之谓也。

帝曰：善。何谓气有多少、形有盛衰？

鬼臾区曰：阴阳之气各有多少，故曰三阴三阳也。形有盛衰，谓五行之治，各有太过不及也。故其始也，有余而往，不足随之；不足而往，有余从之。知迎知随，气可与期，应天为天符，承岁为岁直，三合为治。

帝曰：上下相召奈何？

鬼臾区曰：寒暑燥湿风火，天之阴阳也，三阴三阳上奉之；木火土金水火①，地之阴阳也，生长化收藏下应之。

天以阳生阴长，地以阳杀阴藏。天有阴阳，地亦有阴阳。木火土金水火，地之阴阳也，生长化收藏。故阳中有阴，阴中有阳。所以欲知天地之阴阳者，应天之气，动而不息，故五岁而右迁；应地之气，静而守位，故六朞而环会。动静相召，上下相临，阴阳相错，而变由生也。

帝曰：上下周纪，其有数乎？

鬼臾区曰：天以六为节，地以五为制。

---

① 火：吴崑："水字下旧有火字，误之也。天以六为节，地以五为制，何必强之为六耶？"似是。

周天气者，六朞为一备；终地纪者，五岁为一周。君火以明，相火以位。五六相合，而七百二十气为一纪，凡三十岁；千四百四十气，凡六十岁而为一周。不及太过，斯皆见矣。

帝曰：夫子之言，上终天气，下毕地纪，可谓悉矣！余愿闻而藏之，上以治民，下以治身，使百姓昭著，上下和亲，德泽下流，子孙无忧，传之后世，无有终时，可得闻乎？

鬼臾区曰：至数之机，迫迮以微，其来可见，其往可追，敬之者昌，慢之者亡，无道行私，必得天殃，谨奉天道，请言真要。

帝曰：善言始者，必会于终，善言近者，必知其远，是则至数极而道不惑，所谓明矣！愿夫子推而次之，令有条理，简而不匮，久而不绝，易用难忘，为之纲纪，至数之要，愿尽闻之。

鬼臾区曰：昭乎哉问！明乎哉道！如鼓之应桴，响之应声也。臣闻之，甲己之岁，土运统之；乙庚之岁，金运统之；丙辛之岁，水运统之；丁壬之岁，木运统之；戊癸之岁，火运统之。

帝曰：其于三阴三阳，合之奈何？

鬼臾区曰：子午之岁，上见少阴；丑未之岁，上见太阴；寅申之岁，上见少阳；卯酉之岁，上见阳明；辰戌之岁，上见太阳；巳亥之岁，上见厥阴。少阴所谓标也，厥阴所谓终也。

厥阴之上，风气主之；少阴之上，热气主之；太阴之上，湿气主之；少阳之上，相火主之；阳明之上，燥气主之；太阳之上，寒气主之。所谓本也，是谓六元。

帝曰：光乎哉道！明乎哉论！请著之玉版，藏之金匮，署曰《天元纪》。

扫码听音频

huáng dì zuò míngtáng　　shǐ zhèng tiān gāng　　lín guān bā jí
黄帝坐明堂，始正天纲，临观八极，

kǎo jiàn wǔ cháng　　qǐng tiān shī ér wèn zhī yuē　　lùn yán tiān dì zhī dòng
考建五常，请天师而问之曰：论言天地之动

jìng　　shénmíng wéi zhī jì　　yīn yáng zhī shēngjiàng　　hán shǔ zhāng qí
静，神明为之纪，阴阳之升降，寒暑彰其

zhào　　yú wén wǔ yùn zhī shù yú fū zǐ　　fū zǐ zhī suǒ yán　　zhèng
兆。余闻五运之数于夫子，夫子之所言，正

wǔ qì zhī gè zhǔ suì ěr　　shǒu jiǎ dìng yùn　　yú yīn lùn zhī
五气之各主岁尔，首甲定运，余因论之。

wěi yú qū yuē　　tǔ zhǔ jiǎ jǐ　　jīn zhǔ yǐ gēng　　shuǐ zhǔ bǐng
鬼臾区曰：土主甲己，金主乙庚，水主丙

xīn　　mù zhǔ dīng rén　　huǒ zhǔ wù guǐ　　zǐ wǔ zhī shàng　　shào yīn
辛，木主丁壬，火主戊癸。子午之上，少阴

zhǔ zhī　　chǒu wèi zhī shàng　　tài yīn zhǔ zhī　　yín shēn zhī shàng
主之；丑未之上，太阴主之；寅申之上，

shào yáng zhǔ zhī　　mǎo yǒu zhī shàng　　yáng míng zhǔ zhī　　chén xū zhī
少阳主之；卯酉之上，阳明主之；辰戌之

shàng　　tài yáng zhǔ zhī　　sì hài zhī shàng　　jué yīn zhǔ zhī　　bù
上，太阳主之；巳亥之上，厥阴主之。不

hé yīn yáng　　qí gù hé yě
合阴阳，其故何也？

　　　　qí bó yuē　　shì míng dào yě　　cǐ tiān dì zhī yīn yáng yě
　　岐伯曰：是明道也，此天地之阴阳也。

fú shù zhī kě shǔ zhě　　　　rén zhōng zhī yīn yáng yě　　rán suǒ hé
夫数之可数者，人中之阴阳也，然所合，

shù zhī kě dé zhě yě　　fú yīn yáng zhě　　shǔ zhī kě shí　　tuī zhī
数之可得者也。夫阴阳者，数之可十，推之

kě bǎi　　shǔ zhī kě qiān　　tuī zhī kě wàn　　tiān dì yīn yáng zhě
可百，数之可千，推之可万。天地阴阳者，

bù yǐ shù tuī　　　yǐ xiàng zhī wèi yě①
不以数推，以象之谓也①。

　　　　dì yuē　　yuàn wén qí suǒ shǐ yě
　　帝曰：愿闻其所始也。

　　　　qí bó yuē　　zhāo hū zāi wèn yě　　chén lǎn　　tài shǐ tiān
　　岐伯曰：昭乎哉问也！臣览《太始天

yuán cè　　wén　　dān tiān zhī qì　　jīng yú niú　　nǚ wù fēn　　jīn
元册》文，丹天之气，经于牛、女戊分；黔

tiān zhī qì　　jīng yú xīn　　wěi jǐ fēn　　cāng tiān zhī qì　　jīng yú
天之气，经于心、尾己分；苍天之气，经于

wēi　　shì　　liǔ　　guǐ　　sù tiān zhī qì　　jīng yú kàng　　dǐ
危、室、柳、鬼；素天之气，经于亢、氐、

mǎo　　bì　　xuán tiān zhī qì　　jīng yú zhāng　　yì　　lóu　　wèi
昴、毕；玄天之气，经于张、翼、娄、胃。

suǒ wèi wù jǐ fēn zhě　　kuí　　bì　　jiǎo　　zhěn　　zé tiān dì zhī
所谓戊己分者，奎、壁、角、轸，则天地之

---

① 之谓也：《吴注素问》作"求之也"，义胜。

mén hù yě fú hòu zhī suǒ shǐ dào zhī suǒ shēng bù kě bù tōng
门户也。夫候之所始，道之所生，不可不通

yě
也。

dì yuē shàn lùn yán tiān dì zhě wàn wù zhī shàng
帝曰：善。论言天地者，万物之上

xià zuǒ yòu zhě yīn yáng zhī dào lù wèi zhī qí suǒ wèi yě
下；左右者，阴阳之道路。未知其所谓也。

qí bó yuē suǒ wèi shàng xià zhě suì shàng xià xiàn yīn
岐伯曰：所谓上下者，岁上下见阴

yáng zhī suǒ zài yě zuǒ yòu zhě zhū shàng xiàn jué yīn zuǒ shào
阳之所在也。左右者，诸上见厥阴，左少

yīn yòu tài yáng xiàn shào yīn zuǒ tài yīn yòu jué yīn
阴，右太阳；见少阴，左太阴，右厥阴；

xiàn tài yīn zuǒ shào yáng yòu shào yīn xiàn shào yáng zuǒ yáng
见太阴，左少阳，右少阴；见少阳，左阳

míng yòu tài yīn xiàn yáng míng zuǒ tài yáng yòu shào yáng xiàn
明，右太阴；见阳明，左太阳，右少阳；见

tài yáng zuǒ jué yīn yòu yáng míng suǒ wèi miàn běi ér mìng qí
太阳，左厥阴，右阳明。所谓面北而命其

wèi yán qí xiàn yě
位，言其见也。

dì yuē hé wèi xià
帝曰：何谓下？

qí bó yuē jué yīn zài shàng zé shào yáng zài xià zuǒ
岐伯曰：厥阴在上，则少阳在下，左

yáng míng yòu tài yīn shào yīn zài shàng zé yáng míng zài xià
阳明，右太阴；少阴在上，则阳明在下，

左太阳，右少阳；太阴在上，则太阳在下，左厥阴，右阳明；少阳在上，则厥阴在下，左少阴，右太阳；阳明在上，则少阴在下，左太阴，右厥阴；太阳在上，则太阴在下，左少阳，右少阴。所谓面南而命其位，言其见也。

上下相遘，寒暑相临，气相得则和，不相得则病。

帝曰：气相得而病者何也？

岐伯曰：以下临上，不当位也。

帝曰：动静何如？

岐伯曰：上者右行，下者左行，左右周天，余而复会也。

帝曰：余闻鬼臾区曰：应地者静。今夫

子乃言下者左行，不知其所谓也，愿闻何以
生之乎?

岐伯曰：天地动静，五行迁复，虽鬼
臾区其上候而已，犹不能遍明。夫变化之
用，天垂象，地成形，七曜纬虚，五行丽
地。地者，所以载生成之形类也；虚者，
所以列应天之精气也。形精之动，犹根本之
与枝叶也，仰观其象，虽远可知也。

帝曰：地之为下否乎?

岐伯曰：地为人之下，太虚之中者也。

帝曰：冯乎?

岐伯曰：大气举之也。燥以干之，暑以
蒸之，风以动之，湿以润之，寒以坚之，
火以温之。故风寒在下，燥热在上，湿气在

中，火游行其间，寒暑六入，故令虚而生化也。故燥胜则地干，暑胜则地热，风胜则地动，湿胜则地泥，寒胜则地裂，火胜则地固矣。

帝曰：天地之气，何以候之？

岐伯曰：天地之气，胜复之作，不形于诊也。《脉法》曰：天地之变，无以脉诊，此之谓也。

帝曰：间气何如？

岐伯曰：随气所在，期于左右。

帝曰：期之奈何？

岐伯曰：从其气则和，违其气则病，不当其位者病，迭移其位者病，失守其位者危，尺寸反者死，阴阳交者死。先立其年，

以知其气，左右应见，然后乃可以言死生
之逆顺。

帝曰：寒暑燥湿风火，在人合之奈何？
其于万物，何以生化？

岐伯曰：东方生风，风生木，木生
酸，酸生肝，肝生筋，筋生心。其在天为
玄，在人为道，在地为化。化生五味，道
生智，玄生神，化生气。神在天为风，在
地为木，在体为筋，在气为柔，在藏为肝。
其性为暄，其德为和，其用为动，其色为
苍，其化为荣，其虫毛，其政为散，其令
宣发，其变摧拉，其眚为陨，其味为酸，
其志为怒。怒伤肝，悲胜怒；风伤肝，燥
胜风；酸伤筋，辛胜酸。

南方生热，热生火，火生苦，苦生心，心生血，血生脾。其在天为热，在地为火，在体为脉，在气为息，在藏为心。

其性为暑，其德为显，其用为躁，其色为赤，其化为茂，其虫羽，其政为明，其令郁蒸，其变炎烁，其眚燔焫，其味为苦，其志为喜。喜伤心，恐胜喜；热伤气，寒胜热；苦伤气，咸胜苦。

中央生湿，湿生土，土生甘，甘生脾，脾生肉，肉生肺。其在天为湿，在地为土，在体为肉，在气为充，在藏为脾。

其性静兼，其德为濡，其用为化，其色为黄，其化为盈，其虫倮，其政为谧，其令云雨，其变动注，其眚淫溃，其味为甘，其志为思。思伤脾，怒胜思；湿伤肉，风胜湿；甘伤脾，酸胜甘。

西方生燥，燥生金，金生辛，辛生肺，肺生皮毛，皮毛生肾。其在天为燥，在地为金，在体为皮毛，在气为成，在藏为肺。其性为凉，其德为清，其用为固，其色为白，其化为敛，其虫介，其政为劲，其令雾露，其变肃杀，其眚苍落，其味为辛，其志为忧。忧伤肺，喜胜忧；热伤皮毛，寒胜热；辛伤皮毛，苦胜辛。

北方生寒，寒生水，水生咸，咸生肾，肾生骨髓，髓生肝。其在天为寒，在地为水，在体为骨，在气为坚，在藏为肾。其性为凛，其德为寒，其用为藏，其色为黑，其化为肃，其虫鳞，其政为静，其令霰雪，其变凝冽，其眚冰雹，其味为咸，其志为恐。恐伤肾，思胜恐；寒伤血，燥胜寒；咸伤血，甘胜咸。

五气更立，各有所先，非其位则邪，当其位则正。

帝曰：病生之变何如？

岐伯曰：气相得则微，不相得则甚。

帝曰：主岁何如？

岐伯曰：气有余，则制己所胜，而侮所不胜；其不及，则己所不胜侮而乘之，己所胜轻而侮之。侮反受邪，侮而受邪，寡于畏也。

帝曰：善。

六微旨大论篇第六十八
liù wēi zhǐ dà lùn piān dì liù shí bā

扫码听音频

黄帝问曰：呜呼远哉！天之道也，如迎浮云，若视深渊，视深渊尚可测，迎浮云莫知其极。夫子数言，谨奉天道，余闻而藏之，心私异之，不知其所谓也。愿夫子溢志尽言其事，令终不灭，久而不绝。天之道可得闻乎?

岐伯稽首再拜对曰：明乎哉问！天之道也，此因天之序，盛衰之时也。

帝曰：愿闻天道六六之节盛衰何也?

岐伯曰：上下有位，左右有纪。故少阳

之右，阳明治之；阳明之右，太阳治之；太阳之右，厥阴治之；厥阴之右，少阴治之；少阴之右，太阴治之；太阴之右，少阳治之。此所谓气之标，盖南面而待也。

故曰：因天之序，盛衰之时，移光定位，正立而待之。此之谓也。少阳之上，火气治之，中见厥阴；阳明之上，燥气治之，中见太阴；太阳之上，寒气治之，中见少阴；厥阴之上，风气治之，中见少阳；少阴之上，热气治之，中见太阳；太阴之上，湿气治之，中见阳明。所谓本也，本之下，中之见也，见之下，气之标也。本标不同，气应异象。

帝曰：其有至而至，有至而不至，有至

ér tài guò　hé yě
而太过，何也？

　　qí bó yuē　zhì ér zhì zhě hé　zhì ér bú zhì　lái qì
　　岐伯曰：至而至者和；至而不至，来气

bù jí yě　wèi zhì ér zhì　lái qì yǒu yú yě
不及也；未至而至，来气有余也。

　　dì yuē　zhì ér bú zhì　wèi zhì ér zhì　rú hé
　　帝曰：至而不至，未至而至，如何？

　　qí bó yuē　yìng zé shùn　pǐ zé nì　nì zé biàn shēng
　　岐伯曰：应则顺，否则逆，逆则变生，

biàn shēng zé bìng
变生则病。

　　dì yuē　shàn　qǐng yán qí yìng
　　帝曰：善。请言其应。

　　qí bó yuē　wù　shēng qí yìng yě　qì　mài qí yìng
　　岐伯曰：物，生其应也；气，脉其应

yě
也。

　　dì yuē　shàn　yuàn wén dì　lǐ zhī yìng liù jié qì wèi hé
　　帝曰：善。愿闻地理之应六节气位何

rú
如？

　　qí bó yuē　xiǎn míng zhī yòu　jūn huǒ zhī wèi yě　jūn huǒ
　　岐伯曰：显明之右，君火之位也；君火

zhī yòu　tuì xíng yí bù　xiàng huǒ zhì zhī　fù xíng yí bù　tǔ
之右，退行一步，相火治之；复行一步，土

qì zhì zhī　fù xíng yí bù　jīn qì zhì zhī　fù xíng yí bù
气治之；复行一步，金气治之；复行一步，

水气治之；复行一步，木气治之；复行一步，君火治之。

相火之下，水气承之；水位之下，土气承之；土位之下，风气承之；风位之下，金气承之；金位之下，火气承之；君火之下，阴精承之。

帝曰：何也？

岐伯曰：亢则害，承乃制，制则生化，外列盛衰，害则败乱，生化大病。

帝曰：盛衰何如？

岐伯曰：非其位则邪，当其位则正。邪则变甚，正则微。

帝曰：何谓当位？

岐伯曰：木运临卯，火运临午，土运临

四季，金运临酉，水运临子，所谓岁会，气之平也。

帝曰：非位何如？

岐伯曰：岁不与会也。

帝曰：土运之岁，上见太阴；火运之岁，上见少阳、少阴；金运之岁，上见阳明；木运之岁，上见厥阴；水运之岁，上见太阳。奈何？

岐伯曰：天之与会也，故《天元册》曰天符。

帝曰：天符岁会何如？

岐伯曰：太一天符之会也。

帝曰：其贵贱何如？

岐伯曰：天符为执法，岁会为行令，太

一天符为贵人。

帝曰：邪之中也奈何？

岐伯曰：中执法者，其病速而危；中行令者，其病徐而持；中贵人者，其病暴而死。

帝曰：位之易也何如？

岐伯曰：君位臣则顺，臣位君则逆。逆则其病近，其害速；顺则其病远，其害微。所谓二火也。

帝曰：善。愿闻其步何如？

岐伯曰：所谓步者，六十度而有奇，故二十四步积盈百刻而成日也。

帝曰：六气应五行之变何如？

岐伯曰：位有终始，气有初中，上下

不同，求之亦异也。

帝曰：求之奈何？

岐伯曰：天气始于甲，地气始于子，子甲相合，命曰岁立。谨候其时，气可与期。

帝曰：愿闻其岁，六气始终，早晏何如？

岐伯曰：明乎哉问也！甲子之岁，初之气，天数始于水下一刻，终于八十七刻半；二之气始于八十七刻六分，终于七十五刻；三之气始于七十六刻，终于六十二刻半；四之气始于六十二刻六分，终于五十刻；五之气始于五十一刻，终于三十七刻半；六之气始于三十七刻六分，终于二十五刻。所谓初六，天之数也。

乙丑岁，初之气，天数始于二十六刻，终于一十二刻半；二之气始于一十二刻六分，终于水下百刻；三之气始于一刻，终于八十七刻半；四之气始于八十七刻六分，终于七十五刻；五之气始于七十六刻，终于六十二刻半；六之气始于六十二刻六分，终于五十刻。所谓六二，天之数也。

丙寅岁，初之气，天数始于五十一刻，终于三十七刻半；二之气始于三十七刻六分，终于二十五刻；三之气始于二十六刻，终于一十二刻半；四之气始于一十二刻六分，终于水下百刻；五之气始于一刻，终于八十七刻半；六之气始于八十七刻六分，终于七十五刻。所谓六三，天之数也。

丁卯岁，初之气，天数始于七十六刻，终于六十二刻半；二之气始于六十二刻六分，终于五十刻；三之气始于五十一刻，终于三十七刻半；四之气始于三十七刻六分，终于二十五刻；五之气始于二十六刻，终于一十二刻半；六之气始于一十二刻六分，终于水下百刻。所谓六四，天之数也。次戊辰岁，初之气复始于一刻，常如是无已，周而复始。

帝曰：愿闻其岁候何如？

岐伯曰：悉乎哉问也！日行一周，天气始于一刻，日行再周，天气始于二十六刻，日行三周，天气始于五十一刻，日行四周，天气始于七十六刻，日行五周，天气复始于一刻，所谓一纪也。是故寅、午、戌岁气会同，卯、未、亥岁气会同，辰、申、子岁气会同，巳、酉、丑岁气会同。终而复始。

帝曰：愿闻其用也。

岐伯曰：言天者求之本，言地者求之位，言人者求之气交。

帝曰：何谓气交？

岐伯曰：上下之位，气交之中，人之居也。故曰：天枢之上，天气主之；天枢之下，地气主之；气交之分，人气从之，万物由之。此之谓也。

帝曰：何谓初中？

岐伯曰：初凡三十度有奇，中气同法。

帝曰：初中何也？

qí bó yuē　　suǒ yǐ fēn tiān dì　yě
岐伯曰：所以分天地也。

dì yuē　　yuàn zú wén zhī
帝曰：愿卒闻之。

qí bó yuē　　chū zhě dì qì yě　　zhōng zhě tiān qì yě
岐伯曰：初者地气也，中者天气也。

dì yuē　　qí shēng jiàng hé rú
帝曰：其升降何如？

qí bó yuē　　qì zhī shēng jiàng　　tiān dì zhī gēng yòng yě
岐伯曰：气之升降，天地之更用也。

dì yuē　　yuàn wén qí yòng hé rú
帝曰：愿闻其用何如？

qí bó yuē　　shēng yǐ ér jiàng　　jiàng zhě wèi tiān　　jiàng yǐ ér
岐伯曰：升已而降，降者谓天；降已而

shēng　　shēng zhě wèi dì　　tiān qì xià jiàng　　qì liú yú dì　　dì
升，升者谓地。天气下降，气流于地；地

qì shàng shēng　　qì téng yú tiān　　gù gāo xià xiāng zhào　　shēng jiàng xiāng
气上升，气腾于天。故高下相召，升降相

yīn　　ér biàn zuò yǐ
因，而变作矣。

dì yuē　　shàn　　hán shī xiāng gòu　　zào rè xiāng lín　　fēng
帝曰：善。寒湿相遘，燥热相临，风

huǒ xiāng zhí　　qí yǒu wén hū
火相值，其有闻乎？

qí bó yuē　　qì yǒu shèng fù　　shèng fù zhī zuò　　yǒu dé
岐伯曰：气有胜复，胜复之作，有德

yǒu huà　　yǒu yòng yǒu biàn　　biàn zé xié qì jū zhī
有化，有用有变，变则邪气居之。

帝曰：何谓邪乎？

岐伯曰：夫物之生从于化，物之极由乎变，变化之相薄，成败之所由也。故气有往复，用有迟速，四者之有，而化而变，风之来也。

帝曰：迟速往复，风所由生，而化而变。故因盛衰之变耳。成败倚伏游乎中，何也？

岐伯曰：成败倚伏生乎动，动而不已，则变作矣。

帝曰：有期乎？

岐伯曰：不生不化，静之期也。

帝曰：不生化乎？

岐伯曰：出入废，则神机化灭；升降

息，则气立孤危。故非出入，则无以生长壮老已；非升降，则无以生长化收藏。是以升降出入，无器不有。故器者生化之宇，器散则分之，生化息矣。故无不出入，无不升降。化有小大，期有近远。四者之有，而贵常守，反常则灾害至矣。故曰：无形无患，此之谓也。

帝曰：善。有不生不化乎？

岐伯曰：悉乎哉问也！与道合同，惟真人也。

帝曰：善。

qì jiāobiàn dà lùn piān dì liù shí jiǔ
气交变大论篇第六十九

黄帝问曰：五运更治，上应天暮，阴阳往复，寒暑迎随，真邪相薄，内外分离，六经波荡，五气倾移，太过不及，专胜兼并，愿言其始，而有常名，可得闻乎？

岐伯稽首再拜对曰：昭乎哉问也！是明道也。此上帝所贵，先师传之，臣虽不敏，往闻其旨。

帝曰：余闻得其人不教，是谓失道；传非其人，慢泄天宝。余诚菲德，未足以

受至道；然而众子哀其不终。愿夫子保于

无穷，流于无极，余司其事，则而行之，奈

何？

岐伯曰：请遂言之也。《上经》曰：夫

道者，上知天文，下知地理，中知人事，可

以长久。此之谓也。

帝曰：何谓也？

岐伯曰：本气，位也。位天者，天文

也。位地者，地理也。通于人气之变化者，

人事也。故太过者先天，不及者后天，所谓

治化，而人应之也。

帝曰：五运之化，太过何如？

岐伯曰：岁木太过，风气流行，脾土受

邪。民病飧泄，食减，体重，烦冤，肠鸣，

腹支满，上应岁星。甚则忽忽善怒，眩冒巅疾。化气不政，生气独治，云物飞动，草木不宁，甚而摇落。反胁痛而吐甚。冲阳绝者，死不治。上应太白星。

岁火太过，炎暑流行，金肺受邪。民病疟，少气，咳喘，血溢，血泄，注下，嗌燥，耳聋，中热，肩背热。上应荧惑星。甚则胸中痛，胁支满胁痛，膺背肩胛间痛，两臂内痛，身热肤痛而为浸淫。收气不行，长气独明，雨冰霜寒，上应辰星。上临少阴少阳，火燔焫，水泉涸，物焦槁。病反谵妄狂越，咳喘息鸣，下甚，血溢泄不已。太渊绝者，死不治。上应荧惑星。

岁土太过，雨湿流行，肾水受邪。民病

腹痛，清厥，意不乐，体重，烦冤，上应镇星。甚则肌肉萎，足痿不收，行善瘛，脚下痛，饮发中满，食减，四支不举。变生得位，藏气伏，化气独治之，泉涌河衍，涸泽生鱼，风雨大至，土崩溃，鳞见于陆。病腹满，溏泄，肠鸣，反下甚。而太溪绝者，死不治，上应岁星。

岁金太过，燥气流行，肝木受邪。民病两胁下少腹痛，目赤痛，眦疡，耳无所闻。肃杀而甚，则体重，烦冤，胸痛引背，两胁满且痛引少腹，上应太白星。甚则喘咳逆气，肩背痛，尻、阴、股、膝、髀、腨、胻、足皆病，上应荧惑星。收气峻，生气下，草木敛，苍干凋陨。病反暴痛，胠胁不可反侧，咳逆甚而血溢。太冲绝者，死不治。

上应太白星。

岁水太过，寒气流行，邪害心火。民病身热烦心，躁悸，阴厥，上下中寒，谵妄心痛，寒气早至，上应辰星。甚则腹大胫肿，喘咳，寝汗出，憎风，大雨至，埃雾朦郁，上应镇星。上临太阳，则雨冰雪，霜不时降，湿气变物。病反腹满，肠鸣溏泄，食不化，渴而妄冒。神门绝者，死不治。上应荧惑、辰星。

帝曰：善。其不及何如？

岐伯曰：悉乎哉问也！岁木不及，燥乃大行，生气失应，草木晚荣。肃杀而甚，则刚木辟著，柔萎苍干，上应太白星。民病中清，胠胁痛，少腹痛，肠鸣溏泄。凉雨时至，上应太白星，其谷苍。上临阳明，生气失政，草木再荣，化气乃急，上应太白、镇星，其主苍早。

复则炎暑流火，湿性燥，柔脆草木焦槁，下体再生，华实齐化。病寒热，疮疡，痹胗，痈痤。上应荧惑、太白，其谷白坚。白露早降，收杀气行，寒雨害物，虫食甘黄。脾土受邪，赤气后化，心气晚治，上胜肺金，白气乃屈，其谷不成，咳而鼽。上应荧惑、太白星。

岁火不及，寒乃大行，长政不用，物荣而下。凝惨而甚，则阳气不化，乃折荣美，上应辰星。民病胸中痛，胁支满，两胁痛，膺背肩胛间及两臂内痛，郁冒朦昧，心痛暴瘖，胸腹大，胁下与腰背相引而痛，甚则屈不能伸，髋髀如别。上应荧惑、辰星，其谷丹。复则埃郁，大雨且至，黑气乃辱，病鹜溏，腹满，食饮不下，寒中，肠鸣泄注，腹痛，暴挛痿痹，足不任身。上应镇星、辰星，玄谷不成。

岁土不及，风乃大行，化气不令，草木茂荣。飘扬而甚，秀而不实，上应岁星。民病飧泄，霍乱，体重，腹痛，筋骨繇复，肌肉瞤酸，善怒。藏气举事，蛰虫早附，咸病寒中，上应岁星、镇星，其谷黅。复则收政严峻，名木苍凋，胸胁暴痛，下引少腹，善太息。虫食甘黄，气客于脾，黅谷乃减，民食少、失味，苍谷乃损，上应太白、岁星。上临厥阴，流水不冰，蛰虫来见。藏气不用，白乃不复，上应岁星，民乃康。

岁金不及，炎火乃行，生气乃用，长气专胜，庶物以茂，燥烁以行，上应荧惑星。民病肩背瞀重，鼽嚏，血便注下。收气乃后，上应太白、荧惑星，其谷坚芒。复则寒雨暴至，乃零冰雹霜雪杀物，阴厥且格，阳反上行，头脑户痛，延及囟顶，发热。上应辰星、荧惑，丹谷不成。民病口疮，甚则心痛。

岁水不及，湿乃大行，长气反用，其化乃速，暑雨数至，上应镇星。民病腹满，身重，濡泄，寒疡流水，腰股痛发，腘腨股膝不便。烦冤，足痿清厥，脚下痛，甚则跗肿。藏气不政，肾气不衡，上应镇星、辰星，其谷秬。上临太阴，则大寒数举，蛰虫早藏，地积坚冰，阳光不治，民病寒疾于下，甚则腹满浮肿，上应镇星、荧惑，其主黅谷。复则大风暴发，草偃木零，生长不鲜，面色时变，筋骨并辟，肉瞤瘛，目视䀮䀮。物疏璺，肌肉胗发，气并鬲中，痛于心腹。黄气乃损，其谷不登，上应岁星、镇星。

帝曰：善。愿闻其时也？

岐伯曰：悉乎哉问也！木不及，春有鸣条律畅之化，则秋有雾露清凉之政；春有惨凄残贼之胜，则夏有炎暑燔烁之复。其眚东，其藏肝，其病内舍胠胁，外在关节。

火不及，夏有炳明光显之化，则冬有
严肃霜寒之政，夏有惨凄凝冽之胜，则不
时有埃昏大雨之夏。其眚南，其藏心，其
病内舍膺胁，外在经络。

土不及，四维有埃云润泽之化，则春有
鸣条鼓拆之政；四维发振拉飘腾之变，则
秋有肃杀霖霪之复。其眚四维，其藏脾，
其病内舍心腹，外在肌肉四肢。

金不及，夏有光显郁蒸之令，则冬有
严凝整肃之应；夏有炎烁燔燎之变，则秋
有冰雹霜雪之复。其眚西，其藏肺。其病
内舍膺胁肩背，外在皮毛。

水不及，四维有湍润埃云之化，则不时
有和风生发之应；四维发埃昏骤注之变，

则不时有飘荡振拉之复。其眚北，其藏肾，其病内舍腰脊骨髓，外在溪谷踹膝。

夫五运之政，犹权衡也，高者抑之，下者举之，化者应之，变者复之，此生长化成收藏之理，气之常也，失常则天地四塞矣。故曰：天地之动静，神明为之纪，阴阳之往复，寒暑彰其兆。此之谓也。

帝曰：夫子之言五气之变，四时之应，可谓悉矣。夫气之动乱，触遇而作，发无常会，卒然灾合，何以期之？

岐伯曰：夫气之动变，固不常在，而德、化、政、令、灾、变，不同其候也。

帝曰：何谓也？

岐伯曰：东方生风，风生木。其德敷

和，其化生荣，其政舒启，其令风，其变振发，其灾散落。

南方生热，热生火。其德彰显，其化蕃茂，其政明曜，其令热，其变销烁，其灾燔焫。

中央生湿，湿生土。其德溽蒸，其化丰备，其政安静，其令湿，其变骤注，其灾霖溃。

西方生燥，燥生金。其德清洁，其化紧敛，其政劲切，其令燥，其变肃杀，其灾苍陨。

北方生寒，寒生水。其德凄沧，其化清谧，其政凝肃，其令寒，其变溧冽，其灾冰雪霜雹。

是以察其动也，有德有化，有政有令，有变有灾，而物由之，而人应之也。

帝曰：夫子之言岁候，其不及太过，而上应五星，今夫德、化、政、令、灾眚、变易，非常而有也，卒然而动，其亦为之变乎？

岐伯曰：承天而行之，故无妄动，无不应也。卒然而动者，气之交变也，其不应焉。故曰：应常不应卒，此之谓也。

帝曰：其应奈何？

岐伯曰：各从其气化也。

帝曰：其行之徐疾、逆顺何如？

岐伯曰：以道留久，逆守而小，是谓省下；以道而去，去而速来，曲而过之，是谓

省遗过也；久留而环，或离或附，是谓议灾

与其德也；应近则小，应远则大。芒而大，

倍常之一，其化甚，大常之二，其眚即发

也；小常之一，其化减，小常之二，是谓

临视。省下之过与其德也。德者福之，过者

伐之。是以象之见也，高而远则小，下而近

则大，故大则喜怒迩，小则祸福远。岁运太

过，则运星北越；运气相得，则各行以道。

故岁运太过，畏星失色而兼其母，不及则色

兼其所不胜。肖者瞿瞿，莫知其妙，闵闵之

当，孰者为良，妄行无征，示畏侯王。

帝曰：其灾应何如？

岐伯曰：亦各从其化也。故时至有盛

衰，凌犯有逆顺，留守有多少，形见有善

恶，宿属有胜负，征应有吉凶矣。

帝曰：其善恶何谓也？

岐伯曰：有善，有怒，有忧，有丧，有泽，有燥。此象之常也，必谨察之。

帝曰：六者高下异乎？

岐伯曰：象见高下，其应一也，故人亦应之。

帝曰：善。其德、化、政、令之动静损益皆何如？

岐伯曰：夫德化政令灾变不能相加也，胜复盛衰不能相多也，往来大小不能相过也，用之升降不能相无也，各从其动而复之耳。

帝曰：其病生何如？

岐伯曰：德化者气之祥，政令者气之章，变易者复之纪，灾眚者伤之始。气相胜者和，不相胜者病，重感于邪则甚也。

帝曰：善。所谓精光之论，大圣之业，宣明大道，通于无穷，究于无极也。余闻之，善言天者，必应于人；善言古者，必验于今；善言气者，必彰于物；善言应者，同天地之化，善言化言变者，通神明之理。非夫子孰能言至道欤！

乃择良兆而藏之灵室，每旦读之，命曰《气交变》。非斋戒不敢发，慎传也。

五常政大论篇第七十
wǔ chángzhèng dà lùn piān dì qī shí

扫码听音频

黄帝问曰：太虚寥廓，五运迴薄，衰盛不同，损益相从，愿闻平气，何如而名？何如而纪也？

岐伯对曰：昭乎哉问也！木曰敷和，火曰升明，土曰备化，金曰审平，水曰静顺。

帝曰：其不及奈何？

岐伯曰：木曰委和，火曰伏明，土曰卑监，金曰从革，水曰涸流。

帝曰：太过何谓？

岐伯曰：木曰发生，火曰赫曦，土曰敦阜，金曰坚成，水曰流衍。

帝曰：三气之纪，愿闻其候。

岐伯曰：悉乎哉问也！敷和之纪，木德周行，阳舒阴布，五化宣平，其气端，其性随，其用曲直，其化生荣，其类草木，其政发散，其候温和，其令风，其藏肝，肝其畏清，其主目，其谷麻，其果李，其实核，其应春，其虫毛，其畜犬，其色苍，其养筋，其病里急支满，其味酸，其音角，其物中坚，其数八。

升明之纪，正阳而治，德施周普，五化均衡，其气高，其性速，其用燔灼，其化蕃茂，其类火，其政明曜，其候炎暑，其令热，其藏心，心其畏寒，其主舌，其谷麦，其果杏，其实络，其应夏，其虫羽，其畜马，其色赤，其养血，其病瞤瘛，其味苦，其音徵，其物脉，其数七。

备化之纪，气协天休，德流四政，五化齐修，其气平，其性顺，其用高下，其化丰满，其类土，其政安静，其候溽蒸，其令湿，其藏脾，脾其畏风，其主口，其谷稷，其果枣，其实肉，其应长夏，其虫倮，其畜牛，其色黄，其养肉，其病否，其味甘，其音宫，其物肤，其数五。

审平之纪，收而不争，杀而无犯，五化宣明，其气洁，其性刚，其用散落，其化坚敛，其类金，其政劲肃，其候清切，其令燥，其藏肺，肺其畏热，其主鼻，其谷稻，其果桃，其实壳，其应秋，其虫介，其畜鸡，其色白，其养皮毛，其病咳，其味辛，其音商，其物外坚，其数九。

静顺之纪，藏而勿害，治而善下，五化咸整，其气明，其性下，其用沃衍，其化凝坚，其类水，其政流演，其候凝肃，其令寒，其藏肾，肾其畏湿，其主二阴，其谷豆，其果栗，其实濡，其应冬，其虫鳞，其畜彘，其色黑，其养骨髓，其病厥，其味咸，其音羽，其物濡，其数六。

故生而勿杀，长而勿罚，化而勿制，收而勿害，藏而勿抑，是谓平气。

委和之纪，是谓胜生。生气不政，化

气乃扬，长气自平，收令乃早，凉雨时降，风云并兴，草木晚荣，苍干凋落，物秀而实，肤肉内充。其气敛，其用聚，其动缏戾拘缓，其发惊骇，其藏肝，其果枣李，其实核壳，其谷稷稻，其味酸辛，其色白苍，其畜犬鸡，其虫毛介，其主雾露凄沧，其声角商，其病摇动注恐，从金化也。少角与判商同，上角与正角同，上商与正商同。其病支废，痈肿疮疡，其甘虫，邪伤肝也。上宫与正宫同，萧飚肃杀，则炎赫沸腾，告于三，所谓复也，其主飞蠹蛆雉，乃为雷霆。

伏明之纪，是谓胜长。长气不宣，藏气反布，收气自政，化令乃衡，寒清数举，暑令乃薄，承化物生，生而不长，成实而稚，遇化已老，阳气屈伏，蛰虫早藏。其气郁，其用暴。其动彰伏变易，其发痛，其藏心，其果栗桃，其实络濡，其谷豆稻，其味苦咸，其色玄丹，其畜马彘，其虫羽鳞，其主冰雪霜寒，其声徵羽，其病昏惑悲忘，从水化也。少徵与少羽同，上商与正商同。邪伤心也。凝惨溧冽，则暴雨霖霪。眚于九。其主骤注，雷霆震惊，沉霿淫雨。

卑监之纪，是谓减化。化气不令，生政独彰，长气整，雨乃愆，收气平，风寒并兴，草木荣美，秀而不实，成而秕也。其气散，其用静定，其动疡涌，分溃，痛肿，其发濡滞，其藏脾，其果李栗，其实濡核，其谷豆麻，其味酸甘，其色苍黄，其畜牛犬，其虫倮毛，其主飘怒振发，其声宫角，其病留满否塞，从木化也。少宫与少角同，上宫与正宫同，上角与正角同。

其病飧泄，邪伤脾也。振拉飘扬，则苍干散落，其眚四维。其主败折虎狼，清气乃用，生政乃辱。

从革之纪，是谓折收。收气乃后，生气乃扬，长化合德，火政乃宣，庶类以蕃。其气扬，其用躁切，其动铿禁瞀厥，其发咳喘，其藏肺，其果李杏，其实壳络，其谷麻麦，其味苦辛，其色白丹，其畜鸡羊，其虫介羽。其主明曜炎烁，其声商徵，其病

嚏咳鼽衄，从火化也。少商与少徵同，上

商与正商同，上角与正角同。邪伤肺

也。炎光赫烈，则冰雪霜雹，眚于七。其

主鳞伏彘鼠，岁气早至，乃生大寒。

涸流之纪，是谓反阳。藏令不举，化气

乃昌，长气宣布，蛰虫不藏，土润，水泉

减，草木条茂，荣秀满盛。其气滞，其用

渗泄，其动坚止，其发燥槁，其藏肾，其

果枣杏，其实濡肉，其谷黍稷，其味甘咸，

其色黅玄，其畜彘牛，其虫鳞倮，其主埃

郁昏翳，其声羽宫。其病痿厥坚下，从土

化也。少羽与少宫同。上宫与正宫同。其

病癃閟，邪伤肾也。埃昏骤雨，则振拉摧

拔，眚于一。其主毛显狐狢，变化不藏。

故乘危而行，不速而至，暴虚无德，灾反及之，微者复微，甚者复甚，气之常也。

发生之纪，是谓启敕。土疏泄，苍气达，阳和布化，阴气乃随，生气淳化，万物以荣。其化生，其气美，其政散，其令条舒，其动掉眩巅疾，其德鸣靡启坼，其变振拉摧拔，其谷麻稻，其畜鸡犬，其果李桃，其色青黄白，其味酸甘辛，其象春，其经足厥阴、少阳，其藏肝脾，其虫毛介，其物中坚外坚，其病怒。太角与上商同，上徵则其气逆，其病吐利。不务其德，则收气复，秋气劲切，甚则肃杀，清气大至，草木凋零，邪乃伤肝。

赫曦之纪，是谓蕃茂。阴气内化，阳气外荣，炎暑施化，物得以昌。其化长，其气高，其政动，其令鸣显，其动炎灼妄扰，其德暄暑郁蒸，其变炎热沸腾，其谷麦豆，其畜羊彘，其果杏栗，其色赤白玄，其味苦辛咸，其象夏，其经手少阴、太阳，手厥阴、少阳，其藏心肺，其虫羽鳞，其物脉濡，其病笑、疟、疮疡、血流、狂妄、目赤。上羽与正徵同，其收齐，其病痉，上徵而收气后也。暴烈其政，藏气乃复，时见凝惨，甚则雨水霜雹切寒，邪伤心也。

敦阜之纪，是谓广化。厚德清静，顺长以盈，至阴内实，物化充成，烟埃朦郁，见于厚土，大雨时行，湿气乃用，燥政乃辟。其化圆，其气丰，其政静，其令周备，其动濡积并稸，其德柔润重淖，其变震惊飘骤、崩溃，其谷稷麻，其畜牛犬，其果枣李，其色黅玄苍，其味甘咸酸，其象长夏，其经足太阴、阳明，其藏脾肾，其虫倮毛，其物肌核，其病腹满，四支不举，大风迅至，邪伤脾也。

坚成之纪，是谓收引。天气洁，地气明，阳气随，阴治化，燥行其政，物以司成，收气繁布，化洽不终。其化成，其气削，其政肃，其令锐切，其动暴折疡疰，其德雾露萧飔，其变肃杀凋零。其谷稻黍，其畜鸡马，其果桃杏，其色白青丹，其味辛酸苦，其象秋，其经手太阴、阳明，其藏肺肝，其虫介羽，其物壳络，其病喘喝，胸凭仰息，上徵与正商同。其生齐，其病咳。政暴变，则名木不荣，柔脆焦首，长气斯救，大火流，炎烁且至，蔓将槁，邪伤肺也。

流衍之纪，是谓封藏。寒司物化，天地严凝，藏政以布，长令不扬。其化凛，其气坚，其政谧，其令流注，其动漂泄沃涌，其德凝惨寒雾，其变冰雪霜雹，其谷豆稷，其畜彘牛，其果栗枣，其色黑丹黅，其味咸苦甘，其象冬，其经足少阴、太阳，其藏肾、心，其虫鳞倮，其物濡满，其病胀。上羽而长气不化也。政过则化气大举，而埃昏气交，大雨时降，邪伤肾也。

故曰：不恒其德，则所胜来复，政恒其理，则所胜同化。此之谓也。

帝曰：天不足西北，左寒而右凉；地不满东南，右热而左温。其故何也？

岐伯曰：阴阳之气，高下之理，太少之异也。东南方，阳也；阳者，其精降于下，故右热而左温。西北方，阴也；阴者，其精奉于上，故左寒而右凉。是以地有高下，气有温凉，高者气寒，下者气热。故适寒凉者胀，之温热者疮。下之则胀已，汗之则疮已。此腠理开闭之常，太少之异耳。

帝曰：其于寿夭，何如？

岐伯曰：阴精所奉，其人寿；阳精所降，其人夭。

帝曰：善。其病也，治之奈何？

岐伯曰：西北之气，散而寒之，东南之气，收而温之。所谓同病异治也。故曰，气寒气凉，治以寒凉，行水渍之；气温气热，治以温热，强其内守。必同其气，可使平也，假者反之。

帝曰：善。一州之气，生化寿夭不同，其故何也。

岐伯曰：高下之理，地势使然也。崇高则阴气治之，污下则阳气治之。阳胜者先天，阴胜者后天，此地理之常，生化之道也。

帝曰：其有寿夭乎？

岐伯曰：高者其气寿，下者其气夭，

地之小大异也，小者小异，大者大异。故治病者，必明天道地理，阴阳更胜，气之先后，人之寿夭，生化之期，乃可以知人之形气矣。

帝曰：善。其岁有不病，而藏气不应不用者，何也？

岐伯曰：天气制之，气有所从也。

帝曰：愿卒闻之。

岐伯曰：少阳司天，火气下临，肺气上从，白起金用，草木眚，火见燔焫，革金且耗，大暑以行，咳嚏鼽衄，鼻窒口疡，寒热胕肿；风行于地，尘沙飞扬，心痛，胃脘痛，厥逆，鬲不通，其主暴速。

阳明司天，燥气下临，肝气上从，苍

起木用而立，土乃眚，凄沧数至，木伐草萎，胁痛，目赤，掉振鼓栗，筋萎，不能久立；暴热至，土乃暑，阳气郁发，小便变，寒热如疟，甚则心痛。火行于槁，流水不冰，蛰虫乃见。

太阳司天，寒气下临，心气上从，而火且明，丹起，金乃眚，寒清时举，胜则水冰，火气高明，心热烦，嗌干，善渴，鼽嚏，喜悲，数欠，热气妄行，寒乃复，霜不时降，善忘，甚则心痛；土乃润，水丰衍，寒客至，沉阴化，湿气变物，水饮内稸，中满不食，皮㿉肉苛，筋脉不利，甚则胕肿，身后痈。

厥阴司天，风气下临，脾气上从，而

土且隆，黄起，水乃眚，土用革，体重，肌肉萎，食减口爽，风行太虚，云物摇动，目转耳鸣；火纵其暴，地乃暑，大热消烁，赤沃下，蛰虫数见，流水不冰，其发机速。

少阴司天，热气下临，肺气上从，白起金用，草木眚，喘，呕，寒热，嚏，鼽衄，鼻窒，大暑流行，甚则疮疡燔灼，金烁石流；地乃燥清，凄沧数至，胁痛，善太息，肃杀行，草木变。

太阴司天，湿气下临，肾气上从，黑起水变，火乃眚，埃冒云雨，胸中不利，阴痿，气大衰，而不起不用，当其时，反腰脽痛，动转不便也，厥逆；地乃藏阴，大寒且至，蛰虫早附，心下否痛，地裂冰坚，少腹痛，时害于食，乘金则止，水增，味乃咸，行水减也。

帝曰：岁有胎孕不育，治之不全，何气使然？

岐伯曰：六气五类，有相胜制也。同者盛之，异者衰之。此天地之道，生化之常也。

故厥阴司天，毛虫静，羽虫育，介虫不成；在泉，毛虫育，倮虫耗，羽虫不育。

少阴司天，羽虫静，介虫育，毛虫不成；在泉，羽虫育，介虫耗不育。

太阴司天，倮虫静，鳞虫育，羽虫不

成；在泉，倮虫育，鳞虫不成。

少阳司天，羽虫静，毛虫育，倮虫不成；在泉，羽虫育，介虫耗，毛虫不育。

阳明司天，介虫静，羽虫育，介虫不成；在泉，介虫育，毛虫耗，羽虫不成。

太阳司天，鳞虫静，倮虫育；在泉，鳞虫耗，倮虫不育。

诸乘所不成之运，则甚也。故气主有所制，岁立有所生，地气制己胜，天气制胜己，天制色，地制形，五类衰盛，各随其气之所宜也。故有胎孕不育，治之不全，此气之常也，所谓中根也。根于外者亦五，故生化之别，有五气、五味、五色、五类、五宜也。

帝曰：何谓也？

岐伯曰：根于中者，命曰神机，神去则机息；根于外者，命曰气立，气止则化绝。故各有制，各有胜，各有生，各有成。故曰：不知年之所加，气之同异，不足以言生化。此之谓也。

帝曰：气始而生化，气散而有形，气布而蕃育，气终而象变，其致一也。然而五味所资，生化有薄厚，成熟有少多，终始不同，其故何也？

岐伯曰：地气制之也，非天不生、地不长也。

帝曰：愿闻其道？

岐伯曰：寒热燥湿，不同其化也。故少

阳在泉，寒毒不生，其味辛，其治苦酸，其

谷苍丹。

阳明在泉，湿毒不生，其味酸，其气

湿，其治辛苦甘，其谷丹素。

太阳在泉，热毒不生，其味苦，其治淡

咸。其谷黅秬。

厥阴在泉，清毒不生，其味甘，其治酸

苦，其谷苍赤，其气专，其味正。

少阴在泉，寒毒不生，其味辛，其治辛

苦甘，其谷白丹。

太阴在泉，燥毒不生，其味咸，其气

热，其治甘咸，其谷黅秬；化淳则咸守，气

zhuān zé xīn huà ér jù zhì
专则辛化而俱治。

gù yuē　　bǔ shàng xià zhě　cóng zhī　zhì shàng xià zhě
故曰：补上下者，从之；治上下者，

nì zhī　　yǐ suǒ zài hán rè shèng shuāi ér tiáo zhī
逆之，以所在寒热盛衰而调之。

gù yuē　shàng qǔ　　xià qǔ　　nèi qǔ　　wài qǔ　　yǐ qiú
故曰：上取、下取，内取、外取，以求

qí guò　　nài dú zhě yǐ hòu yào　　bú shèng dú zhě yǐ bó yào
其过。能毒者以厚药；不胜毒者以薄药。

cǐ zhī wèi yě
此之谓也。

qì fǎn zhě　　bìng zài shàng　qǔ zhī xià　bìng zài xià　　qǔ
气反者，病在上，取之下；病在下，取

zhī shàng　bìng zài zhōng　páng qǔ zhī
之上；病在中，旁取之。

zhì rè yǐ hán　　wēn ér xíng zhī　　zhì hán yǐ rè　　liáng ér
治热以寒，温而行之；治寒以热，凉而

xíng zhī　　zhì wēn yǐ qīng　lěng ér xíng zhī　　zhì qīng yǐ wēn　　rè
行之；治温以清，冷而行之；治清以温，热

ér xíng zhī
而行之。

gù xiāo zhī　　xuē zhī　　tù zhī　　xià zhī　　bǔ zhī　　xiè
故消之，削之，吐之，下之，补之，写

zhī　　jiǔ xīn tóng fǎ
之，久新同法。

dì yuē　　bìng zài zhōng ér bù shí bù jiān　　qiě jù qiě
帝曰：病在中而不实不坚，且聚且

散，奈何？

岐伯曰：悉乎哉问也！无积者，求其

藏，虚则补之，药以祛之，食以随之，行之

渍之，和其中外，可使毕已。

帝曰：有毒无毒，服有约乎？

岐伯曰：病有久新，方有大小，有毒无

毒，固宜常制矣。大毒治病，十去其六；

常毒治病，十去其七；小毒治病，十去其

八；无毒治病，十去其九。谷肉果菜，食养

尽之。无使过之，伤其正也。不尽，行复

如法。必先岁气，无伐天和。无盛盛，无

虚虚，而遗人夭殃。无致邪，无失正，绝人

长命！

帝曰：其久病者，有气从不康，病去而

瘠，奈何？

岐伯曰：昭乎哉圣人之问也！化不可代，时不可违。夫经络以通，血气以从，复其不足，与众齐同，养之和之，静以待时，谨守其气，无使倾移，其形乃彰，生气以长，命曰圣王。

故《大要》曰：无代化，无违时，必养必和，待其来复。此之谓也。

帝曰：善！

扫码听音频

六元正纪大论篇第七十一

黄帝问曰：六化六变，胜复淫治，甘苦辛咸酸淡先后，余知之矣。夫五运之化，或从天气，或逆天气，或从天气而逆地气，或从地气而逆天气，或相得，或不相得，余未能明其事。欲通天之纪，从地之理，和其运，调其化，使上下合德，无相夺伦，天地升降，不失其宜，五运宣行，勿乖其政，调之正味从逆，奈何？

岐伯稽首再拜对曰：昭乎哉问也！此天地之纲纪，变化之渊源，非圣帝孰能穷其至理欤！臣虽不敏，请陈其道，令终不灭，久而不易。

帝曰：愿夫子推而次之，从其类序，分其部主，别其宗司，昭其气数，明其正化，可得闻乎?

岐伯曰：先立其年，以明其气，金木水火土运行之数，寒暑燥湿风火临御之化，则天道可见，民气可调，阴阳卷舒，近而无惑，数之可数者，请遂言之。

帝曰：太阳之政奈何?

岐伯曰：辰戌之纪也。

太阳、太角、太阴、壬辰、壬戌、其运风，其化鸣紊启拆，其变振拉摧拔，其病眩掉目瞑。

太角_{初正}、少徵、太宫、少商、太羽_终。

太阳、太徵、太阴、戊辰、戊戌、同

正徵。其运热，其化暄暑郁燠，其变炎烈

沸腾，其病热郁。

太徵、少宫、太商、少羽_终、少角_初。

太阳、太宫、太阴、甲辰岁会_{同天符}、甲

戌岁会_{同天符}。其运阴埃，其化柔润重泽，其

变震惊飘骤，其病湿下重。

太宫、少商、太羽_终、太角_初、少徵。

太阳、太商、太阴、庚辰、庚戌、其

运凉，其化雾露萧飋，其变肃杀凋零，其病

燥，背瞀胸满。

太商、少羽_终、少角_初、太徵、少宫。

太阳、太羽、太阴、丙辰天符、丙戌天

符、其运寒，其化凝惨溧冽，其变冰雪霜雹，其病大寒留于溪谷。

太羽终、太角初、少徵、太宫、少商。

凡此太阳司天之政，气化运行先天，天气肃，地气静，寒临太虚，阳气不令，水土合德，上应辰星、镇星，其谷玄黅，其政肃，其令徐。寒政大举，泽无阳焰，则火发待时。少阳中治，时雨乃涯，上①极雨散，还于太阴，云朝北极，湿化乃布，泽流万物，寒敷于上，雷动于下，寒湿之气持于气交。民病寒湿，发肌肉痿，足痿不收，濡写血溢。

初之气，地气迁，气乃大温，草乃早

---

① 上：疑为"止"。

荣，民乃厉，温病乃作，身热、头痛、呕吐，肌腠疮疡。

二之气，大凉反至，民乃惨，草乃遇寒，火气遂抑，民病气郁中满，寒乃始。

三之气，天政布，寒气行，雨乃降，民病寒，反热中，痈疽注下，心热瞀闷，不治者死。

四之气，风湿交争，风化为雨，乃长、乃化、乃成，民病大热少气，肌肉萎足痿，注下赤白。

五之气，阳复化，草乃长、乃化、乃成，民乃舒。

终之气，地气正，湿令行，阴凝太虚，埃昏郊野，民乃惨凄，寒风以至，反

者孕乃死。故岁宜苦以燥之温之，必折其郁

气，先资其化源，抑其运气，扶其不胜，无

使暴过而生其疾，食岁谷以全其真，避虚

邪以安其正，适气同异，多少制之。同寒湿

者燥热化，异寒湿者燥湿化，故同者多之，

异者少之，用寒远寒，用凉远凉，用温远

温，用热远热，食宜同法。有假者反常，反

是者病，所谓时也。

帝曰：善。阳明之政奈何？

岐伯曰：卯酉之纪也。

阳明、少角、少阴、清热胜复同，同

正商。丁卯岁会、丁酉、其运风清热。少

角初正、太徵、少宫、太商、少羽终。

阳明、少徵、少阴、寒雨胜复同，同

正商。癸卯_{同岁会}、癸酉_{同岁会}、其运热寒雨。

少徵、太宫、少商、太羽_终、太角_初。

阳明、少宫、少阴、风凉胜复同。己

卯、己酉、其运雨风凉。少宫、太商、少羽

_终、少角_初、太徵。

阳明、少商、少阴、热寒胜复同，同

正商。乙卯天符、乙酉岁会、太乙天符、

其运凉热寒。少商、太羽_终、太角_初、少

徵、太宫。

阳明、少羽、少阴、雨风胜复同，同

少宫。辛卯、辛酉、其运寒雨风。少羽_终、

少角_初、太徵、太宫、太商。

凡此阳明司天之政，气化运行后天，

天气急，地气明，阳专其令，炎暑大行，

物燥以坚，淳风乃治。风燥横运，流于气交，多阳少阴，云趋雨府，湿化乃敷，燥极而泽，其谷白丹，间谷命太者，其耗白甲品羽，金火合德，上应太白、荧惑，其政切，其令暴，蛰虫乃见，流水不冰，民病咳，嗌塞，寒热发暴，振溧癃闭，清先而劲，毛虫乃死，热后而暴，介虫乃殃，其发躁，胜复之作，扰而大乱，清热之气，持于气交。

初之气，地气迁，阴始凝，气始肃，水乃冰，寒雨化。其病中热胀，面目浮肿，善眠，鼽衄，嚏欠呕，小便黄赤，甚则淋。

二之气，阳乃布，民乃舒，物乃生

荣。厉大至，民善暴死。

三之气，天政布，凉乃行，燥热交合，燥极而泽，民病寒热。

四之气，寒雨降，病暴仆，振栗，谵妄，少气，嗌干引饮，及为心痛，痈肿疮疡，疟寒之疾，骨痿，血便。

五之气，春令反行，草乃生荣，民气和。

终之气，阳气布，候反温，蛰虫来见，流水不冰，民乃康平，其病温。

故食岁谷以安其气，食间谷以去其邪。

岁宜以咸、以苦、以辛，汗之、清之、散之，安其运气，无使受邪，折其郁气，资其化源。以寒热轻重，少多其制，同热者多天化，同清者多地化。用凉远凉，用热远热，用寒远寒，用温远温，食宜同法。有假者反之，此其道也。反是者，乱天地之经，扰阴阳之纪也。

帝曰：善。少阳之政奈何？

岐伯曰：寅申之纪也。

少阳、太角、厥阴、壬寅同天符、壬申同天符、其运风鼓，其化鸣紊启坼，其变振拉摧拔，其病掉眩，支胁，惊骇。太角初正、少徵、太宫、少商、太羽终。

少阳、太徵、厥阴、戊寅天符、戊申天符、其运暑，其化暄嚣郁燠，其变炎烈沸腾，其病上热郁，血溢，血泄，心痛。太徵、少宫、太商、少羽终、少角初。

少阳、太宫、厥阴、甲寅、甲申、其运阴雨，其化柔润重泽，其变震惊飘骤，其病体重，胕肿，痞饮。太宫、少商、太羽终、太角初、少徵。

少阳、太商、厥阴、庚寅、庚申、同正商、其运凉，其化雾露清切，其变肃杀凋零，其病肩背胸中。太商、少羽终、少角初、太徵、少宫。

少阳、太羽、厥阴、丙寅、丙申、其运寒肃，其化凝惨凓冽，其变冰雪霜雹，其病寒，浮肿。太羽终、太角初、少徵、太宫、少商。

凡此少阳司天之政，气化运行先天，天气正，地气扰，风乃暴举，木偃沙飞，炎

素问 黄帝内经 四三〇

火乃流，阴行阳化，雨乃时应，火木同德，上应荧惑、岁星。其谷丹苍，其政严，其令扰，故风热参布，云物沸腾，太阴横流，寒乃时至，凉雨并起，民病寒中，外发疮疡，内为泄满，故圣人遇之，和而不争，往复之作，民病寒热，疟，泄，聋，瞑，呕吐，上怫肿色变。

初之气，地气迁，风胜乃摇，寒乃去，候乃大温，草木早荣，寒来不杀，温病乃起。其病气怫于上，血溢，目赤，咳逆、头痛，血崩，胁满，肤腠中疮。

二之气，火反郁，白埃四起，云趋雨府，风不胜湿，雨乃零，民乃康。其病热郁于上，咳逆呕吐，疮发于中，胸嗌不利，头痛身热，昏愦脓疮。

三之气，天政布，炎暑至，少阳临上，雨乃涯。民病热中，聋瞑，血溢，脓疮，咳，呕，衄衄，渴，嚏欠，喉痹，目赤，善暴死。

四之气，凉乃至，炎暑间化，白露降。民气和平，其病满，身重。

五之气，阳乃去，寒乃来，雨乃降，气门乃闭，刚木早凋，民避寒邪，君子周密。

终之气，地气正，风乃至，万物反生，霜雾以行，其病关闭不禁，心痛，阳气不藏而咳。抑其运气，赞所不胜，必折其郁气，先取化源，暴过不生，苛疾不起。

故岁宜咸、宜辛、宜酸，渗之、泄之、

渍之、发之，观气寒温以调其过。同风热者多寒化，异风热者少寒化。

用热远热，用温远温，用寒远寒，用凉远凉，食宜同法，此其道也。有假者反之，反是者病之阶也。

帝曰：善。太阴之政奈何？

岐伯曰：丑未之纪也。

太阴、少角、太阳、清热胜复同，同正宫。丁丑、丁未、其运风清热。少角初正、太徵、少宫、太商、少羽终。

太阴、少徵、太阳、寒雨胜复同。癸丑、癸未、其运热寒雨。少徵、太宫、少商、太羽终、太角初。

太阴、少宫、太阳、风清胜复同，同

正宫。己丑、太乙天符、己未太乙天符、其运雨风清。少宫、太商、少羽终、少角初、太徵。

太阴、少商、太阳、热寒胜复同。乙丑、乙未、其运凉热寒。少商、太羽终、太角初、少徵、太宫。

太阴、少羽、太阳、雨风胜复同，同正宫。辛丑同岁会、辛未同岁会、其运寒雨风。少羽终、少角初、太徵、少宫、太商。

凡此太阴司天之政，气化运行后天，阴专其政，阳气退避，大风时起，天气下降，地气上腾，原野昏霧，白埃四起，云奔南极，寒雨数至，物成于差夏。民病寒湿腹满，身膜愤，胕肿痞逆，寒厥拘急，湿寒合德，黄黑埃昏，流行气交，上应镇星、辰星。其政肃，其令寂，其谷黔玄。故阴凝于上，寒积于下，寒水胜水，则为冰雹，阳光不治，杀气乃行。故有余宜高，不及宜下，有余宜晚，不及宜早。土之利，气之化也，民气亦从之，间谷命其太也。

初之气，地气迁，寒乃去，春气正，风乃来，生布万物以荣，民气条舒，风湿相薄，雨乃后。民病血溢，筋络拘强，关节不利，身重筋痿。

二之气，大火正，物承化，民乃和。其病温厉大行，远近咸若，湿蒸相薄，雨乃时降。

三之气，天政布，湿气降，地气腾，雨乃时降，寒乃随之。感于寒湿，则民病身重，胕肿，胸腹满。

四之气，畏火临，溽蒸化，地气腾，天气否隔，寒风晓暮。蒸热相薄，草木凝烟，湿化不流，则白露阴布，以成秋令。民病腠理热，血暴溢，疟，心腹满热，胪胀，甚则胕肿。

五之气，惨令已行，寒露下，霜乃早降，草木黄落，寒气及体，君子周密，民病皮腠。

终之气，寒大举，湿大化，霜乃积，阴乃凝，水坚冰，阳光不治。感于寒，则病人关节禁固，腰脽痛，寒湿推于气交而为疾也。必折其郁气，而取化源，益其岁气，无使邪胜，食岁谷以全其真，食间谷以保其精。

故岁宜以苦燥之、温之，甚者发之、泄之，不发不泄则湿气外溢，肉溃皮拆，而水血交流。必赞其阳火，令御甚寒，从气异同，少多其判也。同寒者以热化，同湿者以燥化，异者少之，同者多之。用凉远凉，用寒远寒，用温远温，用热远热，食宜同法。

假者反之，此其道也。反是者病也。

帝曰：善。少阴之政奈何？

岐伯曰：子午之纪也。

少阴、太角、阳明、壬子、壬午、其运风鼓，其化鸣紊启坼，其变振拉摧拔，其病

zhī mǎn　　tài jué　　shào zhǐ　　tài gōng　shào shāng　tài yǔ
支满。太角初正、少徵、太宫、少商、太羽

终。

shào yīn　　tài zhǐ　yángmíng　wù zǐ tiān fú　wù wǔ tài
少阴、太徵、阳明、戊子天符、戊午太

yǐ tiān fú　　qí yùn yán shǔ　qí huà xuān yào yù yù　qí biàn yán
乙天符、其运炎暑，其化暄曜郁燠，其变炎

liè fèi téng　qí bìng shàng rè xuè yì
烈沸腾，其病上热血溢。

tài zhǐ　shào gōng　tài shāng　shào yǔ　shào jué
太徵、少宫、太商、少羽终、少角初。

shào yīn　　tài gōng　yángmíng　jiǎ zǐ　jiǎ wǔ　qí yùn
少阴、太宫、阳明、甲子、甲午、其运

yīn yǔ　qí huà róu rùn shí yǔ　qí biàn zhèn jīng piāo zhòu　qí bìng
阴雨，其化柔润时雨，其变震惊飘骤，其病

zhōng mǎn shēn zhòng　tài gōng　shào shāng　tài yǔ　tài jué
中满身重。太宫、少商、太羽终、太角初、

shào zhǐ
少徵。

shào yīn　　tài shāng　yángmíng　gēng zǐ　gēng wǔ
少阴、太商、阳明、庚子同天符、庚午同

tóng zhèng shāng　qí yùn liáng jìn　qí huà wù lù xiāo sè
天符、同正商、其运凉劲，其化雾露萧飋，

qí biàn sù shā diāo líng　qí bìng xià qīng　tài shāng　shào yǔ
其变肃杀凋零，其病下清。太商、少羽终、

shào jué　　tài zhǐ　shào gōng
少角初、太徵、少宫。

少阴、太羽、阳明、丙子岁会、丙午、

其运寒，其化凝惨凓冽，其变冰雪霜雹，

其病寒下。太羽终、太角初、少徵、太宫、少

商。

凡此少阴司天之政，气化运行先天，

地气肃，天气明，寒交暑，热加燥，云驰

雨府，湿化乃行，时雨乃降，金火合德，

上应荧惑、太白。其政明，其令切，其谷

丹白。水火寒热持于气交而为病始也，热病

生于上，清病生于下，寒热凌犯而争于

中，民病咳喘，血溢血泄，鼽嚏，目赤，

背瘍，寒厥入胃，心痛，腰痛，腹大，嗌干

肿上。

初之气，地气迁，暑将去，寒乃始，

蛰复藏，水乃冰，霜复降，风乃至，阳气郁，民反周密，关节禁固，腰脽痛，炎暑将起，中外疮疡。

二之气，阳气布，风乃行，春气以正，万物应荣，寒气时至，民乃和。其病淋，目瞑，目赤，气郁于上而热。

三之气，天政布，大火行，庶类蕃鲜，寒气时至。民病气厥心痛，寒热更作，咳喘，目赤。

四之气，溽暑至，大雨时行，寒热互至。民病寒热，嗌干，黄瘅，衄衄，饮发。

五之气，畏火临，暑反至，阳乃化，万物乃生，乃长荣，民乃康，其病温。

终之气，燥令行，余火内格，肿于

上，咳喘，甚则血溢。寒气数举，则霿雾翳，病生皮腠，内舍于胁，下连少腹而作寒中，地将易也。

必抑其运气，资其岁胜，折其郁发，先取化源，无使暴过而生其病也。食岁谷以全真气，食间谷以辟虚邪，岁宜咸以耎之，而调其上，甚则以苦发之，以酸收之，而安其下，甚则以苦泄之，适气同异而多少之，同天气者以寒清化，同地气者以温热化。用热远热，用凉远凉，用温远温，用寒远寒，食宜同法。有假则反，此其道也。反是者病作矣。

帝曰：善。厥阴之政奈何？

岐伯曰：巳亥之纪也。

厥阴、少角、少阳、清热胜复同，

同正角。丁巳天符、丁亥天符、其运风清

热。少角初正、太徵、少宫、太商、少羽终。

厥阴、少徵、少阳、寒雨胜复同、癸

巳同岁会、癸亥同岁会、其运热寒雨。少徵、太

宫、少商、太羽终、太角初。

厥阴、少宫、少阳、风清胜复同，同

正角。己巳、己亥、其运雨风清。少宫、

太商、少羽终、少角初、太徵。

厥阴、少商、少阳、热寒胜复同，同

正角。乙巳、乙亥、其运凉热寒。少商、

太羽终、太角初、少徵、太宫。

厥阴、少羽、少阳、雨风胜复同。辛

巳、辛亥、其运寒雨风。少羽终、少角初、太

徵、少宫、太商。

凡此厥阴司天之政，气化运行后天，诸同正岁，气化运行同天，天气扰，地气正，风生高远，炎热从之，云趋雨府，湿化乃行，风火同德，上应岁星、荧惑。其政挠，其令速，其谷苍丹，间谷言太者，其耗文角品羽。风燥火热，胜复更作，蛰虫来见，流水不冰，热病行于下，风病行于上，风燥胜复形于中。

初之气，寒始肃，杀气方至，民病寒于右之下。

二之气，寒不去，华雪水冰，杀气施化，霜乃降，名草上焦，寒雨数至，阳复化，民病热于中。

三之气，天政布，风乃时举，民病泣出，耳鸣掉眩。

四之气，溽暑湿热相薄，争于左之上，民病黄瘅、而为胕肿。

五之气，燥湿更胜，沉阴乃布，寒气及体，风雨乃行。

终之气，畏火司令，阳乃大化，蛰虫出见，流水不冰，地气大发，草乃生，人乃舒，其病温厉。必折其郁气，资其化源，赞其运气，无使邪胜。

岁宜以辛调上，以咸调下，畏火之气，无妄犯之。用温远温，用热远热，用凉远凉，用寒远寒，食宜同法。有假反常，此之道也。反是者病。

帝曰：善。夫子之言，可谓悉矣，然何以明其应乎?

岐伯曰：昭乎哉问也！夫六气者，行有次，止有位，故常以正月朔日平旦视之，睹其位而知其所在矣。运有余，其至先；运不及，其至后。此天之道，气之常也。运非有余，非不足，是谓正岁，其至当其时也。

帝曰：胜复之气，其常在也，灾眚时至，候也奈何?

岐伯曰：非气化者，是谓灾也。

帝曰：天地之数，终始奈何?

岐伯曰：悉乎哉问也！是明道也。数之始，起于上而终于下。岁半之前，天气主

之，岁半之后，地气主之，上下交互，气交

主之，岁纪毕矣。故曰：位明气月可知乎，

所谓气也。

帝曰：余司其事，则而行之，不合其数

何也？

岐伯曰：气用有多少，化洽有盛衰，

衰盛多少，同其化也。

帝曰：愿闻同化何如？

岐伯曰：风温春化同，热暄昏火夏化

同，胜与复同，燥清烟露秋化同，云雨昏暝

埃长夏化同，寒气霜雪冰冬化同。此天地

五运六气之化，更用盛衰之常也。

帝曰：五运行同天化者，命曰天符，余

知之矣。愿闻同地化者何谓也？

岐伯曰：太过而同天化者三，不及而同天化者亦三，太过而同地化者三，不及而同地化者亦三，此凡二十四岁也。

帝曰：愿闻其所谓也。

岐伯曰：甲辰、甲戌太宫下加太阴，壬寅、壬申太角下加厥阴，庚子、庚午太商下加阳明，如是者三。癸巳、癸亥少徵下加少阳，辛丑、辛未少羽下加太阳，癸卯、癸酉少徵下加少阴，如是者三。戊子、戊午太徵上临少阴，戊寅、戊申、太徵上临少阳，丙辰、丙戌、太羽上临太阳，如是者三。丁巳、丁亥少角上临厥阴，乙卯、乙酉少商上临阳明，己丑、己未少宫上临太阴，如是者三。除此二十四岁，则不加不

lín yě
临也。

dì yuē　　jiā zhě hé wèi
帝曰：加者何谓？

qí bó yuē　　tài guò ér jiā tóng tiān fú　　bù jí ér jiā tóng
岐伯曰：太过而加同天符，不及而加同

suì huì yě
岁会也。

dì yuē　　lín zhě hé wèi
帝曰：临者何谓？

qí bó yuē　　tài guò bù jí　　jiē yuē tiān fú　　ér biànxíng
岐伯曰：太过不及，皆曰天符，而变行

yǒu duō shǎo　　bìngxíng yǒu wēi shèn　　shēng sǐ zǎo yàn ěr
有多少，病形有微甚，生死早晏耳。

dì yuē　　fū zǐ yán yòng hán yuǎn hán　　yòng rè yuǎn rè　　yú
帝曰：夫子言用寒远寒，用热远热，余

wèi zhī qí rán yě　　yuànwén hé wèi yuǎn
未知其然也，愿闻何谓远？

qí bó yuē　　rè wú fàn rè　　hán wú fàn hán　　cóng zhě
岐伯曰：热无犯热，寒无犯寒，从者

hé　　nì zhě bìng　　bù kě bú jìng wèi ér yuǎn zhī　　suǒ wèi shí xīng
和，逆者病，不可不敬畏而远之，所谓时兴

liù wèi yě
六位也。

dì yuē　　wēnliáng hé rú
帝曰：温凉何如？

qí bó yuē　　sī qì yǐ rè　　yòng rè wú fàn　　sī qì yǐ
岐伯曰：司气以热，用热无犯；司气以

寒，用寒无犯；司气以凉，用凉无犯；司气以温，用温无犯。间气同其主无犯，异其主则小犯之，是谓四畏，必谨察之。

帝曰：善！其犯者何如？

岐伯曰：天气反时，则可依时，及胜其主则可犯，以平为期，而不可过，是谓邪气反胜者。故曰：无失天信，无逆气宜，无翼其胜，无赞其复，是谓至治。

帝曰：善。五运气行主岁之纪，其有常数乎？

岐伯曰：臣请次之。

甲子、甲午岁：

上少阴火，中太宫土运，下阳明金。

热化二，雨化五，燥化四，所谓正化日

也。其化上咸寒，中苦热，下酸热，所谓药食宜也。

乙丑、乙未岁：

上太阴土，中少商金运，下太阳水。

热化寒化胜复同，所谓邪气化日也，灾七宫。湿化五，清化四，寒化六，所谓正化日也。其化上苦热，中酸和，下甘热，所谓药食宜也。

丙寅、丙申岁：

上少阳相火，中太羽水运，下厥阴木。火化二，寒化六，风化三，所谓正化日也。其化上咸寒，中咸温，下辛温，所谓药食宜也。

丁卯岁会、丁酉岁：

上阳明金，中少角木运，下少阴火。

清化热化胜复同，所谓邪气化日也，灾三宫。燥化九，风化三，热化七，所谓正化日也。其化上苦小温，中辛和，下咸寒，所谓药食宜也。

戊辰、戊戌岁：

上太阳水，中太徵火运，下太阴土。

寒化六，热化七，湿化五，所谓正化日也。其化上苦温，中甘和，下甘温，所谓药食宜也。

己巳、己亥岁：

上厥阴木，中少宫土运，下少阳相火。风化清化胜复同，所谓邪气化日也，灾五宫。风化三，湿化五，火化七，所谓正化日也。其化上辛凉，中甘和，下咸寒，所谓药食宜也。

庚午同天符、庚子岁同天符：

上少阴火，中太商金运，下阳明金。

热化七，清化九，燥化九，所谓正化日也。其化上咸寒，中辛温，下酸温，所谓药食宜也。

辛未同岁会、辛丑岁同岁会：

上太阴土，中少羽水运，下太阳水。

雨化风化胜复同，所谓邪气化日也，灾一宫。雨化五，寒化一，所谓正化日也。其化上苦热，中苦和，下苦热，所谓药食宜也。

壬申同天符、壬寅岁同天符：

上少阳相火，中太角木运，下厥阴

木。火化二，风化八，所谓正化日也。其
化上咸寒，中酸和，下辛凉，所谓药食宜
也。

癸酉同岁会、癸卯岁同岁会：

上阳明金，中少徵火运，下少阴火。

寒化雨化胜复同，所谓邪气化日也，灾九
宫。燥化九，热化二，所谓正化日也。其
化上苦小温，中咸温，下咸寒，所谓药食
宜也

甲戌岁会同天符、甲辰岁岁会同天符：

上太阳水，中太宫土运，下太阴土。

寒化六，湿化五，正化日也。其化上苦
热，中苦温，下苦温，药食宜也。

乙亥、乙巳岁：

上厥阴木，中少商金运，下少阳相火。热化寒化胜复同，邪气化日也，灾七宫。风化八，清化四，火化二，正化度也。

其化上辛凉，中酸和，下咸寒，药食宜也。

丙子岁会、丙午岁：

上少阴火，中太羽水运，下阳明金。

热化二，寒化六，清化四，正化度也。其化上咸寒，中咸热，下酸温，药食宜也。

丁丑、丁未岁：

上太阴土，中少角木运，下太阳水，

清化热化胜复同，邪气化度也。灾三宫，雨化五，风化三，寒化一，正化度也。其化上苦温，中辛温，下甘热，药食宜也。

戊寅、戊申岁 天符：

上少阳相火，中太徵火运，下厥阴木，火化七，风化三，正化度也。其化上咸寒，中甘和，下辛凉，药食宜也。

己卯、己酉岁：

上阳明金，中少宫土运，下少阴火，风化清化胜复同，邪气化度也。灾五宫，清化九，雨化五，热化七，正化度也。其化上苦小温，中甘和，下咸寒，药食宜也。

庚辰、庚戌岁：

上太阳水，中太商金运，下太阴土。寒化一，清化九，雨化五，正化度也。其化上苦热，中辛温，下甘热，药食宜也。

辛巳、辛亥岁：

上厥阴木，中少羽水运，下少阳相火。雨化风化胜复同，邪气化度也，灾一宫。风化三，寒化一，火化七，正化度也。其化上辛凉，中苦和，下咸寒，药食宜也。

壬午、壬子岁：

上少阴火，中太角木运，下阳明金。热化二，风化八，清化四，正化度也。其化上咸寒，中酸凉，下酸温，药食宜也。

癸未、癸丑岁：

上太阴土，中少徵火运，下太阳水。寒化雨化胜复同，邪气化度也。灾九宫。雨化五，火化二，寒化一，正化度也。其化上苦温，中咸温，下甘热，药食宜也。

jiǎ shēn　　jiǎ yín suì
甲申、甲寅岁：

shàng shào yáng xiàng huǒ　　zhōng tài gōng tǔ yùn　　xià jué yīn
上少阳相火，中太宫土运，下厥阴

mù　　huǒ huà èr　　yǔ huà wǔ　　fēng huà bā　　zhèng huà dù yě
木。火化二，雨化五，风化八，正化度也。

qí huà shàng xián hán　　zhōng xián hé　　xià xīn liáng　　yào shí yí
其化上咸寒，中咸和，下辛凉，药食宜

yě
也。

yǐ yǒu　　　　　　yǐ mǎo suì
乙酉太乙天符、乙卯岁天符：

shàng yáng míng jīn　　zhōng shào shāng jīn yùn　　xià shào yīn huǒ
上阳明金，中少商金运，下少阴火。

rè huà hán huà shèng fù tóng　　xié qì huà dù yě　　zāi qī gōng
热化寒化胜复同，邪气化度也，灾七宫。

zào huà sì　　qīng huà sì　　rè huà èr　　zhèng huà dù yě　　qí huà
燥化四，清化四，热化二，正化度也。其化

shàng kǔ xiǎo wēn　　zhōng kǔ hé　　xià xián hán　　yào shí yí yě
上苦小温。中苦和，下咸寒，药食宜也。

bǐng xū　　　　bǐng chén suì
丙戌天符、丙辰岁天符：

shàng tài yáng shuǐ　　zhōng tài yǔ shuǐ yùn　　xià tài yīn tǔ
上太阳水，中太羽水运，下太阴土。

hán huà liù　　yǔ huà wǔ　　zhèng huà dù yě　　qí huà shàng kǔ
寒化六，雨化五，正化度也。其化上苦

rè　　zhōng xián wēn　　xià gān rè　　yào shí yí yě
热，中咸温，下甘热，药食宜也。

丁亥_{天符}、丁巳岁_{天符}：

上厥阴木，中少角木运，下少阳相火。清化热化胜复同，邪气化度也。灾三宫。风化三，火化七，正化度也。其化上辛凉，中辛和，下咸寒，药食宜也。

戊子_{天符}、戊午岁_{太乙天符}：

上少阴火，中太徵火运，下阳明金。热化七，清化九，正化度也。其化上咸寒，中甘寒，下酸温，药食宜也。

己丑_{太乙天符}、己未岁_{太乙天符}：

上太阴土，中少宫土运，下太阳水。风化清化胜复同，邪气化度也，灾五宫。雨化五，寒化一，正化度也。其化上苦热，中甘和，下甘热，药食宜也。

gēng yín　　gēngshēn suì
庚寅、庚申岁：

shàng shào yáng xiàng huǒ　　zhōng tài shāng jīn yùn　　xià jué yīn
上少阳相火，中太商金运，下厥阴

mù　　huǒ huà qī　　qīng huà jiǔ　　fēng huà sān　　zhèng huà dù yě
木。火化七，清化九，风化三，正化度也。

qí huà shàng xián hán　　zhōng xīn wēn　　xià xīn liáng　　yào shí yí
其化上咸寒，中辛温，下辛凉，药食宜

yě
也。

xīn mǎo　　xīn yǒu suì
辛卯、辛酉岁：

shàng yáng míng jīn　　zhōng shào yǔ shuǐ yùn　　xià shào yīn huǒ
上阳明金，中少羽水运，下少阴火。

yǔ huà fēng huà shèng fù tóng　　xié qì huà dù yě　　zāi yì gōng
雨化风化胜复同，邪气化度也，灾一宫。

qīng huà jiǔ　　hán huà yī　　rè huà qī　　zhèng huà dù yě　　qí huà
清化九，寒化一，热化七，正化度也。其化

shàng kǔ xiǎo wēn　　zhōng kǔ hé　　xià xián hán　　yào shí yí yě
上苦小温，中苦和，下咸寒，药食宜也。

rén chén　　rén xū suì
壬辰、壬戌岁：

shàng tài yáng shuǐ　　zhōng tài jué mù yùn　　xià tài yīn tǔ
上太阳水，中太角木运，下太阴土。

hán huà liù　　fēng huà bā　　yǔ huà wǔ　　zhèng huà dù yě　　qí huà
寒化六，风化八，雨化五，正化度也。其化

shàng kǔ wēn　　zhōng suān hé　　xià gān wēn　　yào shí yí yě
上苦温，中酸和，下甘温，药食宜也。

癸巳同岁会、癸亥岁同岁会：

上厥阴木，中少徵火运，下少阳相

火。寒化雨化胜复同，邪气化度也，灾九

宫。风化八，火化二，正化度也。其化上

辛凉，中咸和，下咸寒，药食宜也。

凡此定期之纪，胜复正化，皆有常

数，不可不察。故知其要者，一言而终，不

知其要，流散无穷，此之谓也。

帝曰：善！五运之气，亦复岁乎？

岐伯曰：郁极乃发，待时而作也。

帝曰：请问其所谓也？

岐伯曰：五常之气，太过不及，其发异

也。

帝曰：愿卒闻之。

岐伯曰：太过者暴，不及者徐；暴者为病甚，徐者为病持。

帝曰：太过不及，其数何如？

岐伯曰：太过者其数成，不及者其数生，土常以生也。

帝曰：其发也何如？

岐伯曰：土郁之发，岩谷震惊，雷殷气交，埃昏黄黑，化为白气，飘骤高深，击石飞空，洪水乃从，川流漫衍，田牧土驹。化气乃敷，善为时雨，始生始长，始化始成。故民病心腹胀，肠鸣而为数后，甚则心痛胁䐜，呕吐霍乱，饮发注下，胕肿身重。云奔雨府，霞拥朝阳，山泽埃昏，其乃发也。以其四气，云横天山，浮游生灭，怫之先兆。

金郁之发，天洁地明，风清气切，大凉乃举，草树浮烟，燥气以行，霾雾数起，杀气来至，草木苍干，金乃有声。故民病咳逆，心胁满引少腹，善暴病，不可反侧，嗌干，面尘色恶。山泽焦枯，土凝霜卤，怫乃发也。其气五，夜零白露，林莽声凄，悽之兆也。

水郁之发，阳气乃辟，阴气暴举，大寒乃至，川泽严凝，寒雾结为霜雪，甚则黄黑昏翳，流行气交，乃为霜杀，水乃见祥。故民病寒客心痛，腰脽痛，大关节不利，屈伸不便，善厥逆，痞坚，腹满。

阳光不治，空积沉阴，白埃昏瞑，而乃发

也。其气二火前后，太虚深玄，气犹麻散，微见而隐，色黑微黄，怫之先兆也。

木郁之发，太虚埃昏，云物以扰，大风乃至，屋发折木，木有变。故民病胃脘当心而痛，上支两胁，鬲咽不通，食饮不下，甚则耳鸣眩转，目不识人，善暴僵仆。太虚苍埃，天山一色，或气浊色，黄黑郁若，横云不起雨，而乃发也。其气无常，长川草偃，柔叶呈阴，松吟高山，虎啸岩岫，怫之先兆也。

火郁之发，太虚肿①翳，大明不彰，炎火行，大暑至，山泽燔燎，材木流津，广厦腾烟，土浮霜卤，止水乃减，蔓草焦

① 肿：张介宾："'肿'字误，当作'曛'。"

黄，风行惑言，湿化乃后。故民病少气，疮疡痈肿，胁腹、胸、背、面、首、四支䐜愤，胪胀，疡疿，呕逆，瘛疭，骨痛，节乃有动，注下，温疟，腹中暴痛，血溢流注，精液乃少，目赤，心热，甚则瞀闷懊恼，善暴死。刻终大温，汗濡玄府，其乃发也。其气四，动复则静，阳极反阴，湿令乃化乃成，华发水凝，山川冰雪，焰阳午泽，怫之先兆也。

有怫之应，而后报也，皆观其极而乃发也。木发无时，水随火也。谨候其时，病可与期，失时反岁，五气不行，生化收藏，政无恒也。

帝曰：水发而雹雪，土发而飘骤，木发

而毁折，金发而清明，火发而曛昧，何气使然？

岐伯曰：气有多少，发有微甚。微者当其气，甚者兼其下，征其下气而见可知也。

帝曰：善。五气之发，不当位者何也？

岐伯曰：命其差。

帝曰：差有数乎？

岐伯曰：后皆三十度而有奇也。

帝曰：气至而先后者何？

岐伯曰：运太过则其至先，运不及则其至后，此候之常也。

帝曰：当时而至者何也？

岐伯曰：非太过，非不及，则至当时，非是者眚也。

帝曰：善。气有非时而化者何也？

岐伯曰：太过者，当其时，不及者，归其已胜也。

帝曰：四时之气，至有早晏、高下、左右，其候何如？

岐伯曰：行有逆顺，至有迟速，故太过者化先天，不及者化后天。

帝曰：愿闻其行何谓也？

岐伯曰：春气西行，夏气北行，秋气东行，冬气南行。故春气始于下，秋气始于上，夏气始于中，冬气始于标。春气始于左，秋气始于右，冬气始于后，夏气始于前。此四时正化之常。故至高之地，冬气常在，至下之地，春气常在，必谨察之。

帝曰：善。

黄帝问曰：五运六气之应见，六化之正，六变之纪，何如？

岐伯对曰：夫六气正纪，有化有变，有胜有复，有用有病。不同其候，帝欲何乎？

帝曰：愿尽闻之。

岐伯曰：请遂言之。夫气之所至也，厥阴所至为和平，少阴所至为暄，太阴所至为埃溽，少阳所至为炎暑，阳明所至为清劲，太阳所至为寒雾。时化之常也。

厥阴所至为风府，为璺启；少阴所至为火府，为舒荣；太阴所至为雨府，为员盈；少阳所至为热府，为行出；阳明所至为司杀府，为庚苍；太阳所至为寒府，为归藏。司化之常也。

厥阴所至为生，为风摇；少阴所至为荣，为形见，太阴所至为化，为云雨；少阳所至为长，为蕃鲜；阳明所至为收，为雾露；太阳所至为藏，为周密。气化之常也。

厥阴所至为风生，终为肃；少阴所至为热生，中为寒；太阴所至为湿生，终为注雨；少阳所至为火生，终为蒸溽；阳明所至为燥生，终为凉；太阳所至为寒生，中为温。德化之常也。

厥阴所至为毛化；少阴所至为羽化；太阴所至为倮化；少阳所至为羽化；阳明所至

为介化；太阳所至为鳞化。德化之常也。

厥阴所至为生化；少阴所至为荣化；

太阴所至为濡化；少阳所至为茂化；阳明

所至为坚化；太阳所至为藏化。布政之常

也。

厥阴所至为飘怒，大凉；少阴所至为大

暄，寒；太阴所至为雷霆骤注，烈风；少

阳所至为飘风燔燎，霜凝；阳明所至为散

落，温；太阳所至为寒雪冰雹，白埃。气变

之常也。

厥阴所至为挠动，为迎随；少阴所至为

高明焰，为曛；太阴所至为沉阴，为白埃，

为晦暝；少阳所至为光显，为彤云，为

曛；阳明所至为烟埃，为霜，为劲切，为

凄鸣；太阳所至为刚固，为坚芒，为立。令行之常也。

厥阴所至为里急；少阴所至为疡胗身热；太阴所至为积饮否隔；少阳所至为嚏呕，为疮疡；阳明所至为浮虚；太阳所至为屈伸不利。病之常也。

厥阴所至为支痛；少阴所至为惊惑，恶寒战栗，谵妄；太阴所至为稸满；少阳所至为惊躁，瞀昧，暴病；阳明所至为鼽，尻阴股膝髀腨胻足病；太阳所至为腰痛。病之常也。

厥阴所至为緛戾；少阴所至为悲妄，衄蔑；太阴所至为中满，霍乱吐下；少阳所至为喉痹，耳鸣，呕涌；阳明所至为皴揭；

素问

黄帝内经

四七〇

太阳所至为寝汗，痉。病之常也。

厥阴所至为胁痛，呕泄；少阴所至为语笑；太阴所至为重胕肿；少阳所至为暴注，瞤瘛，暴死；阳明所至为鼽嚏；太阳所至为流泄，禁止。病之常也。

凡此十二变者，报德以德，报化以化，报政以政，报令以令，气高则高，气下则下，气后则后，气前则前，气中则中，气外则外，位之常也。故风胜则动，热胜则肿，燥胜则干，寒胜则浮，湿胜则濡泄，甚则水闭胕肿，随气所在，以言其变耳。

帝曰：愿闻其用也。

岐伯曰：夫六气之用，各归不胜而为化。故太阴雨化，施于太阳；太阳寒化，施

于少阴；少阴热化，施于阳明；阳明燥化，

施于厥阴；厥阴风化，施于太阴。各命其所

在以征之也。

帝曰：自得其位何如？

岐伯曰：自得其位，常化也。

帝曰：愿闻所在也。

岐伯曰：命其位而方月可知也。

帝曰：六位之气，盈虚何如？

岐伯曰：太少异也。太者之至徐而常，

少者暴而亡。

帝曰：天地之气，盈虚何如？

岐伯曰：天气不足，地气随之；地气不

足，天气从之；运居其中，而常先也。恶

所不胜，归所同和，随运归从，而生其病

也。故上胜则天气降而下，下胜则地气迁
而上，胜多少而差其分，微者小差，甚者
大差，甚则位易气交，易则大变生而病作
矣。《大要》曰：甚纪五分，微纪七分，其
差可见。此之谓也。

帝曰：善。论言热无犯热，寒无犯寒。
余欲不远寒，不远热，奈何？

岐伯曰：悉乎哉问也！发表不远热，攻
里不远寒。

帝曰：不发不攻，而犯寒犯热，何如？

岐伯曰：寒热内贼，其病益甚。

帝曰：愿闻无病者何如？

岐伯曰：无者生之，有者甚之。

帝曰：生者何如？

岐伯曰：不远热则热至，不远寒则寒至，寒至则坚否腹满，痛急下利之病生矣，热至则身热，吐下霍乱，痈疽疮疡，瞀郁，注下，眮瘛，肿胀，呕，衄衄，头痛，骨节变，肉痛，血溢，血泄，淋闷之病生矣。

帝曰：治之奈何？

岐伯曰：时必顺之，犯者治以胜也。

黄帝问曰：妇人重身，毒之何如？

岐伯曰：有故无殒，亦无殒也。

帝曰：愿闻其故何谓？

岐伯曰：大积大聚，其可犯也，衰其大半而止，过者死。

帝曰：善。郁之甚者，治之奈何？

岐伯曰：木郁达之，火郁发之，土郁夺之，金郁泄之，水郁折之，然调其气，过者折之，以其畏也，所谓写之。

帝曰：假者何如？

岐伯曰：有假其气，则无禁也，所谓主气不足，客气胜也。

帝曰：至哉！圣人之道，天地大化，运行之节，临御之纪，阴阳之政，寒暑之令，非夫子孰能通之！请藏之灵兰之室，署曰《六元正纪》。非斋戒不敢示，慎传也。

刺法论篇第七十二

扫码听音频

黄帝问曰：升降不前，气交有变，即成暴郁，余已知之。何如预救生灵，可得却乎？

岐伯稽首再拜对曰：昭乎哉问！臣闻夫子言，既明天元，须穷刺法，可以折郁扶运，补弱全真，写盛蠲余，令除斯苦。

帝曰：愿卒闻之。

岐伯曰：升之不前，即有甚凶也。木欲升而天柱窒抑之，木欲发郁亦须待时，当刺足厥阴之井。火欲升而天蓬窒抑之，

火欲发郁，亦须待时，君火相火同刺包络之

荥。土欲升而天冲窒抑之，土欲发郁亦须

待时，当刺足太阴之俞。金欲升而天英窒

抑之，金欲发郁，亦须待时，当刺手太阴之

经。水欲升而天芮窒抑之，水欲发郁，亦

须待时，当刺足少阴之合。

帝曰：升之不前，可以预备，愿闻其

降，可以先防。

岐伯曰：既明其升，必达其降也。升

降之道，皆可先治也。木欲降而地晶窒抑

之，降而不入，抑之郁发，散而可得位，降

而郁发，暴如天间之待时也。降而不下，郁

可速矣。降可折其所胜也。当刺手太阴之

所出，刺手阳明之所入。火欲降而地玄窒

抑之，降而不入，抑之郁发，散而可矣。当折其所胜，可散其郁，当刺足少阴之所出，刺足太阳之所入。土欲降而地苍窒抑之，降而不下，抑之郁发，散而可入，当折其胜，可散其郁，当刺足厥阴之所出，刺足少阳之所入。金欲降而地彤窒抑之，降而不下，抑之郁发，散而可入，当折其胜，可散其郁，当刺心包络所出，刺手少阳所入也。水欲降而地阜窒抑之，降而不下，抑之郁发，散而可入，当折其土①，可散其郁，当刺足太阴之所出，刺足阳明之所入。

帝曰：五运之至有前后，与升降往来，有所承抑之，可得闻乎刺法？

———————————

① 土：据以上文例当作"胜"。

岐伯曰：当取其化源也。是故太过取之，不及资之。太过取之，次抑其郁，取其运之化源，令折郁气。不及扶资①，以扶运气，以避虚邪也。资取之法，令出《密语》②。

黄帝问曰：升降之刺，以知其要。愿闻司天未得迁正，使司化之失其常政，即万化之或其皆妄，然与民为病，可得先除，欲济群生，愿闻其说。

岐伯稽首再拜曰：悉乎哉问！言其至理，圣念慈悯，欲济群生，臣乃尽陈斯道，可申洞微。太阳复布，即厥阴不迁正，不迁正，气塞于上，当写足厥阴之所

---

① 扶资：据上文例当作"资之"。
② 资取之法，令出《密语》：此句当时后人注语，误入正文。

流。厥阴复布，少阴不迁正；不迁正，即气塞于上，当刺心包络脉之所流。少阴复布，太阴不迁正；不迁正，即气留于上，当刺足太阴之所流。太阴复布，少阳不迁正；不迁正，则气塞未通，当刺手少阳之所流。少阳复布，则阳明不迁正；不迁正，则气未通上，当刺太阴之所流。阳明复布，太阳不迁正；不迁正，则复塞其气，当刺足少阴之所流。

帝曰：迁正不前，以通其要。愿闻不退，欲折其余，无令过失，可得明乎？

岐伯曰：气过有余，复作布正，是名不退位也。使地气不得后化，新司天未可迁正，故复布化令如故也。巳亥之岁，天数有余，故厥阴不退位也，风行于上，木化布天，当刺足厥阴之所入。子午之岁，天数有余，故少阴不退位也，热行于上，火余化布天，当刺手厥阴之所入。丑未之岁，天数有余，故太阴不退位也，湿行于上，雨化布天，当刺足太阴之所入。寅申之岁，天数有余，故少阳不退位也，热行于上，火化布天，当刺手少阳之所入。卯酉之岁，天数有余，故阳明不退位也，金行于上，燥化布天，当刺手太阴之所入。辰戌之岁，天数有余，故太阳不退位也，寒行于上，凛水化布天，当刺足少阴之所入。故天地气逆，化成民病，以法刺之，预可平疴。

黄帝问曰：刚柔二干，失守其位，使

天运之气皆虚乎? 与民为病, 可得平乎?

岐伯曰: 深乎哉问! 明其奥旨, 天地迭

移, 三年化疫, 是谓根之可见, 必有逃门。

假令甲子刚柔失守, 刚未正, 柔孤而

有亏, 时序不令, 即音律非从, 如此三年,

变大疫也。详其微甚。察其浅深, 欲至而可

刺, 刺之当先补肾俞, 次三日, 可刺足太

阴之所注。又有下位己卯不至, 而甲子孤立

者, 次三年作土疫, 其法补写, 一如甲子同

法也。其刺以毕, 又不须夜行及远行, 令七

日洁, 清静斋戒, 所有自来。肾有久病者,

可以寅时面向南, 净神不乱思, 闭气不息

七遍, 以引颈咽气顺之, 如咽甚硬物, 如此

七遍后, 饵舌下津令无数。

假令丙寅刚柔失守，上刚干失守，下柔不可独主之，中水运非太过，不可执法而定之。布天有余，而失守上正，天地不合，即律吕音异，如此即天运失序，后三年变疫。详其微甚，差有大小，徐至即后三年，至甚即首三年，当先补心俞，次五日，可刺肾之所入。又有下位地甲子辛巳柔不附刚，亦名失守，即地运皆虚，后三年变水疠，即刺法皆如此矣。其刺如毕，慎其大喜欲情于中，如不忌，即其气复散也，令静七日，心欲实，令少思。

假令庚辰刚柔失守，上位失守，下位无合，乙庚金运，故非相招，布天未退，中运胜来，上下相错，谓之失守，姑洗林钟，商音不应也。如此则天运化易，三年变大疫。详其天数，差有微甚，微即微，三年至，甚即甚，三年至，当先补肝俞，次三日，可刺肺之所行。刺毕，可静神七日，慎勿大怒，怒必真气却散之。又或在下地甲子乙未失守者，即乙柔干，即上庚独治之，亦名失守者，即天运孤主之，三年变疠，名曰金疠，其至待时也。详其地数之等差，亦推其微甚，可知迟速耳。诸位乙庚失守，刺法同。肝欲平，即勿怒。

假令壬午刚柔失守，上壬未迁正，下丁独然，即虽阳年，亏及不同，上下失守，相招其有期，差之微甚，各有其数也，律吕二角，失而不和，同音有日，微甚如见，三年大疫。当刺脾之俞，次三日，可刺肝之所出也。刺毕，静神七日，勿大醉歌乐，其气复散，又勿饱食，勿食生物，欲令脾实，气无滞饱，无久坐，食无太酸，无食一切生物，宜甘宜淡。又或地下甲子丁酉失守其位，未得中司，即气不当位，下不与壬奉合者，亦名失守，非名合德，故柔不附刚，即地运不合，三年变疠，其刺法亦如木疫之法。

假令戊申刚柔失守，戊癸虽火运，阳年不太过也，上失其刚，柔地独主，其气不正，故有邪干，迭移其位，差有浅深，欲至将合，音律先同，如此天运失时，三年之中，火疫至矣，当刺肺之俞。刺毕，静神七日，勿大悲伤也。悲伤即肺动，而其气复散也。人欲实肺者，要在息气也。又或地下甲子癸亥失守者，即柔失守位也，即上失其刚也，即亦名戊癸不相合德者也，即运与地虚，后三年变疠，即名火疠。

是故立地五年，以明失守，以穷法刺，于是疫之与疠，即是上下刚柔之名也，穷归一体也。即刺疫法，只有五法。即总其诸位失守，故只归五行而统之也。

黄帝曰：余闻五疫之至，皆相染易，无问大小，病状相似，不施救疗，如何可得不相移易者？

岐伯曰：不相染者，正气存内，邪不可干，避其毒气，天牝从来，复得其往，气

出于脑，即不邪干。气出于脑，即室先想

心如日，欲将入于疫室。先想青气自肝而

出，左行于东，化作林木；次想白气自肺

而出，右行于西，化作戈甲；次想赤气自

心而出，南行于上，化作焰明；次想黑气

自肾而出，北行于下，化作水；次想黄气

自脾而出，存于中央，化作土。五气护身

之毕，以想头上如北斗之煌煌，然后可入

于疫室。又一法，于春分之日，日未出而吐

之。又一法，于雨水日后，三浴以药泄汗。

又一法，小金丹方：辰砂二两，水磨雄黄

一两，叶子雌黄一两，紫金半两，同入合

中，外固，了地一尺筑地实，不用炉，不

须药制，用火二十斤煅之也。七日终，候

冷七日取，次日出合子，埋药地中，七日取出，顺日研之三日，炼白沙蜜为丸，如梧桐子大，每日望东吸日华气一口，冰水下一丸，和气咽之，服十粒，无疫干也。

黄帝问曰：人虚即神游失守位，使鬼神外干，是致夭亡，何以全真？愿闻刺法。

岐伯稽首再拜曰：昭乎哉问！谓神移失守，虽在其体，然不致死，或有邪干，故令夭寿。只如厥阴失守，天以虚，人气肝虚，感天重虚，即魂游于上，邪干，厥大气，身温犹可刺之，刺其足少阳之所过，次刺肝之俞。人病心虚，又遇君相二火司天失守，感而三虚，遇火不及，黑尸鬼犯之，令人暴亡，可刺手少阳之所过，复刺心俞。人脾病，又遇太阴司天失守，感而三虚，又遇土不及，青尸鬼邪，犯之于人，令人暴亡，可刺足阳明之所过，复刺脾之俞。人肺病，遇阳明司天失守，感而三虚，又遇金不及，有赤尸鬼犯人，令人暴亡，可刺手阳明之所过，复刺肺俞。人肾病，又遇太阳司天失守，感而三虚，又遇水运不及之年，有黄尸鬼干犯人正气，吸人神魂，致暴亡，可刺足太阳之所过，复刺肾俞。

黄帝问曰：十二藏之相使，神失位，使神彩之不圆，恐邪干犯，治之可刺？愿闻其要。

岐伯稽首再拜曰：悉乎哉问！至理道真宗，此非圣帝，焉究斯源？是谓气神合道，契符上天。心者，君主之官，神明出焉，可刺手少阴之源。肺者，相傅之官，治节出焉，可刺手太阴之源。肝者，将军之官，谋虑出焉，可刺足厥阴之源。胆者，中正之官，决断出焉，可刺足少阳之源。

膻中者，臣使之官，喜乐出焉，可刺心包络所流。脾为谏议之官，知周出焉，可刺脾之源。胃为仓廪之官，五味出焉，可刺胃之源。大肠者，传道之官，变化出焉，可刺大肠之源。小肠者，受盛之官，化物出焉，可刺小肠之源。肾者，作强之官，伎巧出焉，刺其肾之源。三焦者，决渎之官，水道出焉，刺三焦之源。膀胱者，州都之官，精液藏焉，气化则能出矣，刺膀胱之源。凡此十二官者，不得相失也。是故刺法有全神养真之旨，亦法有修真之道，非治疾也。故要修养和神也。道贵常存，补神固根，精气不散，神守不分，然即神守而虽不去，亦能全真，人神不守，非达至真，至真之要，在乎天玄，神守天息，复入本元，命曰归宗。

本病论篇第七十三

黄帝问曰：天元九窒，余已知之，愿闻气交，何名失守？

岐伯曰：谓其上下升降，迁正退位，各有经论，上下各有不前，故名失守也。是故气交失易位，气交乃变，变易非常，即四时失序，万化不安，变民病也。

帝曰：升降不前，愿闻其故，气交有变，何以明知？

岐伯曰：昭乎哉问，明乎道矣？气交有变，是为天地机，但欲降而不得降者，地窒

刑之。又有五运太过，而先天而至者，即交
不前，但欲升而不得其升，中运抑之，但
欲降而不得其降，中运抑之。于是有升之
不前，降之不下者，有降之不下，升而至天
者，有升降俱不前，作如此之分别，即气
交之变。变之有异，常各各不同，灾有微甚
者也。

帝曰：愿闻气交遇会胜抑之由，变成
民病，轻重何如？

岐伯曰：胜相会，抑伏使然。是故辰
戌之岁，木气升之，主逢天柱，胜而不
前；又遇庚戌，金运先天，中运胜之忽然
不前，木运升天，金乃抑之，升而不前，
即清生风少，肃杀于春，露霜复降，草木

乃萎。民病温疫早发，咽嗌乃干，四肢满，肢节皆痛；久而化郁，即大风摧拉，折陨鸣紊。民病卒中偏痹，手足不仁。

是故巳亥之岁，君火升天，主窒天蓬，胜之不前；又厥阴未迁正，则少阴未得升天，水运以至其中者，君火欲升，而中水运抑之，升之不前，即清寒复作，冷生旦暮。民病伏阳，而内生烦热，心神惊悸，寒热间作；日久成郁，即暴热乃至，赤风肿翳，化疫，温疠暖作，赤气彰而化火疫。皆烦而燥渴，渴甚，治之以泄之可止。

是故子午之岁，太阴升天，主窒天冲，胜之不前；又或遇壬子，木运先天而至者，中木运抑之也，升天不前，即风埃四起，时举埃昏，雨湿不化。民病风厥涎潮，偏痹不随，胀满；久而伏郁，即黄埃化疫也。民病夭亡，脸肢府黄疸满闭。湿令弗布，雨化乃微。

是故丑未之年，少阳升天，主窒天蓬，胜之不前；又或遇太阴未迁正者，即少阴未升天也，水运以至者，升天不前，即寒雾反布，凛冽如冬，水复涸，冰再结，暄暖乍作，冷复布之，寒暄不时。民病伏阳在内，烦热生中，心神惊骇，寒热间争；以久成郁，即暴热乃生，赤风肿翳，化成疫疠，乃化作伏热内烦，痹而生厥，甚则血溢。

是故寅申之年，阳明升天，主窒天英，胜之不前；又或遇戊申戊寅，火运先天而至；金欲升天，火运抑之，升之不前。即时雨不降，西风数举，咸卤燥生。民病上热，喘嗽，血溢；久而化郁，即白埃翳雾，清生杀气，民病胁满，悲伤，寒鼽嚏，嗌干，手坼皮肤燥。

是故卯酉之年，太阳升天，主窒天芮，胜之不前；又遇阳明未迁正者，即太阳未升天也，土运以至，水欲升天，土运抑之，升之不前，即湿而热蒸，寒生两间。民病注下，食不及化；久而成郁，冷来客热，冰雹卒至。民病厥逆而哕，热生于内，气痹于外，足胫痠疼，反生心悸，懊热，暴烦而复厥。

黄帝曰：升之不前，余已尽知其旨，愿闻降之不下，可得明乎？

岐伯曰：悉乎哉问也！是之谓天地微旨，可以尽陈斯道。所谓升已必降也，至天三年，次岁必降，降而入地，始为左间也。如此升降往来，命之六纪也。

是故丑未之岁，厥阴降地，主窒地晶，胜而不前；又或遇少阴未退位，即厥阴未降下，金运以至中，金运承之，降之未下，抑之变郁，木欲降下，金承之，降而不下，苍埃远见，白气承之，风举埃昏，清燥行杀，霜露复下，肃杀布令。久而不降，抑之化郁，即作风燥相伏，暄而反清，草木萌动，杀霜乃下，蛰虫未见，惧清伤藏。

是故寅申之岁，少阴降地，主窒地玄，胜之不入；又或遇丙申丙寅，水运太过，先天而至，君火欲降，水运承之，降而不下，即彤云才见，黑气反生，暄暖如舒，寒常布雪，凛冽复作，天云惨凄。久而不降，伏之化郁，寒胜复热，赤风化疫，民病面赤、心烦、头痛、目眩也，赤气彰而温病欲作也。

是故卯酉之岁，太阴降地，主窒地苍，胜之不入；又或少阳未退位者，即太阴未得降也；或木运以至，木运承之，降而不下，即黄云见而青霞彰，郁蒸作而大风，雾翳埃胜，折损乃作。久而不降也，伏之化郁，天埃黄气，地布湿蒸。民病四肢不举，昏眩，肢节痛，腹满填臆。

是故辰戌之岁，少阳降地，主窒地玄，胜之不入；又或遇水运太过，先天而至也，水运承之，降而不下，即彤云才见，黑气反生，暄暖欲生，冷气卒至，甚即冰雹也。久而不降，伏之化郁，冷气复热，赤风化疫，民病面赤、心烦、头痛、目眩也。赤气彰而热病欲作也。

是故巳亥之岁，阳明降地，主窒地彤，胜而不入；又或遇太阳未退位，即阳明未得降；即火运以至之，火运承之不下，即天清而肃，赤气乃彰，暄热反作。民皆昏倦，夜卧不安，咽干引饮，懊热内烦，大清朝暮，暄还复作；久而不降，伏之化郁，天清薄寒，远生白气。民病掉眩，手足直而不仁，两胁作痛，满目眊眊。

是故子午之年，太阳降地，主窒地阜胜之，降而不入；又或遇土运太过，先天而至，土运承之，降而不入，即天彰黑气，瞑暗凄惨，才施黄埃而布湿，寒化令气，蒸湿复令。久而不降，伏之化郁，民病大厥，四肢重怠，阴痿少力，天布沉阴，蒸湿间作。

帝曰：升降不前，晰知其宗，愿闻迁正，可得明乎？

岐伯曰：正司中位，是谓迁正位，司

天不得其迁正者，即前司天，以过交司之日，即遇司天太过有余日也，即仍旧治天数，新司天未得迁正也。

厥阴不迁正，即风暄不时，花卉萎瘁。民病淋溲，目系转，转筋，喜怒，小便赤。风欲令而寒由不去，温暄不正，春正失时。

少阴不迁正，即冷气不退，春冷后寒，暄暖不时。民病寒热，四肢烦痛，腰脊强直。木气虽有余，位不过于君火也。

太阴不迁正，即云雨失令，万物枯焦，当生不发。民病手足肢节肿满，大腹水肿，填臆不食，飧泄胁满，四肢不举。雨化欲令，热犹治之，温煦于气，亢而不泽。

少阳不迁正，即炎灼弗令，苗莠不荣，酷暑于秋，肃杀晚至，霜露不时。民病瘅疟，骨热，心悸，惊骇，甚时血溢。

阳明不迁正，则暑化于前，肃杀于后，草木反荣。民病寒热，鼽嚏，皮毛折，爪甲枯焦；甚则喘嗽息高，悲伤不乐。热化乃布，燥化未令，即清劲未行，肺金复病。

太阳不迁正，即冬清反寒，易令于春，杀霜在前，寒冰于后，阳光复治，凛冽不作，雾云待时。民病温疠至，喉闭嗌干，烦躁而渴，喘息而有音也。寒化待燥，犹治天气，过失序，与民作灾。

帝曰：迁正早晚，以命其旨，愿闻退

wèi kě dé míng zāi
位，可得明哉？

qí bó yuē suǒ wèi bú tuì zhě jí tiān shù wèi zhōng jí
岐伯曰：所谓不退者，即天数未终，即

tiān shù yǒu yú míng yuē fù bù zhèng gù míng yuē zài zhì tiān yě
天数有余，名曰复布政，故名曰再治天也。

jí tiān lìng rú gù ér bú tuì wèi yě
即天令如故，而不退位也。

jué yīn bú tuì wèi jí dà fēng zǎo jǔ shí yǔ bú jiàng
厥阴不退位，即大风早举，时雨不降，

shī lìng bú huà mín bìng wēn yì cī fèi fēng shēng jiē zhī jié
湿令不化，民病温疫，疵废，风生，皆肢节

tòng tóu mù tòng fú rè nèi fán yān hóu gān yǐn yǐn
痛，头目痛，伏热内烦，咽喉干引饮。

shào yīn bú tuì wèi jí wēn shēng chūn dōng zhé chóng zǎo
少阴不退位，即温生春冬，蛰虫早

zhì cǎo mù fā shēng mín bìng gé rè yān gān xuè yì jīng
至，草木发生，民病膈热，咽干，血溢，惊

hài xiǎo biàn chì sè dān liú zhěn chuāng yáng liú dú
骇，小便赤涩，丹瘤瘮疮疡留毒。

tài yīn bú tuì wèi ér qǔ hán shǔ bù shí āi hūn bù
太阴不退位，而取[1]寒暑不时，埃昏布

zuò shī lìng bú qù mín bìng sì zhī shǎo lì shí yǐn bú xià
作，湿令不去，民病四肢少力，食饮不下，

xiè zhù lín mǎn zú jìng hán yīn wěi bì sè shī niào
泄注，淋满，足胫寒，阴痿，闭塞，失溺，

①取：《素问直解》作“且”，义长。

小便数。

少阳不退位，即热生于春，暑乃后化，冬温不冻，流水不冰，蛰虫出见，民病少气，寒热更作，便血，上热，小腹坚满，小便赤沃，甚则血溢。

阳明不退位，即春生清冷，草木晚荣，寒热间作。民病呕吐，暴注，食饮不下，大便干燥，四肢不举，目瞑掉眩。

太阳不退位，即春寒复作，冷雹乃降，沉阴昏翳，二之气寒犹不去。民病痹厥，阴痿，失溺，腰膝皆痛，温疠晚发。

帝曰：天岁早晚，余以知之，愿闻地数，可得闻乎?

岐伯曰：地下迁正、升天及退位不前之

法，即地土产化，万物失时之化也。

帝曰：余闻天地二甲子，十干十二支，上下经纬天地，数有迭移，失守其位，可得昭乎？

岐伯曰：失之迭位者，谓虽得岁正，未得正位之司，即四时不节，即生大疫。

注《玄珠密语》云：阳年三十年，除六年天刑，计有太过二十四年，除此六年，皆作太过之用。令不然之旨，今言迭支迭位，皆可作其不及也。①

假令甲子阳年，土运太室，如癸亥天数有余者，年虽交得甲子，厥阴犹尚治天；地已迁正，阳明在泉，去岁少阳以作右

① 注《玄珠密语》……不及也：此段为后人注解的文字，传抄误入正文，所以《玄珠密语》前有一"注"字。

间，即厥阴之地阳明，故不相和奉者也。

癸巳相会，土运太过，虚反受木胜，故非

太过也，何以言土运太过？况黄钟不应

太室，木既胜而金还复，金既复而少阴如

至，即木胜如火而金复微，如此则甲己失

守，后三年化成土疫，晚至丁卯，早至丙

寅，土疫至也。大小善恶，推其天地，详乎

太乙。又只如甲子年，如甲至子而合，应交

司而治天，即下己卯未迁正，而戊寅少阳未

退位者，亦甲己下有合也，即土运非太过，

而木乃乘虚而胜土也，金次又行复胜之，

即反邪化也。阴阳天地殊异尔，故其大小善

恶，一如天地之法旨也。

假令丙寅阳年太过，如乙丑天数有余

者，虽交得丙寅，太阴尚治天也；地已迁正，厥阴司地，去岁太阳以作右间，即天太阴而地厥阴，故地不奉天化也。乙辛相会，水运太虚，反受土胜，故非太过，即太簇之管，太羽不应，土胜而雨化，木复即风。

此者丙辛失守其会，后三年化成水疫，晚至己巳，早至戊辰，甚即速，微即徐，水疫至也。大小善恶，推其天地数及太乙游宫。又只如丙寅年，丙至寅且合，应交司而治天，即辛巳未得迁正，而庚辰太阳未退位者，亦丙辛不合德也，即水运亦小虚而小胜，或有复，后三年化疠，名曰水疠，其状如水疫。治法如前。

假令庚辰阳年太过，如己卯天数有余

者，虽交得庚辰年也，阳明犹尚治天；地已迁正，太阴司地，去岁少阴以作右间，即天阳明而地太阴也，故地不奉天也。乙巳相会，金运太虚，反受火胜，故非太过也，即姑洗之管，太商不应，火胜热化，水复寒刑，此乙庚失守，其后三年化成金疫也，速至壬午，徐至癸未，金疫至也。大小善恶，推本年天数及太乙也。又只如庚辰，如庚至辰，且应交司而治天，即下乙未未得迁正者，即地甲午少阴未退位者，且乙庚不合德也，即下乙未柔干失刚，亦金运小虚也，有小胜或无复，后三年化疠，名曰金疠，其状如金疫也。治法如前。

假令壬午阳年太过，如辛巳天数有余

者，虽交得壬午年也，厥阴犹尚治天；地

已迁正，阳明在泉，去岁丙申少阳以作右

间，即天厥阴而地阳明，故地不奉天者也。

丁辛相合会，木运太虚，反受金胜，故非

太过也，即蕤宾之管，太角不应，金行燥

胜，火化热复，甚即速，微即徐，疫至大小

善恶，推疫至之年天数及太乙。又只如壬至

午，且应交司而治之，即下丁酉未得迁正

者，即地下丙申少阳未得退位者，见丁壬不

合德也，即丁柔干失刚，亦木运小虚也，有

小胜小复，后三年化疠，名曰木疠，其状

如风疫也。治法如前。

假令戊申阳年太过，如丁未天数太过

者，虽交得戊申年也，太阴犹尚司天；地

已迁正，厥阴在泉，去岁壬戌太阳以退位

作右间，即天丁未，地癸亥，故地不奉天化

也。丁癸相会，火运太虚，反受水胜，故

非太过也，即夷则之管，上太徵不应。此戊

癸失守其会，后三年化疫也，速至庚戌，大

小善恶，推疫至之年天数及太乙。又只如戊

申，如戊至申，且应交司而治天，即下癸亥

未得迁正者，即地下壬戌太阳未退位者，

见戊癸未合德也，即下癸柔干失刚，见火运

小虚，有小胜或无复也，后三年化疬，名

曰火疬也。治法如前，治之法可寒之泄之。

黄帝曰：人气不足，天气如虚，人神

失守，神光不聚，邪鬼干人，致有夭亡，

可得闻乎？

岐伯曰：人之五藏，一藏不足，又会天虚，感邪之至也。人忧愁思虑即伤心，又或遇少阴司天，天数不及，太阴作接间至，即谓天虚也，此即人气天气同虚也。又遇惊而夺精，汗出于心，因而三虚，神明失守。心为君主之官，神明出焉，神失守位，即神游上丹田，在帝太一帝君泥丸宫下，神既失守，神光不聚，却遇火不及之岁，有黑尸鬼见之，令人暴亡。

人饮食、劳倦即伤脾，又或遇太阴司天，天数不及，即少阳作接间至，即谓之虚也，此即人气虚而天气虚也。又遇饮食饱甚，汗出于胃，醉饱行房，汗出于脾，因而三虚，脾神失守。脾为谏议之官，智周出

焉，神既失守，神光失位而不聚也，却遇

土不及之年，或己年或甲年失守，或太阴天

虚；青尸鬼见之，令人卒亡。

人久坐湿地，强力入水即伤肾。肾为

作强之官，伎巧出焉，因而三虚，肾神失

守，神志失位，神光不聚，却遇水不及之

年，或辛不会符，或丙年失守，或太阳司天

虚，有黄尸鬼至，见之令人暴亡。

人或恚怒，气逆上而不下，即伤肝

也。又遇厥阴司天，天数不及，即少阴作接

间至，是谓天虚也，此谓天虚人虚也。又遇

疾走恐惧，汗出于肝。肝为将军之官，谋虑

出焉。神位失守，神光不聚，又遇木不及

年，或丁年不符，或壬年失守，或厥阴司天

虚也，有白尸鬼见之，令人暴亡也。

　　已上五失守者，天虚而人虚也，神游失守其位，即有五尸鬼干人，令人暴亡也，谓之曰尸厥。人犯五神易位，即神光不圆也。非但尸鬼，即一切邪犯者，皆是神失守位故也。此谓得守者生，失守者死。得神者昌，失神者亡。

黄帝内经

至真要大论篇第七十四
zhì zhēn yào dà lùn piān dì qī shí sì

黄帝问曰：五气交合，盈虚更作，余知之矣。六气分治，司天地者，其至何如？

岐伯再拜对曰：明乎哉问也！天地之大纪，人神之通应也。

帝曰：愿闻上合昭昭，下合冥冥，奈何？

岐伯曰：此道之所主，工之所疑也。

帝曰：愿闻其道也。

岐伯曰：厥阴司天，其化以风；少阴司天，其化以热；太阴司天，其化以湿；少阳司天，其化以火；阳明司天，其化以燥；太阳司天，其化以寒。以所临藏位，命其病者也。

帝曰：地化奈何？

岐伯曰：司天同候，间气皆然。

帝曰：间气何谓？

岐伯曰：司左右者，是谓间气也。

帝曰：何以异之？

岐伯曰：主岁者纪岁，间气者纪步也。

帝曰：善。岁主奈何？

岐伯曰：厥阴司天为风化，在泉为酸化，司气为苍化，间气为动化；少阴司天为热化，在泉为苦化，不司气化，居气为灼化；太阴司天为湿化，在泉为甘化，司气为黄① 黅化，间气为柔化；少阳司天为火化，在泉为苦化，司气为丹化，间气为明化；阳明司天为燥化，在泉为辛化，司气为素化，间气为清化；太阳司天为寒化，在泉为咸化，司气为玄化，间气为藏化。故治病者，必明六化分治，五味五色所生，五藏所宜，乃可以言盈虚病生之绪也。

帝曰：厥阴在泉而酸化，先余知之矣。

风化之行也何如？

岐伯曰：风行于地，所谓本也，余气同法。本乎天者，天之气也，本乎地者，地之气也，天地合气，六节分而万物化生矣。

故曰：谨候气宜，无失病机。此之谓也。

---

① 黄：疑为衍字。

帝曰：其主病何如？

岐伯曰：司岁备物，则无遗主矣。

帝曰：司岁物何也？

岐伯曰：天地之专精也。

帝曰：司气者何如？

岐伯曰：司气者主岁同，然有余不足也。

帝曰：非司岁物何谓也？

岐伯曰：散也。故质同而异等也，气味有薄厚，性用有躁静，治保有多少，力化有浅深，此之谓也。

帝曰：岁主藏害何谓？

岐伯曰：以所不胜命之，则其要也。

帝曰：治之奈何？

岐伯曰：上淫于下，所胜平之；外淫于内，所胜治之。

帝曰：善。平气何如？

岐伯曰：谨察阴阳所在而调之，以平为期，正者正治，反者反治。

帝曰：夫子言察阴阳所在而调之，论言人迎与寸口相应，若引绳小大齐等，命曰平。阴之所在寸口何如？

岐伯曰：视岁南北，可知之矣。

帝曰：愿卒闻之。

岐伯曰：北政之岁，少阴在泉，则寸口不应；厥阴在泉，则右不应；太阴在泉，则左不应。南政之岁，少阴司天，则寸口不应；厥阴司天，则右不应；太阴司天，则左不应。诸不应者，反其诊则见矣。

帝曰：尺候何如？

岐伯曰：北政之岁，三阴在下，则寸不应，三阴在上，则尺不应。南政之岁，三阴在天，则寸不应；三阴在泉，则尺不应。左右同。故曰：知其要者，一言而终，不知其要，流散无穷。此之谓也。

帝曰：善。天地之气，内淫而病何如？

岐伯曰：岁厥阴在泉，风淫所胜，则地气不明，平野昧，草乃早秀。民病洒洒振寒，善伸数欠，心痛支满，两胁里急，饮食不下，鬲咽不通，食则呕，腹胀善噫，得后与气则快然如衰，身体皆重。

岁少阴在泉，热淫所胜，则焰浮川

泽，阴处反明。民病腹中常鸣，气上冲胸，喘不能久立，寒热皮肤痛，目瞑齿痛，颛肿，恶寒发热如疟，少腹中痛，腹大。蛰虫不藏。

岁太阴在泉，草乃早荣，湿淫所胜，则埃昏岩谷，黄反见黑，至阴之交。民病饮积，心痛，耳聋，浑浑焞焞，嗌肿喉痹，阴病血见，少腹痛肿，不得小便，病冲头痛，目似脱，项似拔，腰似折，髀不可以回，腘如结，腨如别。

岁少阳在泉，火淫所胜，则焰明郊野，寒热更至。

民病注泄赤白，少腹痛，溺赤，甚则血便。少阴同候。

岁阳明在泉，燥淫所胜，则霿雾清瞑。民病喜呕，呕有苦，善太息，心胁痛不能反侧，甚则嗌干面尘，身无膏泽，足外反热。

岁太阳在泉，寒淫所胜，则凝肃惨栗。民病少腹控睪，引腰脊，上冲心痛，血见，嗌痛颔肿。

帝曰：善。治之奈何？

岐伯曰：诸气在泉，风淫于内，治以辛凉，佐以苦，以甘缓之，以辛散之；热淫于内，治以咸寒，佐以甘苦，以酸收之，以苦发之；湿淫于内，治以苦热，佐以酸淡，以苦燥之，以淡泄之；火淫于内，治以咸冷，佐以苦辛，以酸收之，以苦发之；燥淫于

内，治以苦温，佐以甘辛，以苦下之；寒淫

于内，治以甘热，佐以苦辛，以咸写之，以

辛润之，以苦坚之。

帝曰：善。天气之变何如？

岐伯曰：厥阴司天，风淫所胜，则太虚

埃昏，云物以扰，寒生春气，流水不冰，

蛰虫不去。民病胃脘当心而痛，上支两

胁，鬲咽不通，饮食不下，舌本强，食则

呕，冷泄腹胀，溏泄瘕水闭，病本于脾。冲

阳绝，死不治。

少阴司天，热淫所胜，怫热至，火行其

政，大雨且至。民病胸中烦热，嗌干，右

胠满，皮肤痛，寒热咳喘，唾血血泄，鼽衄

嚏呕，溺色变，甚则疮疡胕肿，肩背臂臑

及缺盆中痛，心痛肺䐜，腹大满，膨膨而喘咳，病本于肺。尺泽绝，死不治。

太阴司天，湿淫所胜，则沉阴且布，雨变枯槁。胕肿，骨痛，阴痹，阴痹者，按之不得，腰脊头项痛，时眩，大便难，阴气不用，饥不欲食，咳唾则有血，心如悬，病本于肾。太溪绝，死不治。

少阳司天，火淫所胜，则温气流行，金政不平。民病头痛，发热恶寒而疟，热上，皮肤痛，色变黄赤，传而为水，身面胕肿，腹满仰息，泄注赤白，疮疡，咳唾血，烦心，胸中热，甚则鼽衄，病本于肺。天府绝，死不治。

阳明司天，燥淫所胜，则木乃晚荣，

草乃晚生，筋骨内变，大凉革候，名木敛生，菀于下，草焦上首，蛰虫来见。民病左胠胁痛，寒清于中感而疟，咳，腹中鸣，注泄鹜溏，心胁暴痛，不可反侧，嗌干面尘，腰痛，丈夫㿉疝，妇人少腹痛，目昧眦疡，疮痤痈，病本于肝。太冲绝，死不治。

太阳司天，寒淫所胜，则寒气反至，水且冰，运火炎烈，雨暴乃雹。血变于中，发为痈疡，民病厥心痛，呕血，血泄，鼽衄，善悲，时眩仆。胸腹满，手热肘挛，腋肿，心澹澹大动，胸胁胃脘不安，面赤目黄，善噫，嗌干，甚则色炱，渴而欲饮，病本于心。神门绝，死不治。所谓动气，知其藏也。

帝曰：善。治之奈何？

岐伯曰：司天之气，风淫所胜，平以辛凉，佐以苦甘，以甘缓之，以酸写之；热淫所胜，平以咸寒，佐以苦甘，以酸收之；湿淫所胜，平以苦热，佐以酸辛，以苦燥之，以淡泄之；湿上甚而热，治以苦温；佐以甘辛，以汗为故而止；火淫所胜，平以咸冷，佐以苦甘，以酸收之，以苦发之，以酸复之；热淫同；燥淫所胜，平以苦温，佐以酸辛，以苦下之；寒淫所胜，平以辛热，佐以甘苦，以咸写之。

帝曰：善。邪气反胜，治之奈何？

岐伯曰：风司于地，清反胜之，治以

酸温，佐以苦甘，以辛平之；热司于地，

寒反胜之，治以甘热，佐以苦辛，以咸

平之；湿司于地，热反胜之，治以苦冷，

佐以咸甘，以苦平之；火司于地，寒反胜

之，治以甘热，佐以苦辛，以咸平之；燥司

于地，热反胜之，治以平寒，佐以苦甘，

以酸平之，以和为利，寒司于地，热反胜

之，治以咸冷，佐以甘辛，以苦平之。

帝曰：其司天邪胜何如？

岐伯曰：风化于天，清反胜之。治以

酸温，佐以甘苦；热化于天，寒反胜之，

治以甘温，佐以苦酸辛；湿化于天，热反

胜之，治以苦寒，佐以苦酸；火化于天，

寒反胜之，治以甘热，佐以苦辛；燥化于

天，热反胜之，治以辛寒，佐以苦甘；寒化于天，热反胜之，治以咸冷，佐以苦辛。

帝曰：六气相胜，奈何？

岐伯曰：厥阴之胜，耳鸣头眩，愦愦欲吐，胃鬲如寒，大风数举，倮虫不滋，胠胁气并，化而为热，小便黄赤，胃脘当心而痛，上支两胁，肠鸣飧泄，少腹痛，注下赤白，甚则呕吐，鬲咽不通。

少阴之胜，心下热善肌，齐下反动，气游三焦，炎暑至，木乃津，草乃萎，呕逆，躁烦，腹满痛，溏泄，传为赤沃。

太阴之胜，火气内郁，疮疡于中，流散于外，病在胠胁，甚则心痛热格，头

痛，喉痹，项强。独胜则湿气内郁，寒迫

下焦，痛留顶，互引眉间，胃满。雨数至，

燥化乃见，少腹满，腰脽重强，内不便，善

注泄，足下温，头重，足胫胕肿，饮发于

中，胕肿于上。

少阳之胜，热客于胃，烦心心痛，目

赤，欲呕，呕酸善饥，耳痛，溺赤，善惊谵

妄，暴热消烁，草萎水涸，介虫乃屈，少

腹痛，下沃赤白。

阳明之胜，清发于中，左胠胁痛，溏

泄，内为嗌塞，外发癫疝；大凉肃杀，华英

改容，毛虫乃殃，胸中不便，嗌塞而咳。

太阳之胜，凝溧且至，非时水冰，羽乃

后化。痔疟发，寒厥入胃，则内生心痛，

阴中乃疡，隐曲不利，互引阴股，筋肉拘苛，血脉凝泣，络满色变，或为血泄，皮肤否肿，腹满食减，热反上行，头项囟顶脑户中痛，目如脱，寒入下焦，传为濡写。

帝曰：治之奈何？

岐伯曰：厥阴之胜，治以甘清，佐以苦辛，以酸写之；少阴之胜，治以辛寒，佐以苦咸，以甘写之；太阴之胜，治以咸热，佐以辛甘，以苦写之；少阳之胜，治以辛寒，佐以甘咸，以甘写之；阳明之胜，治以酸温，佐以辛甘，以苦泄之；太阳之胜，治以甘①热，佐以辛酸，以咸写之。

帝曰：六气之复何如？

---

① 甘：新校正疑为"苦"字之误，似是。

岐伯曰：悉乎哉问也！厥阴之复，少腹坚满，里急暴痛，偃木飞沙，倮虫不荣；厥心痛，汗发呕吐，饮食不入，入而复出，筋骨掉眩，清厥，甚则入脾，食痹而吐。冲阳绝，死不治。

少阴之复，燠热内作，烦躁，鼽嚏，少腹绞痛；火见燔焫，嗌燥，分注时止，气动于左，上行于右，咳，皮肤痛，暴喑，心痛，郁冒不知人，乃洒淅恶寒，振栗，谵妄，寒已而热，渴而欲饮，少气，骨痿，隔肠不便，外为浮肿，哕噫；赤气后化，流水不冰，热气大行，介虫不复，病痱胗疮疡，痈疽痤痔，甚则入肺，咳而鼻渊。天府绝，死不治。

太阴之复，湿变乃举，体重中满，食饮不化，阴气上厥，胸中不便，饮发于中，咳喘有声；大雨时行，鳞见于陆，头顶痛重，而掉瘛尤甚，呕而密默，唾吐清液，甚则入肾，窍写无度。太溪绝，死不治。

少阳之复，大热将至，枯燥燔蓺，介虫乃耗。惊瘛咳衄，心热烦躁，便数，憎风，厥气上行，面如浮埃，目乃瞤瘛，火气内发，上为口糜，呕逆，血溢血泄，发而为疟，恶寒鼓栗，寒极反热，嗌络焦槁，渴引水浆，色变黄赤，少气脉萎，化而为水，传为胕肿，甚则入肺，咳而血泄。尺泽绝，死不治。

黄帝内经

阳明之复，清气大举，森木苍干，毛虫乃厉。病生胠胁，气归于左，善太息，甚则心痛否满，腹胀而泄，呕苦，咳，哕，烦心，病在鬲中，头痛，甚则入肝，惊骇，筋挛。太冲绝，死不治。

太阳之复，厥气上行，水凝雨冰，羽虫乃死，心胃生寒，胸膈不利，心痛否满，头痛，善悲，时眩仆，食减，腰脽反痛，屈伸不便，地裂冰坚，阳光不治，少腹控睾，引腰脊，上冲心，唾出清水，及为哕噫，甚则入心，善忘善悲。神门绝，死不治。

帝曰：善。治之奈何？

岐伯曰：厥阴之复，治以酸寒；佐以甘

辛，以酸写之，以甘缓之；少阴之复，治以咸寒，佐以苦辛，以甘写之，以酸收之，辛苦发之，以咸耎之；太阴之复，治以苦热，佐以酸辛，以苦写之、燥之、泄之；少阳之复，治以咸冷，佐以苦辛，以咸耎之，以酸收之，辛苦发之，发不远热，无犯温凉，少阴同法；阳明之复，治以辛温，佐以苦甘，以苦泄之，以苦下之，以酸补之；太阳之复，治以咸热，佐以甘辛，以苦坚之。

治诸胜复，寒者热之，热者寒之，温者清之，清者温之，散者收之，抑者散之，燥者润之，急者缓之，坚者耎之，脆者坚之，衰者补之，强者写之。各安其气，必清必静，则病气衰去，归其所宗，此治之大体也。

帝曰：善。气之上下，何谓也？

岐伯曰：身半以上，其气三矣，天之分也，天气主之；身半以下，其气三矣，地之分也，地气主之。以名命气，以气命处，而言其病。半，所谓天枢也。故上胜而下俱病者，以地名之；下胜而上俱病者，以天名之。所谓胜至，报气屈伏而未发也；复至则不以天地异名，皆如复气为法也。

帝曰：胜复之动，时有常乎？气有必乎？

岐伯曰：时有常位，而气无必也。

帝曰：愿闻其道也。

岐伯曰：初气终三气，天气主之，胜之常也；四气尽终气，地气主之，复之常也。有胜则复，无胜则否。

帝曰：善。复已而胜何如?

岐伯曰：胜至则复，无常数也，衰乃止耳。复已而胜，不复则害，此伤生也。

帝曰：复而反病何也?

岐伯曰：居非其位，不相得也。大复其胜，则主胜之，故反病也。所谓火燥热也。

帝曰：治之何如?

岐伯曰：夫气之胜也，微者随之，甚则制之；气之复也，和者平之，暴者夺之。皆随胜气，安其屈伏，无问其数，以平为期，此其道也。

帝曰：善。客主之胜复奈何?

岐伯曰：客主之气，胜而无复也。

帝曰：其逆从何如？

岐伯曰：主胜逆，客胜从，天之道也。

帝曰：其生病何如？

岐伯曰：厥阴司天，客胜则耳鸣掉眩，甚则咳；主胜则胸胁痛，舌难以言。

少阴司天，客胜则鼽嚏，颈项强，肩背瞀热，头痛少气，发热，耳聋目瞑，甚则胕肿，血溢，疮疡，咳喘；主胜则心热烦躁，甚则胁痛支满。

太阴司天，客胜则首面胕肿，呼吸气喘；主胜则胸腹满，食已而瞀。

少阳司天，客胜则丹胗外发，及为丹

燺疮疡，呕逆，喉痹，头痛，嗌肿，耳聋，血溢，内为瘛疭；主胜则胸满，咳仰息，甚而有血，手热。

阳明司天，清复内余，则咳衄，嗌塞，心鬲中热，咳不止，而白血出者死。

太阳司天，客胜则胸中不利，出清涕，感寒则咳；主胜则喉嗌中鸣。

厥阴在泉，客胜则大关节不利，内为痉强拘瘛，外为不便；主胜则筋骨繇并，腰腹时痛。

少阴在泉，客胜则腰痛，尻股膝髀腨骺足病，瞀热以酸，胕肿不能久立，溲便变；主胜则厥气上行，心痛发热，鬲中众痹皆作，发于胠胁。魄汗不藏，四逆而起。

太阴在泉，客胜则足痿下重，便溲不时，湿客下焦，发而濡写，及为肿、隐曲之疾；主胜则寒气逆满，食饮不下，甚则为疝。

少阳在泉，客胜则腰腹痛而反恶寒，甚则下白、溺白；主胜则热反上行而客于心，心痛，发热，格中而呕，少阴同候。

阳明在泉，客胜则清气动下，少腹坚满而数便写；主胜则腰重，腹痛，少腹生寒，下为鹜溏，则寒厥于肠，上冲胸中，甚则喘，不能久立。

太阳在泉，寒复内余，则腰尻痛，屈伸不利，股胫足膝中痛。

帝曰：善。治之奈何?

岐伯曰：高者抑之，下者举之，有余折之，不足补之，佐以所利，和以所宜，必安其主客，适其寒温，同者逆之，异者从之。

帝曰：治寒以热，治热以寒，气相得者逆之，不相得者从之，余以知之矣。其于正味何如？

岐伯曰：木位之主，其写以酸，其补以辛；火位之主，其写以甘，其补以咸；土位之主，其写以苦，其补以甘；金位之主，其写以辛，其补以酸；水位之主，其写以咸，其补以苦。厥阴之客，以辛补之，以酸写之，以甘缓之；少阴之客，以咸补之，以甘写之，以酸收之；太阴之客，以甘补之，以苦写之，以甘缓之；少阳之客，以咸补之，以甘写之，以咸耍之；阳明之客，以酸补之，以辛写之，以苦泄之；太阳之客，以苦补之，以咸写之，以苦坚之，以辛润之。开发腠理，致津液，通气也。

帝曰：善。愿闻阴阳之三也，何谓?

岐伯曰：气有多少，异用也。

帝曰：阳明何谓也?

岐伯曰：两阳合明也。

帝曰：厥阴何也?

岐伯曰：两阴交尽也。

帝曰：气有多少，病有盛衰，治有缓急，方有大小，愿闻其约奈何?

岐伯曰：气有高下，病有远近，证有中外，治有轻重，适其至所为故也。

《大要》曰：

君一臣二，奇之制也；

君二臣四，偶之制也；

君二臣三，奇之制也；

君二臣六，偶之制也。

故曰：近者奇之，远者偶之；汗者不以奇，下者不以偶；补上治上制以缓，补下治下制以急。急则气味厚，缓则气味薄。适其至所，此之谓也。病所远而中道气味之者，食而过之，无越其制度也。是故平气之道，近而奇偶，制小其服也；远而奇偶，制大其服也，大则数少，小则数多。多则九之，少则二之。奇之不去则偶之，是谓重方。偶之不去，则反佐以取之。所谓寒热温凉，反从其病也。

帝曰：善。病生于本，余知之矣。生于标者，治之奈何？

岐伯曰：病反其本，得标之病，治反其本，得标之方。

帝曰：善。六气之胜，何以候之？

岐伯曰：乘其至也。清气大来，燥之胜也，风木受邪，肝病生焉；热气大来，火之胜也，金燥受邪，肺病生焉；寒气大来，水之胜也，火热受邪，心病生焉；湿气大来，土之胜也，寒水受邪，肾病生焉；风气大来，木之胜也，土湿受邪，脾病生焉。所谓感邪而生病也。乘年之虚，则邪甚也；失时之和，亦邪甚也；遇月之

空，亦邪甚也。重感于邪，则病危矣。有
胜之气，其必来复也。

帝曰：其脉至何如？

岐伯曰：厥阴之至，其脉弦；少阴之
至，其脉钩；太阴之至，其脉沉；少阳之
至，大而浮；阳明之至，短而涩；太阳之
至，大而长。至而和则平，至而甚则病，至
而反者病，至而不至者病，未至而至者病，
阴阳易者危。

帝曰：六气标本，所从不同，奈何？

岐伯曰：气有从本者，有从标本者，有
不从标本者也。

帝曰：愿卒闻之。

岐伯曰：少阳太阴从本，少阴太阳从

本从标，阳明厥阴不从标本，从乎中也。

故从本者，化生于本；从标本者，有标本之化；从中者，以中气为化也。

帝曰：脉从而病反者，其诊何如？

岐伯曰：脉至而从，按之不鼓，诸阳皆然。

帝曰：诸阴之反，其脉何如？

岐伯曰：脉至而从，按之鼓甚而盛也。是故百病之起，有生于本者，有生于标者，有生于中气者；有取本而得者，有取标而得者，有取中气而得者，有取标本而得者，有逆取而得者，有从取而得者。

逆，正顺也；若顺，逆也。故曰：知标与本，用之不殆，明知逆顺，正行无问。此之谓也。不知是者，不足以言诊，足以乱经。

故《大要》曰：粗工嘻嘻，以为可知，言热未已，寒病复始。同气异形，迷诊乱经。此之谓也。

夫标本之道，要而博，小而大，可以言一而知百病之害。言标与本，易而勿损，察本与标，气可令调，明知胜复，为万民式。天之道毕矣。

帝曰：胜复之变，早晏何如？

岐伯曰：夫所胜者，胜至已病，病已愠愠，而复已萌也。夫所复者，胜尽而起，得位而甚。胜有微甚，复有少多，胜和而和，胜虚而虚，天之常也。

帝曰：胜复之作，动不当位，或后时而

至，其故何也？

岐伯曰：夫气之生，与其化，衰盛异也。寒暑温凉盛衰之用，其在四维。故阳之动。始于温。盛于暑；阴之动，始于清，盛于寒。春夏秋冬，各差其分。故《大要》曰：彼春之暖，为夏之暑，彼秋之忿，为冬之怒。谨按四维，斥候皆归，其终可见，其始可知。此之谓也。

帝曰：差有数乎？

岐伯曰：又凡三十度也。

帝曰：其脉应皆何如？

岐伯曰：差同正法，待时而去也。

《脉要》曰：春不沉，夏不弦，冬不涩，秋不数，是谓四塞。沉甚曰病，弦甚曰病，涩

甚曰病，数甚曰病，参见曰病，复见曰病，

未去而去曰病，去而不去曰病，反者死。

故曰：气之相守司也，如权衡之不得相失

也。夫阴阳之气，清静则生化治，动则苛

疾起，此之谓也。

帝曰：幽明何如？

岐伯曰：两阴交尽，故曰幽；两阳合

明，故曰明。幽明之配，寒暑之异也。

帝曰：分至何如？

岐伯曰：气至之谓至，气分之谓分。至

则气同，分则气异。所谓天地之正纪也。

帝曰：夫子言春秋气始于前，冬夏气始

于后，余已知之矣。然六气往复，主岁不

常也。其补写奈何？

岐伯曰：上下所主，随其攸利，正其味，则其要也。左右同法。《大要》曰：少阳之主，先甘后咸；阳明之主，先辛后酸；太阳之主，先咸后苦；厥阴之主，先酸后辛；少阴之主，先甘后咸；太阴之主，先苦后甘。佐以所利，资以所生，是谓得气。

帝曰：善。夫百病之生也，皆生于风寒暑湿燥火，以之化之变也。经言盛者写之，虚者补之，余锡以方士，而方士用之，尚未能十全。余欲令要道必行，桴鼓相应，犹拔刺雪污，工巧神圣，可得闻乎？

岐伯曰：审察病机，无失气宜，此之谓也。

帝曰：愿闻病机何如？

岐伯曰：诸风掉眩，皆属于肝。诸寒收引，皆属于肾。诸气膹郁，皆属于肺。诸湿肿满，皆属于脾。诸热瞀瘛，皆属于火。诸痛痒疮，皆属于心。

诸厥固泄，皆属于下。诸痿喘呕，皆属于上。诸禁鼓栗，如丧神守，皆属于火。诸痉项强，皆属于湿。诸逆冲上，皆属于火。诸胀腹大，皆属于热。诸躁狂越，皆属于火。诸暴强直，皆属于风。诸病有声，鼓之如鼓，皆属于热。诸病胕肿，疼酸惊骇，皆属于火。诸转反戾，水液浑浊，皆属于热。诸病水液，澄澈清冷，皆属于寒。诸呕吐酸，暴注下迫，皆属于热。

故《大要》曰：谨守病机，各司其属。

有者求之，无者求之，盛者责之，虚者责之。必先五胜，疏其血气，令其调达，而致和平。此之谓也。

帝曰：善。五味阴阳之用何如？

岐伯曰：辛甘发散为阳，酸苦涌泄为阴，咸味涌泄为阴，淡味渗泄为阳。六者或收，或散，或缓，或急，或燥，或润，或耎，或坚，以所利而行之，调其气，使其平也。

帝曰：非调气而得者，治之奈何？有毒无毒，何先何后？愿闻其道。

岐伯曰：有毒无毒，所治为主，适大小为制也。

帝曰：请言其制。

岐伯曰：君一臣二，制之小也；君一臣三佐五，制之中也；君一臣三佐九，制之大也。寒者热之，热者寒之，微者逆之，甚者从之，坚者削之，客者除之，劳者温之，结者散之，留者攻之，燥者濡之，急者缓之，散者收之，损者温之，逸者行之，惊者平之，上之下之，摩之浴之，薄之劫之，开之发之，适事为故。

帝曰：何谓逆从？

岐伯曰：逆者正治，从者反治。从少从多，观其事也。

帝曰：反治何谓？

岐伯曰：热因寒用，寒因热用，塞因塞用，通因通用。必伏其所主，而先其所因。

其始则同，其终则异。可使破积，可使溃坚，可使气和，可使必已。

帝曰：善。气调而得者，何如？

岐伯曰：逆之，从之，逆而从之，从而逆之，疏气令调，则其道也。

帝曰：善。病之中外何如？

岐伯曰：从内之外者，调其内；从外之内者，治其外；从内之外而盛于外者，先调其内而后治其外；从外之内而盛于内者，先治其外而后调其内；中外不相及，则治主病。

帝曰：善。火热，复恶寒发热，有如疟状，或一日发，或间数日发，其故何也？

岐伯曰：胜复之气，会遇之时，有多少

也。阴气多而阳气少，则其发日远；阳气多而阴气少，则其发日近。此胜复相薄，盛衰之节，疟亦同法。

帝曰：论言治寒以热，治热以寒，而方士不能废绳墨而更其道也。有病热者，寒之而热，有病寒者，热之而寒。二者皆在，新病复起。奈何治？

岐伯曰：诸寒之而热者取之阴，热之而寒者取之阳，所谓求其属也。

帝曰：善。服寒而反热，服热而反寒，其故何也？

岐伯曰：治其王气，是以反也。

帝曰：不治王而然者，何也？

岐伯曰：悉乎哉问也！不治五味属也。

夫五味入胃，各归所喜，故酸先入肝，苦先入心，甘先入脾，辛先入肺，咸先入肾。久而增气，物化之常也；气增而久，夭之由也。

帝曰：善。方制君臣，何谓也？

岐伯曰：主病之谓君，佐君之谓臣，应臣之谓使，非上下三品之谓也。

帝曰：三品何谓？

岐伯曰：所以明善恶之殊贯也。

帝曰：善。病之中外何如？

岐伯曰：调气之方，必别阴阳，定其中外，各守其乡。内者内治，外者外治。微者调之，其次平之，盛者夺之，汗者下之，寒热温凉，衰之以属，随其攸利。谨道如法，万举万全；气血正平，长有天命。

帝曰：善。

著至教论篇第七十五

扫码听音频

黄帝坐明堂，召雷公而问之曰：子知医之道乎？

雷公对曰：诵而颇能解，解而未能别，别而未能明，明而未能彰，足以治群僚，不足治侯王。愿得受树天之度，四时阴阳合之，别星辰与日月光，以彰经术，后世益明，上通神农，著至教，疑于二皇。

帝曰：善。无失之，此皆阴阳、表里、上下、雌雄，相输应也。而道上知天文，下知地理，中知人事，可以长久，以教众庶，亦不疑殆。医道论篇，可传后世，可以为宝。

雷公曰：请受道，讽诵用解。

帝曰：子不闻《阴阳传》乎？

曰：不知。

曰：夫三阳天为业，上下无常，合而病至，偏害阴阳。

雷公曰：三阳莫当，请闻其解。

帝曰：三阳独至者，是三阳并至，并至如风雨，上为巅疾，下为漏病，外无期，内无正，不中经纪，诊无上下，以书别。

雷公曰：臣治疏愈，说意而已。

帝曰：三阳者，至阳也。积并则为惊，病起疾风，至如砺砺，九窍皆塞，阳气滂

溢，干嗌喉塞。并于阴，则上下无常，薄
为肠澼。此谓三阳直心，坐不得起，卧者
便身全，三阳之病。且以知天下，何以别阴
阳，应四时，合之五行。

雷公曰：阳言不别，阴言不理，请起受
解，以为至道。

帝曰：子若受传，不知合至道，以惑
师教，语子至道之要，病伤五脏，筋骨以
消。子言不明不别，是世主学尽矣。肾且
绝，惋惋日暮，从容不出，人事不殷。

扫码听音频

shì cóng róng lùn piān dì qī shí liù

示从容论篇第七十六

huáng dì yàn zuò　　zhào léi gōng ér wèn zhī yuē　　rǔ shòu shù

黄帝燕坐，召雷公而问之曰：汝受术

sòng shū zhě　　ruò néng lǎn guān zá xué　　jí yú bǐ lèi　　tōng hé

诵书者，若能览观杂学，及于比类，通合

dào lǐ　　wéi yú yán zǐ suǒ cháng　　wǔ zàng liù fǔ　　dǎn wèi dà xiǎo

道理，为余言子所长，五藏六府，胆胃大小

cháng pí bāo páng guāng　　nǎo suǐ tì tuò　　kū qì bēi āi　　shuǐ suǒ

肠脾胞膀胱，脑髓涕唾，哭泣悲哀，水所

cóng xíng　　cǐ jiē rén zhī suǒ shēng　　zhì zhī guò shī　　zǐ wù míng

从行，此皆人之所生，治之过失，子务明

zhī　　kě yǐ shí quán　　jí bù néng zhī　　wéi shì suǒ yuàn

之，可以十全，即不能知，为世所怨。

léi gōng yuē　　chén qǐng sòng　　mài jīng　　shàng xià piān shèn zhòng duō

雷公曰：臣请诵《脉经》上下篇甚众多

yǐ　　bié yì bǐ lèi　　yóu wèi néng yǐ shí quán　　yòu ān zú yǐ míng zhī

矣，别异比类，犹未能以十全，又安足以明之？

dì yuē　　zǐ bié shì tōng wǔ zàng zhī guò　　liù fǔ zhī suǒ bù

帝曰：子别试通五藏之过，六府之所不

hé　　zhēn shí zhī bài　　dú yào suǒ yí　　tāng yè zī wèi　　jù yán

和，针石之败，毒药所宜，汤液滋味，具言

其状，悉言以对，请问不知。

雷公曰：肝虚、肾虚、脾虚，皆令人体重烦冤，当投毒药、刺灸、砭石、汤液，或已或不已，愿闻其解。

帝曰：公何年之长而问之少，余真问以自谬也。吾问子窈冥，子言上下篇以对，何也？夫脾虚浮似肺，肾小浮似脾，肝急沉散似肾。此皆工之所时乱也，然从容得之。若夫三藏，土木水参居，此童子之所知，问之何也？

雷公曰：于此有人，头痛筋挛骨重，怯然少气，哕噫腹满，时惊，不嗜卧，此何藏之发也？脉浮而弦，切之石坚，不知其解，复问所以三藏者，以知其比类也。

帝曰：夫从容之谓也。夫年长则求之于府，年少则求之于经，年壮则求之于藏。今子所言，皆失。八风菀热，五藏消烁，传邪相受。夫浮而弦者，是肾不足也；沉而石者，是肾气内著也；怯然少气者，是水道不行，形气消索也；咳嗽烦冤者，是肾气之逆也。一人之气，病在一藏也，若言三藏俱行，不在法也。

雷公曰：于此有人，四支解堕，喘咳，血泄，而愚诊之，以为伤肺，切脉浮大而紧，愚不敢治，粗工下砭石，病愈多出血，血止身轻，此何物也？

帝曰：子所能治，知亦众多，与此病失矣。譬以鸿飞，亦冲于天。夫圣人之治病，循法守度，援物比类，化之冥冥，循上及下，何必守经。今夫脉浮大虚者，是脾气之外绝，去胃外归阳明也，夫二火不胜三水，是以脉乱而无常也。四支解堕，此脾精之不行也。喘咳者，是水气并阳明也。血泄者，脉急血无所行也。若夫以为伤肺者，由失以狂也。不引比类，是知不明也。夫伤肺者，脾气不守，胃气不清，经气不为使，真藏坏决，经脉傍绝，五藏漏泄，不衄则呕，此二者不相类也。譬如天之无形，地之无理，白与黑相去远矣。是失吾过矣，以子知之，故不告子，明引比类从容，是以名曰诊轻①，是谓至道也。

---

① 轻：新校正："按《太素》轻作经。"

疏五过论篇第七十七

扫码听音频

黄帝曰：呜呼！远哉！闵闵乎若视深渊，若迎浮云。视深渊尚可测，迎浮云莫知其际。圣人之术为万民式，论裁志意，必有法则，循经守数，按循医事，为万民副，故事有五过四德，汝知之乎？

雷公避席再拜曰：臣年幼小，蒙愚以惑，不闻五过与四德，比类形名，虚引其经，心无所对。

帝曰：凡未诊病者，必问尝贵后贱，虽不中邪，病从内生，名曰脱营；尝富后贫，名曰失精。五气留连，病有所并。医工诊之，不在藏府，不变躯形，诊之而疑，不知病名；身体日减，气虚无精，病深无气，洒洒然时惊。病深者，以其外耗于卫，内夺于荣。良工所失，不知病情。此亦治之一过也。

凡欲诊病者，必问饮食居处，暴乐暴苦，始乐后苦，皆伤精气，精气竭绝，形体毁沮。暴怒伤阴，暴喜伤阳，厥气上行，满脉去形。愚医治之，不知补写，不知病情，精华日脱，邪气乃并。此治之二过也。

善为脉者，必以比类奇恒，从容知之。为工而不知道，此诊之不足贵。此治之三过也。

诊有三常，必问贵贱，封君败伤，及欲侯王。故贵脱势，虽不中邪，精神内伤，身必败亡。始富后贫，虽不伤邪，皮焦筋屈，痿躄为挛。医不能严，不能动神，外为柔弱，乱至失常，病不能移，则医事不行。此治之四过也。

凡诊者，必知终始，有知余绪。切脉问名，当合男女。离绝菀结，忧恐喜怒，五藏空虚，血气离守，工不能知，何术之语！尝富大伤，斩筋绝脉，身体复行，令泽不息，故伤败结，留薄归阳，脓积寒炅。粗工治之，亟刺阴阳，身体解散，四支转筋，死日有期，医不能明，不问所发，唯言死日，亦为粗工。此治之五过也。

凡此五者，皆受术不通，人事不明也。

故曰：圣人之治病也，必知天地阴阳，四时经纪，五藏六府，雌雄表里，刺灸砭石，毒药所主；从容人事，以明经道，贵贱贫富，各异品理，问年少长，勇怯之理。审于分部，知病本始，八正九候，诊必副矣。

治病之道，气内为宝，循求其理，求之不得，过在表里，守数据治，无失俞理。能行此术，终身不殆，不知俞理，五藏菀熟，痛发六府。诊病不审，是谓失常，谨守此治，与经相明。《上经》《下经》，揆度阴阳，奇恒五中，决以明堂，审于终始，可以横行。

徵四失论篇第七十八
chéng sì shī lùn piān dì qī shí bā

扫码听音频

黄帝在明堂，雷公侍坐。黄帝曰：夫
huáng dì zài míng táng　　léi gōng shì zuò　　huáng dì yuē　　fū

子所通书受事众多矣，试言得失之意，所
zǐ suǒ tōng shū shòu shì zhòng duō yǐ　　shì yán dé shī zhī yì　　suǒ

以得之？所以失之？
yǐ dé zhī　　suǒ yǐ shī zhī

雷公对曰：循经受业，皆言十全，其时
léi gōng duì yuē　　xún jīng shòu yè　　jiē yán shí quán　　qí shí

有过失者，请闻其事解也。
yǒu guò shī zhě　　qǐng wén qí shì jiě yě

帝曰：子年少智未及邪？将言以杂合
dì yuē　　zǐ nián shào zhì wèi jí yé　　jiāng yán yǐ zá hé

耶？夫经脉十二，络脉三百六十五，此皆
yé　　fú jīng mài shí èr　　luò mài sān bǎi liù shí wǔ　　cǐ jiē

人之所明知，工之所循用也。所以不十全
rén zhī suǒ míng zhī　　gōng zhī suǒ xún yòng yě　　suǒ yǐ bù shí quán

者，精神不专，志意不理，外内相失，故
zhě　　jīng shén bù zhuān　　zhì yì bù lǐ　　wài nèi xiāng shī　　gù

时疑殆。
shí yí dài

诊不知阴阳逆从之理，此治之一失也。

受师不卒，妄作杂术，谬言为道，更名自功，妄用砭石，后遗身咎，此治之二失也。

不适贫富贵贱之居，坐之薄厚，形之寒温，不适饮食之宜，不别人之勇怯，不知比类，足以自乱，不足以自明，此治之三失也。

诊病不问其始，忧患饮食之失节，起居之过度，或伤于毒，不先言此，卒持寸口，何病能中，妄言作名，为粗所穷，此治之四失也。

是以世人之语者，驰千里之外，不明尺寸之论，诊无人事。治数之道，从容之葆，坐持寸口，诊不中五脉，百病所起，始以自怨，遗师其咎。是故治不能循理，弃术于市，妄治时愈，愚心自得。呜呼！窈窈冥冥，孰知其道？道之大者，拟于天地，配于四海，汝不知道之谕，受以明为晦。

阴阳类论篇第七十九

扫码听音频

孟春始至，黄帝燕坐，临观八极，正八风之气，而问雷公曰：阴阳之类，经脉之道，五中所主，何藏最贵？

雷公对曰：春，甲乙，青，中主肝，治七十二日，是脉之主时，臣以其藏最贵。

帝曰：却念《上下经》，阴阳从容，子所言贵，最其下也。

雷公致斋七日，旦复侍坐。

帝曰：三阳为经，二阳为维，一阳为游部，此知五藏终始。三阴为表，二阴为里，一阴至绝作朔晦，却具合以正其理。

雷公曰：受业未能明。

帝曰：所谓三阳者，太阳为经，三阳脉至手太阴，弦浮而不沉，决以度，察以心，合之阴阳之论。所谓二阳者，阳明也，至手太阴，弦而沉急不鼓，炅至以病，皆死。一阳者，少阳也，至手太阴，上连人迎，弦急悬不绝，此少阳之病也，专阴则死。

三阴者，六经之所主也，交于太阴，伏鼓不浮，上空志心。二阴至肺，其气归膀胱，外连脾胃。一阴独至，经绝，气浮不鼓，钩而滑。此六脉者，乍阴乍阳，交属相并，缪通五藏，合于阴阳，先至为主，后至为客。

雷公曰：臣悉尽意，受传经脉，颂得从容之道，以合从容，不知阴阳，不知雌雄。

帝曰：三阳为父，二阳为卫，一阳为纪；三阴为母，二阴为雌，一阴为独使。

二阳一阴，阳明主病，不胜一阴，耎而动，九窍皆沉。三阳一阴，太阳脉胜，一阴不能止，内乱五藏，外为惊骇。二阴二阳，病在肺，少阴脉沉，胜肺伤脾，外伤四支。二阴二阳皆交至，病在肾，骂詈妄行，巅疾为狂。二阴一阳，病出于肾，阴气客游于心，脘下空窍，堤闭塞不通，四支别离。一阴一阳代绝，此阴气至心，上下

wú cháng　　chū rù bù zhī　　hóu yān gān zào　　bìng zài tǔ pí　　èr
无常，出入不知，喉咽干燥，病在土脾。二

yáng sān yīn　　zhì yīn jiē zài　　yīn bú guò yáng　　yáng qì bù néng zhǐ
阳三阴，至阴皆在，阴不过阳，阳气不能止

yīn　　yīn yáng bìng jué　　fú wéi xuè jiǎ　　chén wéi nóng fū　　yīn yáng
阴，阴阳并绝，浮为血瘕，沉为脓胕；阴阳

jiē zhuàng　　xià zhì yīn yáng　　shàng hé zhāo zhāo　　xià hé míng míng
皆壮，下至阴阳。上合昭昭，下合冥冥，

zhěn jué sǐ shēng zhī qī　　suì hé suì shǒu
诊决死生之期，遂合岁首。

léi gōng yuē　　qǐng wèn duǎn qī
雷公曰：请问短期。

huáng dì bú yìng
黄帝不应。

léi gōng fù wèn
雷公复问。

huáng dì yuē　　zài jīng lùn zhōng
黄帝曰：在经论中。

léi gōng yuē　　qǐng wén duǎn qī
雷公曰：请闻短期。

huáng dì yuē　　dōng sān yuè zhī bìng　　bìng hé yú yáng zhě
黄帝曰：冬三月之病。病合于阳者，

zhì chūn zhēng yuè mài yǒu sǐ zhēng　　jiē guī chū chūn　　dōng sān yuè zhī
至春正月脉有死征，皆归出春。冬三月之

bìng　　zài lǐ yǐ jìn　　cǎo yǔ liǔ yè jiē shā　　chūn yīn yáng jiē
病，在理已尽，草与柳叶皆杀，春阴阳皆

jué　　qī zài mèng chūn　　chūn sān yuè zhī bìng　　yuē yáng shài　　yīn
绝，期在孟春。春三月之病，曰阳杀。阴

阳皆绝。期在草干。夏三月之病，至阴不过十日；阴阳交，期在濂水。秋三月之病，三阳俱起，不治自已。阴阳交合者，立不能坐，坐不能起。三阳独至，期在石水。二阴独至，期在盛水。

fāng shèng shuāi lùn piān dì bā shí
方盛衰论篇第八十

扫码听音频

léi gōng qǐng wèn　　qì zhī duō shǎo　　hé zhě wéi nì　　hé zhě
雷公请问：气之多少，何者为逆？何者

wéi cóng
为从？

huáng dì dá yuē　　yáng cóng zuǒ　　yīn cóng yòu　　lǎo cóng
黄帝答曰：阳从左，阴从右。老从

shàng　shào cóng xià　　shì yǐ chūn xià guī yáng wéi shēng　　guī qiū dōng
上，少从下。是以春夏归阳为生，归秋冬

wéi sǐ　　fǎn zhī　　zé guī qiū dōng wéi shēng　　shì yǐ qì duō shǎo
为死。反之，则归秋冬为生。是以气多少，

nì　jiē wéi jué
逆皆为厥。

wèn yuē　　yǒu yú zhě jué yé
问曰：有余者厥耶？

dá yuē　　yí shàng bú xià　　hán jué dào xī　　shào zhě qiū
答曰：一上不下，寒厥到膝，少者秋

dōng sǐ　　lǎo zhě qiū dōng shēng　　qì shàng bú xià　　tóu tòng diān
冬死，老者秋冬生。气上不下，头痛巅

jí　　qiú yáng bù dé　　qiú yīn bù shěn　　wǔ bù gé wú zhēng　　ruò
疾，求阳不得，求阴不审。五部隔无征，若

居旷野，若伏空室，绵绵乎属不满日。

是以少气之厥，令人妄梦，其极至迷。三阳绝，三阴微，是为少气。

是以肺气虚则使人梦见白物，见人斩血藉藉，得其时则梦见兵战。

肾气虚则使人梦见舟船溺人，得其时则梦伏水中，若有畏恐。

肝气虚则梦见菌香生草，得其时则梦伏树下不敢起。

心气虚则梦救火阳物，得其时则梦燔灼。

脾气虚则梦饮食不足，得其时则梦筑垣盖屋。

此皆五藏气虚，阳气有余，阴气不足。

合之五诊，调之阴阳，以在《经脉》。

诊有十度，度人脉度、藏度、肉度、筋度、俞度。阴阳气尽，人病自具。脉动无常，散阴颇阳，脉脱不具，诊无常行。诊必上下，度民君卿。受师不卒，使术不明，不察逆从，是为妄行，持雌失雄，弃阴附阳，不知并合，诊故不明，传之后世，反论自章。

至阴虚，天气绝；至阳盛，地气不足，阴阳并交，至人之所行。阴阳并交者，阳气先至，阴气后至。是以圣人持诊之道，先后阴阳而持之，奇恒之势乃六十首，诊合微之事，追阴阳之变，章五中之情，其中之论，取虚实之要，定五度之事，知此，乃足以诊。是以切阴不得阳，诊消亡；得阳不得阴，守学不湛。知左不知右，知右不知左，知上不知下，知先不知后，故治不久。知丑知善，知病知不病，知高知下，知坐知起，知行知止。用之有纪，诊道乃具，万世不殆。

起所有余，知所不足，度事上下，脉事因格。是以形弱气虚，死；形气有余，脉气不足，死；脉气有余，形气不足，生。是以诊有大方，坐起有常，出入有行，以转神明，必清必净，上观下观，司八正邪，别五中部，按脉动静，循尺滑涩寒温之意，视其大小，合之病能，逆从以得，复知病名，诊可十全，不失人情。故诊之，或视

息视意，故不失条理，道甚明察，故能长

久；不知此道，失经绝理，亡言妄期，此谓

失道。

解精微论篇第八十一

扫码听音频

黄帝在明堂，雷公请曰：臣授①业传之，行教以经论，从容形法，阴阳刺灸，汤药所滋。行治有贤不肖，未必能十全。若先言悲哀喜怒，燥湿寒暑，阴阳妇女，请问其所以然者，卑贱富贵，人之形体所从，群下通使，临事以适道术，谨闻命矣。请问有毚愚仆漏之问，不在经者，欲闻其状。

帝曰：大矣。

公请问：哭泣而泪不出者，若出而少

① 授：《黄帝内经太素》卷二十九水论作"受"。

涕，其故何也?

帝曰：在经有也。

复问：不知水所从生，涕所从出也。

帝曰：若问此者，无益于治也，工之所知，道之所生也。

夫心者，五藏之专精也，目者其窍也，华色者其荣也。是以人有德① 也，则气和于目，有亡，忧知于色。是以悲哀则泣下，泣下水所由生。水宗者，积水也；积水者，至阴也；至阴者，肾之精也。宗精之水，所以不出者，是精持之也，辅之，裹之，故水不行也。

夫水之精为志，火之精为神，水火相

---

① 德：《黄帝内经太素》卷二十九水论作"得"。

感，神志俱悲，是以目之水生也。故谚言曰：心悲名曰志悲，志与心精共凑于目也。是以俱悲则神气传于心精，上不传于志而志独悲，故泣出也。泣涕者，脑也，脑者阴也，髓者骨之充也，故脑渗为涕，志者骨之主也，是以水流而涕从之者，其行类也。夫涕之与泣者，譬如人之兄弟，急则俱死，生则俱生，其志以早悲，是以涕泣俱出而横行也。夫人涕泣俱出而相从者，所属之类也。

雷公曰：大矣。

请问：人哭泣而泪不出者，若出而少，涕不从之，何也？

帝曰：夫泣不出者，哭不悲也。不泣

者，神不慈也；神不慈则志不悲，阴阳相持，泣安能独来？夫志悲者惋，惋则冲阴，冲阴则志去目，志去则神不守精，精神去目，涕泣出也。

且子独不诵不念夫经言乎？厥则目无所见。夫人厥则阳气并于上，阴气并于下，阳并于上则火独光也；阴并于下则足寒，足寒则胀也。夫一水不胜五火，故目眦①盲。是以冲风泣下而不止，夫风之中目也，阳气内守于精，是火气燔目，故见风则泣下也。有以比之，夫火疾风生乃能雨，此之类也。

---

① 眦：《甲乙经》无，似是。

中华经典
诵读本

黄帝内經·靈樞

［上］

简体横排
大字注音
全本收录

团结出版社
UNITY PRESS

图书在版编目（CIP）数据

黄帝内经：诵读本 / 谦德书院编著 . –– 北京：团结出版社，2024.5

ISBN 978-7-5234-0606-9

Ⅰ . ①黄… Ⅱ . ①谦… Ⅲ . ①《内经》Ⅳ . ① R221

中国国家版本馆 CIP 数据核字 (2023) 第 208773 号

出版：团结出版社
（北京市东城区东皇城根南街 84 号　邮编：100006）

电话：（010）65228880　65244790　（传真）

网址：www.tjpress.com

Email：zb65244790@vip.163.com

经销：全国新华书店

印刷：北京天宇万达印刷有限公司

开本：145×210　1/32

印张：32.5

字数：274 千字

版次：2024 年 5 月　第 1 版

印次：2024 年 5 月　第 1 次印刷

书号：978-7-5234-0606-9

定价：128.00 元（全四册）

目 录

灵枢

黄帝内经

二

九针十二原第一
jiǔ zhēn shí èr yuán dì yī

扫码听音频

黄帝问于岐伯曰：余子万民，养百
huáng dì wèn yú qí bó yuē yú zǐ wàn mín yǎng bǎi

姓，而收其租税。余哀其不给，而属有疾
xìng ér shōu qí zū shuì yú āi qí bù jǐ ér zhǔ yǒu jí

病。余欲勿使被毒药，无用砭石，欲以微针
bìng yú yù wù shǐ bèi dú yào wú yòng biān shí yù yǐ wēi zhēn

通其经脉，调其血气，营其逆顺出入之会。
tōng qí jīng mài tiáo qí xuè qì yíng qí nì shùn chū rù zhī huì

令可传于后世，必明为之法，令终而不
lìng kě chuán yú hòu shì bì míng wéi zhī fǎ lìng zhōng ér bù

灭，久而不绝。易用难忘，为之经纪。异其
miè jiǔ ér bù jué yì yòng nán wàng wéi zhī jīng jì yì qí

章，别其表里，为之终始，令各有形，先
zhāng bié qí biǎo lǐ wéi zhī zhōng shǐ lìng gè yǒu xíng xiān

立《针经》。愿闻其情。
lì zhēn jīng yuàn wén qí qíng

岐伯答曰：臣请推而次之，令有纲纪，
qí bó dá yuē chéng qǐng tuī ér cì zhī lìng yǒu gāng jì

始于一，终于九焉。请言其道。小针之要，
shǐ yú yī zhōng yú jiǔ yān qǐng yán qí dào xiǎo zhēn zhī yào

易陈而难入。粗守形，上守神。神乎，神客在门。未睹其疾，恶知其原？刺之微，在速迟。粗守关，上守机，机之动，不离其空。空中之机，清静而微。其来不可逢，其往不可追。知机之道者，不可挂以发。不知机道，叩之不发。知其往来，要与之期。

粗之阁乎，妙哉！工独有之。往者为逆，来者为顺，明知逆顺，正行无问。逆而夺之，恶得无虚？追而济之，恶得无实？迎之随之，以意和之，针道毕矣。

凡用针者，虚则实之，满则泄之，宛陈则除之，邪胜则虚之。《大要》曰：徐而疾则实，疾而徐则虚。言实与虚，若有若无。察后与先，若存若亡。为虚与实，若得

ruò shī
若失。

虚实之要，九针最妙，补泻之时，以针
为之。泻曰：必持内之，放而出之，排阳得
针，邪气得泄。按而引针，是谓内温，血不
得散，气不得出也。补曰：随之随之，意若
妄之。若行若按，如蚊虻止，如留如还，
去如弦绝，令左属右，其气故止，外门已
闭，中气乃实，必无留血，急取诛之。

持针之道，坚者为宝。正指直刺，无针
左右。神在秋毫，属意病者。审视血脉者，
刺之无殆。方刺之时，必在悬阳，及与两
卫①。神属勿去，知病存亡。血脉者，在腧
横居，视之独澄，切之独坚。

---

① 卫：《甲乙经》作"衡"。

九针之名，各不同形：一曰镵针，长一寸六分；二曰员针，长一寸六分；三曰锃针，长三寸半；四曰锋针，长一寸六分；五曰铍针，长四寸，广二分半；六曰员利针，长一寸六分；七曰毫针，长三寸六分；八曰长针，长七寸；九曰大针，长四寸。镵针者，头大末锐，去泻阳气；员针者，针如卵形，揩摩分间，不得伤肌肉，以泻分气；锃针者，锋如黍粟之锐，主按脉勿陷，以致其气；锋针者，刃三隅，以发痼疾；铍针者，末如剑锋，以取大脓；员利针者，大如氂，且员且锐，中身微大，以取暴气；毫针者，尖如蚊虻喙，静以徐往，微以久留之而养，以取痛痹；长针者，锋利身薄，可

以取远痹；大针者，尖如梃，其锋微员，以
泻机关之水也。九针毕矣。

夫气之在脉也，邪气在上，浊气在
中，清气在下。故针陷脉则邪气出，针中
脉则浊气出，针太深则邪气反沉，病益。
故曰：皮肉筋脉，各有所处，病各有所宜，
各不同形，各以任其所宜。无实无虚，损不
足而益有余，是谓甚病。病益甚，取五脉者
死，取三脉者恇；夺阴者死，夺阳者狂，
针害毕矣。

刺之而气不至，无问其数。刺之而气
至，乃去之，勿复针。针各有所宜，各不同
形，各任其所为。刺之要，气至而有效，效
之信，若风之吹云，明乎若见苍天，刺之道

毕矣。

黄帝曰：愿闻五藏六府所出之处。岐伯曰：五藏五腧，五五二十五腧，六府六腧，六六三十六腧。经脉十二，络脉十五，凡二十七气，以上下。所出为井，所溜为荥，所注为输，所行为经，所入为合，二十七气所行，皆在五腧也。

节之交，三百六十五会。知其要者，一言而终，不知其要，流散无穷。所言节者，神气之所游行出入也。非皮肉筋骨也。

睹其色，察其目，知其散复；一其形，听其动静，知其邪正。右主推之，左持而御之，气至而去之。

凡将用针，必先诊脉，视气之剧易，

乃可以治也。五藏之气已绝于内，而用针者反实其外，是谓重竭。重竭必死，其死也静。治之者辄反其气，取腋与膺。五藏之气已绝于外，而用针者反实其内，是谓逆厥。逆厥则必死，其死也躁。治之者反取四末。

刺之害，中而不去则精泄；不中而去则致气。精泄则病益甚而恇，致气则生为痈疡。

五藏有六府，六府有十二原，十二原出于四关，四关主治五藏。五藏有疾，当取之十二原。十二原者，五藏之所以禀三百六十五节气味也。五藏有疾也，应出十二原，而原各有所出，明知其原，睹其应，而知五藏之害矣。阳中之少阴，肺也，其原出于太渊，太渊二。阳中之太阳，心也，其原出于大陵，大陵二。阴中之少阳，肝也，其原出于太冲，太冲二。阴中之至阴，脾也，其原出于太白，太白二。

阴中之太阴，肾也，其原出于太溪，太溪二。膏之原，出于鸠尾，鸠尾一。肓之原，出于脖胦，脖胦一。凡此十二原者，主治五藏六府之有疾者也。胀取三阳，飧泄取三阴。

今夫五藏之有疾也，譬犹刺也，犹污也，犹结也，犹闭也。刺虽久，犹可拔也；污虽久，犹可雪也；结虽久，犹可解也；闭虽久，犹可决也。或言久疾之不可取者，非其说也。夫善用针者，取其疾也，犹拔刺也，犹雪污也，犹解结也，犹决闭也。疾虽久，犹可毕也。言不可治者，未得其术也。

刺诸热者，如以手探汤；刺寒清者，如人不欲行。阴有阳疾者，取之下陵三里，正往无殆，气下乃止，不下复始也。疾高而内者，取之阴之陵泉；疾高而外者，取之阳之陵泉也。

běn shū dì èr
本输第二

huáng dì wèn yú qí bó yuē　　fán cì zhī dào　　bì tōng
黄帝问于岐伯曰：凡刺之道，必通

shí èr jīng luò zhī suǒ zhōng shǐ　　luò mài zhī suǒ bié chù　　wǔ shù
十二经络之所终始，络脉之所别处，五输

zhī suǒ liú　　liù fǔ zhī suǒ yǔ hé　　sì shí zhī suǒ chū rù　　wǔ
之所留，六府之所与合，四时之所出入，五

zàng zhī suǒ liù chǔ　　kuò shù zhī dù　　qiǎn shēn zhī zhuàng　　gāo xià
藏之所溜处，阔数之度，浅深之状，高下

suǒ zhì　　yuàn wén qí jiě
所至。愿闻其解。

qí bó yuē　　qǐng yán qí cì yě　　fèi chū yú shào shāng
岐伯曰：请言其次也。肺出于少商，

shào shāng zhě　　shǒu dà zhǐ duān nèi cè yě　　wéi jǐng mù　　liù yú
少商者，手大指端内侧也，为井木；溜于

yú jì　　yú jì zhě　　shǒu yú yě　　wéi xíng　　zhù yú tài yuān
鱼际，鱼际者，手鱼也，为荥；注于太渊，

tài yuān　　yú hòu yí cùn xiàn zhě zhōng yě　　wéi shù　　xíng yú jīng
太渊，鱼后一寸陷者中也，为腧；行于经

qú　　jīng qú　　cùn kǒu zhōng yě　　dòng ér bù jū　　wéi jīng
渠，经渠，寸口中也，动而不居，为经；

入于尺泽，尺泽，肘中之动脉也，为合。

手太阴经也。

心出于中冲，中冲，手中指之端也，

为井木；溜于劳宫，劳宫，掌中中指本节

之内间也，为荥；注于大陵，大陵，掌后两

骨之间方下者也，为腧；行于间使，间使之

道，两筋之间，三寸之中也，有过则至，

无过则止，为经；入于曲泽，曲泽，肘内廉

下陷者之中也，屈而得之，为合。手少阴

也。

肝出于大敦，大敦者，足大指之端及三

毛之中也，为井木；溜于行间，行间，足

大指间也，为荥；注于太冲，太冲，行间

上二寸陷者之中也，为腧；行于中封，中

封，内踝之前一寸半，陷者之中，使逆则宛，使和则通，摇足而得之，为经；入于曲泉，曲泉，辅骨之下，大筋之上也，屈膝而得之，为合。足厥阴也。

脾出于隐白，隐白者，足大指之端内侧也，为井木；溜于大都，大都，本节之后，下陷者之中也，为荥；注于太白，太白，腕骨之下也，为腧；行于商丘，商丘，内踝之下，陷者之中也，为经；入于阴之陵泉，阴之陵泉，辅骨之下，陷者之中也，伸而得之，为合。足太阴也。

肾出于涌泉，涌泉者，足心也，为井木；溜于然谷，然谷，然骨之下者也，为荥；注于太溪，太溪，内踝之后，跟骨之

上，陷中者也，为腧；行于复留，复留，

上内踝二寸，动而不休，为经；入于阴

谷，阴谷，辅骨之后，大筋之下，小筋之

上也，按之应手，屈膝而得之，为合。足

少阴经也。

膀胱出于至阴，至阴者，足小指之端

也，为井金；溜于通谷，通谷，本节之前

外侧也，为荥；注于束骨，束骨，本节之

后陷者中也，为腧；过于京骨，京骨，足

外侧大骨之下，为原；行于昆仑，昆仑，在

外踝之后，跟骨之上，为经；入于委中，

委中，腘中央，为合，委而取之。足太阳

也。

胆出于窍阴，窍阴者，足小指次指之端

也，为井金；溜于侠溪，侠溪，足小指次指

之间也，为荥；注于临泣，临泣，上行一寸

半陷者中也，为腧；过于丘墟，丘墟，外

踝之前下陷者中也，为原；行于阳辅，阳

辅，外踝之上，辅骨之前，及绝骨之端也，

为经；入于阳之陵泉，阳之陵泉，在膝外陷

者中也，为合，伸而得之。足少阳也。

胃出于厉兑，厉兑者，足大指内次指之

端也，为井金；溜于内庭，内庭，次指外间

也，为荥；注于陷谷，陷谷者，上中指内

间上行二寸陷者中也，为腧；过于冲阳，

冲阳，足跗上五寸陷者中也，为原，摇

足而得之，行于解溪，解溪，上冲阳一寸

半陷者中也，为经；入于下陵，下陵，膝

下三寸，脐骨外三里也，为合；复下三里三
寸，为巨虚上廉，复下上廉三寸，为巨虚
下廉也；大肠属上，小肠属下，足阳明胃
脉也。大肠、小肠，皆属于胃，是足阳明
也。

三焦者，上合手少阳，出于关冲，关
冲者，手小指次指之端也，为井金；溜于
液门，液门，小指次指之间也，为荥；注于
中渚，中渚，本节之后陷者中也，为腧；
过于阳池，阳池，在腕上陷者之中也，为
原；行于支沟，支沟，上腕三寸，两骨之
间陷者中也，为经；入于天井，天井，在
肘外大骨之上陷者中也，为合，屈肘乃
得之；三焦下腧，在于足大指之前，少阳

zhī hòu　　chū yú guó zhōng wài lián　　míng yuē wěi yáng　　shì tài yáng
之后，出于腘中外廉，名曰委阳，是太阳

luò yě　　shǒu shào yáng jīng yě　　sān jiāo zhě　　zú shào yáng　　tài
络也。手少阳经也。三焦者，足少阳、太

yáng zhī suǒ jiāng　　tài yáng zhī bié yě　　shàng huái wǔ cùn　　bié rù
阳之所将，太阳之别也，上踝五寸，别入

guàn shuàn cháng　　chū yú wěi yáng　　bìng tài yáng zhī zhèng　　rù luò páng
贯腨肠，出于委阳，并太阳之正，入络膀

guāng　　yuē xià jiāo　　shí zé bì lóng　　xū zé yí niào　　yí niào zé
胱，约下焦。实则闭癃，虚则遗溺；遗溺则

bǔ zhī　　bì lóng zé xiè zhī
补之，闭癃则泻之。

　　shǒu tài yáng[①]　　xiǎo cháng zhě　　shàng hé yú tài yáng　　chū yú
　　手太阳[①]小肠者，上合于太阳，出于

shào zé　　shào zé　　xiǎo zhǐ zhī duān yě　　wéi jǐng jīn　　liù yú qián
少泽，少泽，小指之端也，为井金；溜于前

gǔ　　qián gǔ　　zài shǒu wài lián běn jié qián xiàn zhě zhōng yě　　wéi
谷，前谷，在手外廉本节前陷者中也，为

xíng　　zhù yú hòu xī　　hòu xī zhě　　zài shǒu wài cè běn jié zhī hòu
荥；注于后溪，后溪者，在手外侧本节之后

yě　　wéi shù　　guò yú wàn gǔ　　wàn gǔ　　zài shǒu wài cè wàn gǔ
也，为腧；过于腕骨，腕骨，在手外侧腕骨

zhī qián　　wéi yuán　　xíng yú yáng gǔ　　yáng gǔ　　zài ruì gǔ zhī xià
之前，为原；行于阳谷，阳谷，在锐骨之下

xiàn zhě zhōng yě　　wéi jīng　　rù yú xiǎo hǎi　　xiǎo hǎi　　zài zhǒu
陷者中也，为经；入于小海，小海，在肘

---

①手太阳：应据《黄帝内经太素》卷十一《本输》删，与前后各条一致。

内大骨之外，去端半寸陷者中也，伸臂而
得之，为合。手太阳经也。

　　大肠，上合手阳明，出于商阳，商
阳，大指次指之端也，为井金；溜于本节之
前二间，为荥；注于本节之后三间，为腧；
过于合谷，合谷，在大指岐骨之间，为原；
行于阳溪，阳溪，在两筋间陷者中也，为
经；入于曲池，在肘外辅骨陷者中，屈臂而
得之，为合。手阳明也。

　　是谓五藏六府之腧，五五二十五腧，
六六三十六腧也。六府皆出足之三阳，上合
于手者也。

　　缺盆之中，任脉也，名曰天突；一次
任脉侧之动脉，足阳明也，名曰人迎；二次

脉，手阳明也，名曰扶突；三次脉，手太阳

也，名曰天窗；四次脉，足少阳也，名曰

天容；五次脉，手少阳也，名曰天牖；六次

脉，足太阳也，名曰天柱；七次脉，颈中

央之脉，督脉也，名曰风府。腋内动脉，手

太阴也，名曰天府；腋下三寸，手心主也，

名曰天池。

刺上关者，呿不能欠；刺下关者，

欠不能呿。刺犊鼻者，屈不能伸；刺两关

者，伸不能屈。

足阳明，挟喉之动脉也，其腧在膺

中。手阳明，次在其腧外，不至曲颊一寸。

手太阳，当曲颊。足少阳，在耳下曲颊之

后。手少阳，出耳后，上加完骨之上。足

太阳，挟项大筋之中发际。阴尺动脉，在五里，五腧之禁也。

肺合大肠，大肠者，传道之府。心合小肠，小肠者，受盛之府。肝合胆，胆者，中精之府。脾合胃，胃者，五谷之府。肾合膀胱，膀胱者，津液之府也。少阳属肾，肾上连肺，故将两藏。三焦者，中渎之府也，水道出焉，属膀胱，是孤之府也，是六府之所与合者。

春取络脉诸荥大经分肉之间，甚者深取之，间者浅取之；夏取诸腧孙络肌肉皮肤之上；秋取诸合，余如春法；冬取诸井诸腧之分，欲深而留之。此四时之序，气之所处，病之所舍，藏之所宜。转筋者，立而取之，

可令遂已。痿厥者，张而刺之，可令立快
也。

小针解第三
xiǎozhēn jiě dì sān

扫码听音频

所谓易陈者，易言也。难入者，难著于
suǒ wèi yì chén zhě　　yì yán yě　　nán rù zhě　　nán zhù yú

人也。粗守形者，守刺法也。上守神者，
rén yě　　cū shǒu xíng zhě　　shǒu cì fǎ yě　　shàng shǒu shén zhě

守人之血气有余不足，可补泻也。神客者，
shǒu rén zhī xuè qì yǒu yú bù zú　　kě bǔ xiè yě　　shén kè zhě

正邪共会也。神者，正气也。客者，邪气
zhèng xié gòng huì yě　　shén zhě　　zhèng qì yě　　kè zhě　　xié qì

也。在门者，邪循正气之所出入也。未睹
yě　　zài mén zhě　　xié xún zhèng qì zhī suǒ chū rù yě　　wèi dǔ

其疾者，先知邪正何经之疾也。恶知其原
qí jí zhě　　xiān zhī xié zhèng hé jīng zhī jí yě　　wū zhī qí yuán

者，先知何经之病，所取之处也。
zhě　　xiān zhī hé jīng zhī bìng　　suǒ qǔ zhī chǔ yě

刺之微在数迟者，徐疾之意也。粗守
cì zhī wēi zài shù chí zhě　　xú jí zhī yì yě　　cū shǒu

关者，守四肢而不知血气正邪之往来也。
guān zhě　　shǒu sì zhī ér bù zhī xuè qì zhèng xié zhī wǎng lái yě

上守机者，知守气也。机之动不离其空中
shàng shǒu jī zhě　　zhī shǒu qì yě　　jī zhī dòng bù lí qí kōng zhōng

者，知气之虚实，用针之徐疾也。空中之机清净以微者，针以得气，密意守气勿失也。其来不可逢者，气盛不可补也。其往不可追者，气虚不可泻也。不可挂以发者，言气易失也。扣之不发者，言不知补泻之意也。血气已尽而气不下也。

知其往来者，知气之逆顺盛虚也。要与之期者，知气之可取之时也。粗之闇者，冥冥不知气之微密也。妙哉！工独有之者，尽知针意也。往者为逆者，言气之虚而小，小者逆也。来者为顺者，言形气之平，平者顺也。明知逆顺正行无问者，言知所取之处也。迎而夺之者，泻也；追而济之者，补也。

所谓虚则实之者，气口虚而当补之也。

满则泄之者，气口盛而当泻之也。宛陈则

除之者，去血脉也。邪胜则虚之者，言诸

经有盛者，皆泻其邪也。徐而疾则实者，

言徐内而疾出也。疾而徐则虚者，言疾内而

徐出也。言实与虚若有若无者，言实者有

气，虚者无气也。察后与先若亡若存者，言

气之虚实，补泻之先后也，察其气之已下与

常存也。为虚为实若得若失者，言补者佖然

若有得也，泻则恍然若有失也。

　　夫气之在脉也，邪气在上者，言邪气

之中人也高，故邪气在上也。浊气在中

者，言水谷皆入于胃，其精气上注于肺，

浊溜于肠胃，言寒温不适，饮食不节，而

病生于肠胃，故命曰浊气在中也。清气在

下者，言清湿地气之中人也，必从足始，

故曰清气在下也。针陷脉则邪气出者，取之

上。针中脉则浊气出者，取之阳明合也。

针太深则邪气反沉者，言浅浮之病，不欲深

刺也。深则邪气从之入，故曰反沉也。皮肉

筋脉各有所处者，言经络各有所主也。取五

脉者死，言病在中，气不足，但用针尽大泻

其诸阴之脉也。取三阳之脉者恇，言尽泻三

阳之气，令病人恇然不复也。夺阴者死，

言取尺之五里五往者也。夺阳者狂，正言

也。

睹其色，察其目，知其散复，一其形，

听其动静者，言上工知相五色于目。有

知调尺寸小大缓急滑涩以言所病也。知其邪正者，知论虚邪与正邪之风也。右主推之，左持而御之者，言持针而出入也。气至而去之者，言补泻气调而去之也。调气在于终始一者，持心也。节之交三百六十五会者，络脉之渗灌诸节者也。

所谓五藏之气已绝于内者，脉口气内绝不至，反取其外之病处与阳经之合，有留针以致阳气，阳气至则内重竭，重竭则死矣。其死也，无气以动，故静。所谓五藏之气，已绝于外者，脉口气外绝不至，反取其四末之输，有留针以致其阴气，阴气至则阳气反入，入则逆，逆则死矣。其死也，阴气有余，故躁。

所以察其目者，五藏使五色循明。循明

则声章。声章者，则言声与平生异也。

邪气藏府病形第四
xié qì zàng fǔ bìngxíng dì sì

扫码听音频

huáng dì wèn yú qí bó yuē　xié qì zhī zhòng rén yě nài hé

黄帝问于岐伯曰：邪气之中人也奈何？

qí bó dá yuē　xié qì zhī zhòng rén gāo yě

岐伯答曰：邪气之中人高也。

huáng dì yuē　gāo xià yǒu dù hū

黄帝曰：高下有度乎？

qí bó yuē　shēn bàn yǐ shàng zhě　xié zhòng zhī yě

岐伯曰：身半已上者，邪中之也；

shēn bàn yǐ xià zhě　shī zhòng zhī yě　gù yuē　xié zhī zhōng rén

身半已下者，湿中之也。故曰：邪之中人

yě　wú yǒu cháng　zhòng yú yīn zé liù yú fǔ　zhòng yú yáng zé

也，无有常。中于阴则溜于府，中于阳则

liù yú jīng

溜于经。

huáng dì yuē　yīn zhī yǔ yáng yě　yì míngtóng lèi　shàng

黄帝曰：阴之与阳也，异名同类，上

xià xiāng huì　jīng luò zhī xiāngguàn　rú huán wú duān　xié zhī zhòng

下相会，经络之相贯，如环无端。邪之中

人，或中于阴，或中于阳，上下左右，无

有恒常，其故何也？

岐伯曰：诸阳之会，皆在于面。中人

也，方乘虚时，及新用力，若饮食汗出，

腠理开，而中于邪。中于面则下阳明；中

于项则下太阳；中于颊则下少阳；其中于

膺背两胁亦中其经。

黄帝曰：其中于阴奈何？

岐伯答曰：中于阴者，常从臂胻始。

夫臂与胻，其阴皮薄，其肉淖泽，故俱受于

风，独伤其阴。

黄帝曰：此故伤其藏乎？

岐伯答曰：身之中于风也，不必动

藏。故邪入于阴经，则其藏气实，邪气入而

不能客，故还之于府。故中阳则溜于经，中阴则溜于府。

黄帝曰：邪之中人藏奈何?

岐伯曰：愁忧恐惧则伤心。形寒寒饮则伤肺，以其两寒相感，中外皆伤，故气递而上行。有所堕坠，恶血留内，若有所大怒，气上而不下，积于胁下，则伤肝。有所击仆，若醉入房，汗出当风，则伤脾。有所用力举重，若入房过度，汗出浴水，则伤肾。

黄帝曰：五藏之中风奈何?

岐伯曰：阴阳俱感，邪乃得往。

黄帝曰：善哉。

黄帝问于岐伯曰：首面与身形也，属

骨连筋，同血合于气耳。天寒则裂地凌冰，其卒寒，或手足懈惰，然而其面不衣，何也？

岐伯答曰：十二经脉，三百六十五络，其血气皆上于面而走空窍。其精阳气上走于目而为睛；其别气走于耳而为听；其宗气上出于鼻而为臭；其浊气出于胃，走唇舌而为味。其气之津液皆上熏于面，而皮又厚，其肉坚，故天气甚寒，不能胜之也。

黄帝曰：邪之中人，其病形何如？

岐伯曰：虚邪之中身也，洒淅动形。正邪之中人也微，先见于色，不知于身，若有若无，若亡若存，有形无形，莫知其情。

黄帝曰：善哉。

黄帝问于岐伯曰：余闻之，见其色，知其病，命曰明；按其脉，知其病，命曰神；问其病，知其处，命曰工。余愿闻见而知之，按而得之，问而极之，为之奈何？

岐伯答曰：夫色脉与尺之相应也，如桴鼓影响之相应也，不得相失也。此亦本末根叶之出候也，故根死则叶枯矣。色脉形肉不得相失也。故知一则为工，知二则为神，知三则神且明矣。

黄帝曰：愿卒闻之。

岐伯答曰：色青者，其脉弦也；赤者，其脉钩也；黄者，其脉代也；白者，其脉毛；黑者，其脉石。见其色而不得其脉，反

得其相胜之脉，则死矣；得其相生之脉，

则病已矣。

黄帝问于岐伯曰：五藏之所生，变化

之病形何如？

岐伯答曰：先定其五色五脉之应，其病

乃可别也。

黄帝曰：色脉已定，别之奈何？

岐伯曰：调其脉之缓、急、小、大、

滑、涩，而病变定矣。

黄帝曰：调之奈何？

岐伯答曰：脉急者，尺之皮肤亦急；脉

缓者，尺之皮肤亦缓；脉小者，尺之皮肤

亦减而少气；脉大者，尺之皮肤亦贲而起；

脉滑者，尺之皮肤亦滑；脉涩者，尺之皮肤

亦涩。凡此变者，有微有甚。故善调尺者，

不待于寸；善调脉者，不待于色。能参合而

行之者，可以为上工，上工十全九；行二

者，为中工，中工十全七；行一者，为下

工，下工十全六。

黄帝曰：请问脉之缓、急、小、大、

滑、涩之病形何如？

岐伯曰：臣请言五藏之病变也。心脉急

甚者为瘛疭；微急，为心痛引背，食不下。

缓甚，为狂笑；微缓，为伏梁，在心下，

上下行，时唾血。大甚，为喉吤；微大，

为心痹引背，善泪出。小甚为善哕；微小为

消瘅。滑甚为善渴；微滑为心疝引脐，小腹

鸣。涩甚为瘖；微涩为血溢，维厥耳鸣，颠

疾。

肺脉急甚，为癫疾；微急，为肺寒热，怠惰，咳唾血，引腰背胸，若鼻息肉不通。缓甚，为多汗；微缓，为痿瘘，偏风，头以下汗出不可止。大甚，为胫肿；微大，为肺痹，引胸背，起恶日光。小甚，为泄；微小，为消瘅。滑甚，为息贲上气；微滑，为上下出血。涩甚，为呕血；微涩，为鼠瘘，在颈支腋之间，下不胜其上，其应善酸矣。

肝脉急甚者为恶言；微急为肥气在胁下，若覆杯。缓甚为善呕；微缓为水瘕痹也。大甚为内痈，善呕衄；微大为肝痹，阴缩，咳引小腹。小甚为多饮；微小为消瘅。

滑甚为㿉疝；微滑为遗溺。涩甚为溢饮；微

涩为瘈挛筋痹。

脾脉急甚为瘈疭；微急为膈中，食饮

入而还出，后沃沫。缓甚为痿厥；微缓为

风痿，四肢不用，心慧然若无病。大甚为

击仆；微大为疝气，腹里大脓血在肠胃之

外。小甚为寒热；微小为消瘅。滑甚为㿉

癃；微滑为虫毒蛕蝎腹热。涩甚为肠㿉；

微涩为内㿉，多下脓血。

肾脉急甚为骨癫疾；微急为沉厥，奔

豚，足不收，不得前后。缓甚为折脊；微缓

为洞，洞者，食不化，下嗌还出。大甚为阴

痿；微大为石水，起脐已下至小腹睡睡然，

上至胃脘，死不治。小甚为洞泄；微小为

消瘅。滑甚为癫疝；微滑为骨痿，坐不能起，起则目无所见。涩甚为大痈；微涩为不月，沉痔。

黄帝曰：病之六变者，刺之奈何？

岐伯答曰：诸急者多寒；缓者多热；大者多气少血；小者血气皆少；滑者阳气盛，微有热；涩者多血少气，微有寒。是故刺急者，深内而久留之；刺缓者，浅内而疾发针，以去其热；刺大者，微泻其气，无出其血；刺滑者，疾发针而浅内之，以泻其阳气而去其热；刺涩者，必中其脉，随其逆顺而久留之，必先按而循之，已发针，疾按其痏，无令其血出，以和其脉；诸小者，阴阳形气俱不足，勿取以针而调以甘药也。

黄帝曰：余闻五藏六府之气，荥、输所入为合。令何道从入，入安连过？愿闻其故。

岐伯答曰：此阳脉之别入于内，属于府者也。

黄帝曰：荥、输与合，各有名乎？

岐伯答曰：荥、输治外经，合治内府。

黄帝曰：治内府奈何？

岐伯曰：取之于合。

黄帝曰：合各有名乎？

岐伯答曰：胃合于三里；大肠合入于巨虚上廉；小肠合入于巨虚下廉；三焦合入于委阳；膀胱合入于委中央；胆合入于阳陵泉。

黄帝曰：取之奈何？

岐伯答曰：取之三里者，低跗；取之巨

虚者，举足；取之委阳者，屈伸而索之；委

中者，屈而取之；阳陵泉者，正竖膝予之

齐，下至委阳之阳取之。取诸外经者，揄申

而从之。

黄帝曰：愿闻六府之病。

岐伯答曰：面热者，足阳明病；鱼络血

者，手阳明病；两跗之上脉竖陷者，足阳

明病，此胃脉也。

大肠病者，肠中切痛，而鸣濯濯。冬

日重感于寒即泄，当脐而痛，不能久立，

与胃同候，取巨虚上廉。

胃病者，腹䐜胀，胃脘当心而痛，上

支两胁，膈咽不通，食饮不下。取之三里也。

小肠病者，小腹痛，腰脊控睾而痛，时窘之后，当耳前热，若寒甚，若独肩上热甚，及手小指次指之间热，若脉陷者，此其候也。手太阳病也，取之巨虚下廉。

三焦病者，腹气满，小腹尤坚，不得小便，窘急，溢则水，留即为胀。候在足太阳之外大络，大络在太阳、少阳之间，亦见于脉，取委阳。

膀胱病者，小腹偏肿而痛，以手按之，即欲小便而不得，肩上热，若脉陷，及足小指外廉及胫踝后皆热，若脉陷，取委中央。

胆病者，善太息，口苦，呕宿汁，心下澹澹，恐人将捕之，嗌中吩吩然，数唾。在足少阳之本末，亦视其脉之陷下者，灸之；其寒热者取阳陵泉。

黄帝曰：刺之有道乎？

岐伯答曰：刺此者，必中气穴，无中肉节。中气穴则针游于巷；中肉节即皮肤痛；补泻反则病益笃。中筋则筋缓，邪气不出，与其真相搏，乱而不去，反还内著。用针不审，以顺为逆也。

根结第五

扫码听音频

岐伯曰：天地相感，寒暖相移，阴阳之道，孰少孰多？阴道偶，阳道奇。发于春夏，阴气少，阳气多，阴阳不调，何补何泻？发于秋冬，阳气少，阴气多，阴气盛而阳气衰，故茎叶枯槁，湿雨下归，阴阳相移，何泻何补？奇邪离经，不可胜数，不知根结，五藏六府，折关败枢，开阖而走，阴阳大失，不可复取。九针之玄，要在终始，故能知终始，一言而毕，不知终始，针道咸绝。

太阳根于至阴，结于命门。命门者，目也。阳明根于厉兑，结于颡大。颡大者，钳耳也。少阳根于窍阴，结于窗笼。窗笼者，耳中也。

太阳为开，阳明为阖，少阳为枢。故开折，则肉节渎而暴病起矣。故暴病者，取之太阳，视有余不足。渎者，皮肉宛膲而弱也。阖折，则气无所止息而痿疾起矣。故痿疾者，取之阳明，视有余不足。无所止息者，真气稽留，邪气居之也。枢折，即骨繇而不安于地。故骨繇者，取之少阳，视有余不足。骨繇者，节缓而不收也。所谓骨繇者，摇故也。当穷其本也。

太阴根于隐白，结于太仓。少阴根于涌

泉，结于廉泉。厥阴根于大敦，结于玉英，络于膻中。太阴为开，厥阴为阖，少阴为枢。故开折，则仓廪无所输膈洞。膈洞者，取之太阴，视有余不足，故开折者，气不足而生病也。阖折，即气绝而喜悲。悲者取之厥阴，视有余不足。枢折，则脉有所结而不通。不通者，取之少阴，视有余不足。有结者，皆取之不足①。

足太阳根于至阴，溜于京骨，注于昆仑，入于天柱、飞扬也。足少阳根于窍阴，溜于丘墟，注于阳辅，入于天容、光明也。足阳明根于厉兑，溜于冲阳，注于下陵，入于人迎、丰隆也。手太阳根于少

---

① 不足：《黄帝内经太素》《甲乙经》均无。

泽，溜于阳谷，注于小海，入于天窗、支正也。手少阳根于关冲，溜于阳池，注于支沟，入于天牖、外关也。手阳明根于商阳，溜于合谷，注于阳溪，入于扶突、偏历也。此所谓十二经者，盛络皆当取之。

一日一夜五十营，以营五藏之精，不应数者，名曰狂生。所谓五十营者，五藏皆受气，持其脉口，数其至也。五十动而不一代者，五藏皆受气。四十动一代者，一藏无气。三十动一代者，二藏无气。二十动一代者，三藏无气。十动一代者，四藏无气。不满十动一代者，五藏无气。予之短期，要在《终始》。所谓五十动而不一代者，以为常也。以知五藏之期，予之短期者，乍数乍疏也。

黄帝曰：逆顺五体者，言人骨节之小大，肉之坚脆，皮之厚薄，血之清浊，气之滑涩，脉之长短，血之多少，经络之数，余已知之矣，此皆布衣匹夫之士也。夫王公大人，血食之君，身体柔脆，肌肉软弱，血气慓悍滑利，其刺之徐疾浅深多少，可得同之乎?

岐伯答曰：膏粱菽藿之味，何可同也?气滑即出疾，其气涩则出迟，气悍则针小而入浅，气涩则针大而入深，深则欲留，浅则欲疾。以此观之，刺布衣者，深以留之，刺大人者，微以徐之，此皆因气慓悍滑利也。

黄帝曰：形气之逆顺奈何?

岐伯曰：形气不足，病气有余，是邪胜也，急泻之；形气有余，病气不足，急补之；形气不足，病气不足，此阴阳气俱不足也，不可刺之，刺之则重不足，重不足则阴阳俱竭，血气皆尽，五藏空虚，筋骨髓枯，老者绝灭，壮者不复矣。形气有余，病气有余，此谓阴阳俱有余也。急泻其邪，调其虚实。故曰：有余者泻之，不足者补之，此之谓也。故曰：刺不知逆顺，真邪相搏。满而补之，则阴阳四溢，肠胃充郭，肝肺内膜，阴阳相错。虚而泻之，则经脉空虚，血气竭枯，肠胃僻辟，皮肤薄著，毛腠夭膲，予之死期。故曰：用针之要，在于知调阴与阳。调阴与阳，精气乃光，合形与气，使神内藏。故曰：上工平气，中工乱脉，下工绝气危生。故曰：下工不可不慎也。必审五藏变化之病，五脉之应，经络之实虚，皮之柔粗，而后取之也。

寿夭刚柔第六

shòu yāo gāng róu dì liù

黄帝问于少师曰：余闻人之生也，有刚有柔，有弱有强，有短有长，有阴有阳，愿闻其方。

少师答曰：阴中有阴，阳中有阳，审知阴阳，刺之有方。得病所始，刺之有理。谨度病端，与时相应。内合于五藏六府，外合于筋骨皮肤。是故内有阴阳，外亦有阴阳。在内者，五藏为阴，六府为阳；在外者，筋骨为阴，皮肤为阳。故曰：病在阴之阴者，刺阴之荥输；病在阳之阳者，刺阳之合；病在阳之阴者，刺阴之经；病在阴之阳者，刺络脉。故曰：病在阳者命曰风，病在阴者命曰痹，阴阳俱病命曰风痹。病有形而不痛者，阳之类也；无形而痛者，阴之类也。无形而痛者，其阳完而阴伤之也，急治其阴，无攻其阳；有形而不痛者，其阴完而阳伤之也，急治其阳，无攻其阴。阴阳俱动，乍有形，乍无形，加以烦心，命曰阴胜其阳。此谓不表不里，其形不久。

黄帝问于伯高曰：余闻形气病之先后，外内之应奈何？

伯高答曰：风寒伤形，忧恐忿怒伤气。气伤藏，乃病藏，寒伤形，乃应形；风伤筋脉，筋脉乃应。此形气外内之相应也。

黄帝曰：刺之奈何？

伯高答曰：病九日者，三刺而已；病一月者，十刺而已。多少远近，以此衰之。久痹不去身者，视其血络，尽出其血。

黄帝曰：外内之病，难易之治奈何？

伯高答曰：形先病而未入藏者，刺之半其日；藏先病而形乃应者，刺之倍其日。此外内难易之应也。

黄帝问于伯高曰：余闻形有缓急，气有盛衰，骨有大小，肉有坚脆，皮有厚薄，其以立寿夭奈何？

伯高答曰：形与气相任则寿，不相任则夭。皮与肉相果则寿，不相果则夭，血气经络，胜形则寿，不胜形则夭。

黄帝曰：何谓形之缓急？

伯高答曰：形充而皮肤缓者则寿，形充而皮肤急者则夭，形充而脉坚大者顺也，形充而脉小以弱者气衰，衰则危矣。

若形充而颧不起者骨小，骨小则夭矣。

形充而大肉䐃坚而有分者肉坚，肉坚则寿矣；形充而大肉无分理不坚者肉脆，肉脆则夭矣。此天之生命，所以立形定气而视寿夭者，必明乎此，立形定气，而后以临病人，决死生。

黄帝曰：余闻寿夭，无以度之。

伯高答曰：墙基卑，高不及其地者，不满三十而死。其有因加疾者，不及二十而死

yě
也。

huáng dì yuē   xíng qì zhī xiāng shèng   yǐ lì shòu yāo nài
黄帝曰：形气之相胜，以立寿夭奈

hé
何?

bó gāo dá yuē   píng rén ér qì shèng xíng zhě shòu   bìng ér
伯高答曰：平人而气胜形者寿；病而

xíng ròu tuō   qì shèng xíng zhě sǐ   xíng shèng qì zhě wēi yǐ
形肉脱，气胜形者死，形胜气者危矣。

huáng dì yuē   yú wén cì yǒu sān biàn   hé wèi sān biàn
黄帝曰：余闻刺有三变，何谓三变?

bó gāo dá yuē   yǒu cì yíng zhě   yǒu cì wèi zhě   yǒu cì
伯高答曰：有刺营者，有刺卫者，有刺

hán bì zhī liú jīng zhě
寒痹之留经者。

huáng dì yuē   cì sān biàn zhě nài hé
黄帝曰：刺三变者奈何?

bó gāo dá yuē   cì yíng zhě chū xuè   cì wèi zhě chū qì
伯高答曰：刺营者出血，刺卫者出气，

cì hán bì zhě nèi rè
刺寒痹者内热。

huáng dì yuē   yíng wèi hán bì zhī wéi bìng nài hé
黄帝曰：营卫寒痹之为病奈何?

bó gāo dá yuē   yíng zhī shēng bìng yě   hán rè shǎo qì
伯高答曰：营之生病也，寒热少气，

xuè shàng xià xíng   wèi zhī shēng bìng yě   qì tòng shí lái shí qù
血上下行。卫之生病也，气痛时来时去，

fú kài bēn xiǎng　　fēng hán kè yú cháng wèi zhī zhōng　　hán bì zhī wéi
怫忾贲响，风寒客于肠胃之中。寒痹之为

bìng yě　　liú ér bú qù　　shí tòng ér pí bù rén
病也，留而不去，时痛而皮不仁。

　　huáng dì yuē　　cì hán bì nèi rè nài hé
　　黄帝曰：刺寒痹内热奈何?

　　bó gāo dá yuē　　cì bù yī zhě　　yǐ huǒ cuì zhī　　cì dà
　　伯高答曰：刺布衣者，以火焠之；刺大

rén zhě　　yǐ yào yùn zhī
人者，以药熨之。

　　huáng dì yuē　　yào yùn nài hé
　　黄帝曰：药熨奈何?

　　bó gāo dá yuē　　yòng chún jiǔ èr shí shēng　　shǔ jiāo yì
　　伯高答曰：用淳酒二十升，蜀椒一

shēng　　gān jiāng yì jīn①　　guì xīn yì jīn　　fán sì zhǒng　　jiē
升，干姜一斤①，桂心一斤，凡四种，皆

fǔ jǔ　　zì jiǔ zhōng　　yòng mián xù yì jīn　　xì bái bù sì zhàng
㕮咀，渍酒中。用绵絮一斤，细白布四丈，

bìng nà jiǔ zhōng　　zhì jiǔ mǎ shǐ yǔn zhōng　　gài fēng tú　　wù shǐ
并内酒中，置酒马矢煴中，盖封涂，勿使

xiè　　wǔ rì wǔ yè　　chū bù mián xù pù gān zhī　　gān fù zì
泄。五日五夜，出布绵絮曝干之，干复渍，

yǐ jìn qí zhī　　měi zì bì zuì qí rì　　nǎi chū gān　　gān　　bìng
以尽其汁。每渍必晬其日，乃出干。干，并

yòng zǐ yǔ mián xù　　fù bù wéi fù jīn　　cháng liù qī chǐ　　wéi
用滓与绵絮，复布为复巾，长六七尺，为

寿夭刚柔第六

黄帝内经

六三七

---

① 斤：《甲乙经》作"升"。

六七巾，则用之生桑炭炙巾，以熨寒痹所

刺之处，令热入至于病所，寒，复炙巾以熨

之，三十遍而止。汗出，以巾拭身，亦三十

遍而止。起步内中，无见风。每刺必熨，如

此，病已矣。此所谓内热也。

官针第七

扫码听音频

凡刺之要，官针最妙。九针之宜，各有所为，长短大小，各有所施也。不得其用，病弗能移。疾浅针深，内伤良肉，皮肤为痛；病深针浅，病气不泻，支为大脓。病小针大，气泻太甚，疾必为害；病大针小，气不泄泻，亦复为败。失针之宜。大者泻，小者不移。已言其过，请言其所施。

病在皮肤无常处者，取以镵针于病所，肤白勿取；病在分肉间，取以员针于病所；病在经络痼痹者，取以锋针；病在脉，气少，当补之者，取以锃针于井荥分输；病为大脓者，取以铍针；病痹气暴发者，取以员利针；病痹气痛而不去者，取以毫针；病在中者，取以长针；病水肿不能通关节者，取以大针；病在五藏固居者，取以锋针，泻于井荥分输，取以四时。

凡刺有九，以应九变。一曰输刺，输刺者，刺诸经荥输藏腧也；二曰远道刺，远道刺者，病在上，取之下，刺府腧也；三曰经刺，经刺者，刺大经之结络经分也；四曰络刺，络刺者，刺小络之血脉也；五曰分刺，分刺者，刺分肉之间也；六曰大泻刺，大泻刺者，刺大脓以铍针也；七曰毛刺，毛刺者，刺浮痹皮肤也；八曰巨刺，巨刺者，左

取右，右取左；九曰焠刺，焠刺者，刺燔针
则取痹也。

　　凡刺有十二节，以应十二经。一曰偶
刺，偶刺者，以手直心若背，直痛所，一
刺前，一刺后，以治心痹，刺此者，傍针之
也。二曰报刺，报刺者，刺痛无常处也。
上下行者，直内无拔针，以左手随病所按
之，乃出针复刺之也。三曰恢刺，恢刺者，
直刺傍之，举之前后，恢筋急，以治筋痹
也。四曰齐刺，齐刺者，直入一，傍入二，
以治寒气小深者；或曰三刺，三刺者，治痹
气小深者也。五曰扬刺，扬刺者，正内一，
傍内四，而浮之，以治寒气之搏大者也。六
曰直针刺，直针刺者，引皮乃刺之，以治

寒气之浅者也。七日输刺，输刺者，直入直出，稀发针而深之，以治气盛而热者也。

八曰短刺，短刺者，刺骨痹，稍摇而深之，致针骨所，以上下摩骨也。九曰浮刺，浮刺者，傍入而浮之，以治肌急而寒者也。十曰阴刺，阴刺者，左右率刺之，以治寒厥；中寒厥，足踝后少阴也。十一曰傍针刺，傍针刺者，直刺傍刺各一，以治留痹久居者也。十二曰赞刺，赞刺者，直入直出，数发针而浅之出血，是谓治痈肿也。

脉之所居，深不见者，刺之微内针而久留之，以致其空脉气也。脉浅者，勿刺，按绝其脉，乃刺之，无令精出，独出其邪气耳。

所谓三刺，则谷气出者。先浅刺绝皮，

以出阳邪；再刺则阴邪出者，少益深，绝皮
致肌肉，未入分肉间也；已入分肉之间，则
谷气出。故《刺法》曰：始刺浅之，以逐邪
气，而来血气；后刺深之，以致阴气之邪；
最后刺极深之，以下谷气。此之谓也。

故用针者，不知年之所加，气之盛
衰，虚实之所起，不可以为工也。

凡刺有五，以应五藏。一曰半刺，半
刺者，浅内而疾发针，无针伤肉，如拔
毛状，以取皮气，此肺之应也。二曰豹文
刺，豹文刺者，左右前后针之，中脉为故，
以取经络之血者，此心之应也。三曰关刺，
关刺者，直刺左右尽筋上，以取筋痹，慎无
出血，此肝之应也。或曰渊刺，一曰岂刺。

四日合谷刺，合谷刺者，左右鸡足，针于分肉之间，以取肌痹，此脾之应也。五日输刺，输刺者，直入直出，深内之至骨，以取骨痹，此肾之应也。

本神第八

扫码听音频

黄帝问于岐伯曰：凡刺之法，先必本于神。血、脉、营、气、精、神，此五藏之所藏也。至其淫泆，离藏则精失、魂魄飞扬、志意恍乱、智虑去身者，何因而然乎？天之罪与？人之过乎？何谓德、气、生、精、神、魂、魄、心、意、志、思、智、虑？请问其故。

岐伯答曰：天之在我者，德也，地之在我者气也。德流气薄而生者也。故生之来谓之精；两精相搏谓之神；随神往来者谓

之魂；并精而出入者谓之魄；所以任物者谓

之心；心有所忆谓之意；意之所存谓之志；

因志而存变谓之思；因思而远慕谓之虑；因

虑而处物谓之智。

故智者之养生也，必顺四时而适寒

暑，和喜怒而安居处，节阴阳而调刚柔。如

是则僻邪不至，长生久视。

是故怵惕思虑者则伤神，神伤则恐

惧流淫而不止。因悲哀动中者，竭绝而失

生。喜乐者，神惮散而不藏。愁忧者，气闭

塞而不行。盛怒者，迷惑而不治。恐惧者，

神荡惮而不收。

心怵惕思虑则伤神，神伤则恐惧自

失。破䐃脱肉，毛悴色夭，死于冬。

脾愁忧而不解则伤意，意伤则悗乱，四肢不举，毛悴色夭，死于春。

肝悲哀动中则伤魂，魂伤则狂忘不精，不精则不正，当人阴缩而挛筋，两胁骨不举，毛悴色夭，死于秋。

肺喜乐无极则伤魄，魄伤则狂，狂者意不存人，皮革焦，毛悴色夭，死于夏。

肾盛怒而不止则伤志，志伤则喜忘其前言，腰脊不可以俯仰屈伸，毛悴色夭死于季夏。

恐惧而不解则伤精，精伤则骨痠痿厥，精时自下。是故五藏主藏精者也，不可伤，伤则失守而阴虚，阴虚则无气，无气则死矣。

是故用针者，察观病人之态，以知精、神、魂、魄之存亡得失之意，五者以伤，针不可以治之也。

肝藏血，血舍魂，肝气虚则恐，实则怒。

脾藏营，营舍意，脾气虚则四肢不用，五藏不安，实则腹胀经溲不利。

心藏脉，脉舍神，心气虚则悲，实则笑不休。

肺藏气，气舍魄，肺气虚，则鼻塞不利，少气，实则喘喝胸盈仰息。

肾藏精，精舍志，肾气虚则厥，实则胀。五藏不安。必审五藏之病形，以知其气之虚实，谨而调之也。

终始第九

zhōng shǐ dì jiǔ

凡刺之道，毕于终始。明知终始，五藏为纪，阴阳定矣。阴者主藏，阳者主府。阳受气于四末，阴受气于五藏。故泻者迎之，补者随之，知迎知随，气可令和。和气之方，必通阴阳。五藏为阴，六府为阳，传之后世，以血为盟。敬之者昌，慢之者亡。无道行私，必得天殃。

谨奉天道，请言终始。终始者，经脉为纪。持其脉口、人迎，以知阴阳有余不足，平与不平，天道毕矣。所谓平人者不病。不病者，脉口、人迎应四时也，上下相应而俱往来也，六经之脉不结动也，本末之寒温之相守司也，形肉血气必相称也，是谓平人。少气者，脉口、人迎俱少而不称尺寸也。如是者，则阴阳俱不足，补阳则阴竭，泻阴则阳脱。如是者，可将以甘药，不可饮以至剂，如此者，弗灸。不已者，因而泻之，则五藏气坏矣。

人迎一盛，病在足少阳；一盛而躁，病在手少阳。人迎二盛，病在足太阳；二盛而躁，病在手太阳。人迎三盛，病在足阳明；三盛而躁，病在手阳明。人迎四盛，且大且数，名曰溢阳，溢阳为外格。

脉口一盛，病在足厥阴；厥阴一盛而

躁，在手心主。脉口二盛，病在足少阴；二盛而躁，在手少阴。脉口三盛，病在足太阴；三盛而躁，在手太阴。脉口四盛，且大且数者，名曰溢阴，溢阴为内关。内关不通，死不治。人迎与太阴脉口俱盛四倍以上，命曰关格。关格者，与之短期。

人迎一盛，泻足少阳而补足厥阴，二泻一补，日一取之，必切而验之，疏①取之上，气和乃止。人迎二盛，泻足太阳，补足少阴，二泻一补，二日一取之，必切而验之，疏取之上，气和乃止。人迎三盛，泻足阳明而补足太阴，二泻一补，日二取之，必切而验之，疏取之上，气和乃止。

① 疏：《黄帝内经太素》作"躁"。

脉口一盛，泻足厥阴而补足少阳，二补
一泻，日一取之，必切而验之，疏而取上，
气和乃止。脉口二盛，泻足少阴而补足太
阳，二补一泻，二日一取之，必切而验之，
疏取之上，气和乃止。脉口三盛，泻足太阴
而补足阳明，二补一泻，日二取之，必切而
验之，疏而取之上，气和乃止。所以日二取
之者，太阳主胃，大富于谷气，故可日二取
之也。

人迎与脉口俱盛三倍以上，命曰阴阳
俱溢，如是者不开，则血脉闭塞，气无所
行，流淫于中，五藏内伤。如此者，因而
灸之，则变易而为他病矣。

凡刺之道，气调而止，补阴泻阳，音气

益彰，耳目聪明。反此者，血气不行。

所谓气至而有效者，泻则益虚。虚者，

脉大如其故而不坚也。坚如其故者，适虽言

故，病未去也。补则益实。实者，脉大如其

故而益坚也。夫如其故而不坚者，适虽言

快，病未去也。故补则实，泻则虚。痛虽不

随针，病必衰去。必先通十二经脉之所生

病，而后可得传于终始矣。故阴阳不相

移，虚实不相倾，取之其经。

凡刺之属，三刺至谷气。邪僻妄合，

阴阳易居，逆顺相反，沉浮异处，四时不

得，稽留淫泆，须针而去。故一刺则阳邪

出，再刺则阴邪出，三刺则谷气至，谷气至

而止。所谓谷气至者，已补而实，已泻而

虚，故以知谷气至也。邪气独去者，阴与阳未能调而病知愈也。故曰：补则实，泻则虚，痛虽不随针，病必衰去矣。

阴盛而阳虚，先补其阳，后泻其阴而和之；阴虚而阳盛，先补其阴，后泻其阳而和之。

三脉动于足大指之间，必审其实虚。虚而泻之，是谓重虚，重虚病益甚。凡刺此者，以指按之，脉动而实且疾者疾泻之，虚而徐者则补之。反此者，病益甚。其动也，阳明在上，厥阴在中，少阴在下。

膺腧中膺，背腧中背，肩膊虚者，取之上。重舌，刺舌柱以铍针也。手屈而不伸者，其病在筋；伸而不屈者，其病在骨。

在骨守骨，在筋守筋。

补①须一方实，深取之，稀按其痏，以极出其邪气；一方虚，浅刺之，以养其脉，疾按其痏，无使邪气得入。邪气来也紧而疾，谷气来也徐而和。脉实者，深刺之，以泄其气；脉虚者，浅刺之，使精气无得出，以养其脉，独出其邪气。刺诸痛者，其脉皆实。故曰：从腰以上者，手太阴、阳明皆主之；从腰以下者，足太阴、阳明皆主之。

病在上者下取之；病在下者高取之；病在头者取之足；病在腰者取之腘。

病生于头者，头重；生于手者，臂重；生于足者，足重。治病者，先刺其病

---

① 补：作"刺"。或据《黄帝内经太素》杨注此下加"泻"字。

所从生者也。

春气在毛，夏气在皮肤，秋气在分肉，冬气在筋骨。刺此病者，各以其时为齐。故刺肥人者，以秋冬之齐；刺瘦人者，以春夏之齐。

病痛者，阴也，痛而以手按之不得者，阴也，深刺之。病在上者，阳也；病在下者，阴也。痒者，阳也，浅刺之。

病先起阴者，先治其阴而后治其阳；病先起阳者，先治其阳而后治其阴。

刺热厥者，留针反为寒；刺寒厥者，留针反为热。刺热厥者，二阴一阳；刺寒厥者，二阳一阴。所谓二阴者，二刺阴也；一阳者，一刺阳也。

久病者，邪气入深。刺此病者，深内而久留之，间日而复刺之，必先调其左右，去其血脉，刺道毕矣。

凡刺之法，必察其形气。形肉未脱，少气而脉又躁，躁厥者，必为缪刺之，散气可收，聚气可布。深居静处，占神往来，闭户塞牖，魂魄不散。专意一神，精气之分，毋闻人声，以收其精，必一其神，令志在针。浅而留之，微而浮之，以移其神，气至乃休。男内女外，坚拒勿出，谨守勿内，是谓得气。

凡刺之禁：新内勿刺，新刺勿内；已醉勿刺，已刺勿醉；新怒勿刺，已刺勿怒；新劳勿刺，已刺勿劳；已饱勿刺，已刺勿饱；

已饥勿刺，已刺勿饥；已渴勿刺，已刺勿渴。大惊大恐，必定其气，乃刺之。乘车来者，卧而休之，如食顷，乃刺之。出行来者，坐而休之，如行十里顷，乃刺之。

凡此十二禁者，其脉乱气散，逆其营卫，经气不次，因而刺之，则阳病入于阴，阴病出为阳，则邪气复生。粗工勿察，是谓伐身，形体淫泆，乃消脑髓，津液不化，脱其五味，是谓失气也。

太阳之脉，其终也，戴眼、反折、瘈疭，其色白，绝皮乃绝汗，绝汗则终矣。少阳终者，耳聋，百节尽纵，目系绝，目系绝，一日半则死矣。其死也，色青白，乃死。阳明终者，口目动作，喜惊、妄言，

色黄，其上下之经盛而不行则终矣。少

阴终者，面黑，齿长而垢，腹胀闭塞，上

下不通而终矣。厥阴终者，中热嗌干，喜

溺，心烦，甚则舌卷、卵上缩而终矣。太

阴终者，腹胀闭，不得息，气噫，善呕，

呕则逆，逆则面赤，不逆则上下不通，上

下不通则面黑、皮毛燋而终矣。

jīng mài dì shí
经脉第十

扫码听音频

léi gōng wèn yú huáng dì yuē　　jìn fú zhī yán　　fán cì zhī
雷公问于黄帝曰：禁服之言，凡刺之

lǐ　　jīng mài wéi shǐ　　yíng qí suǒ xíng　　zhī qí dù liàng　　nèi cì
理，经脉为始，营其所行，知其度量，内次

wǔ zàng　　wài bié liù fǔ　　yuàn jìn wén qí dào
五藏，外别六府，愿尽闻其道。

huáng dì yuē　　rén shǐ shēng　　xiān chéng jīng　　jīng chéng ér
黄帝曰：人始生，先成精，精成而

nǎo suǐ shēng　　gǔ wéi gàn　　mài wéi yíng　　jīn wéi gāng　　ròu wéi
脑髓生，骨为干，脉为营，筋为刚，肉为

qiáng　　pí fū jiān ér máo fà cháng　　gǔ rù yú wèi　　mài dào yǐ
墙，皮肤坚而毛发长，谷入于胃，脉道以

tōng　　xuè qì nǎi xíng
通，血气乃行。

léi gōng yuē　　yuàn zú wén jīng mài zhī shǐ shēng
雷公曰：愿卒闻经脉之始生。

huáng dì yuē　　jīng mài zhě　　suǒ yǐ jué sǐ shēng　　chù bǎi
黄帝曰：经脉者，所以决死生，处百

bìng　　tiáo xū shí　　bù kě bù tōng
病，调虚实，不可不通。

肺手太阴之脉，起于中焦，下络大肠，还循胃口，上膈属肺，从肺系横出腋下，下循臑内，行少阴心主之前，下肘中，循臂内上骨下廉，入寸口，上角①，循鱼际，出大指之端；其支者，从腕后直出次指内廉，出其端。

是动则病肺胀满，膨膨而喘咳，缺盆中痛，甚则交两手而瞀，此为臂厥。是主肺所生病者，咳，上气喘渴，烦心胸满，臑臂内前廉痛厥，掌中热。气盛有余，则肩背痛，风寒，汗出中风，小便数而欠。气虚则肩背痛寒，少气不足以息，溺色变。为此诸病，盛则泻之，虚则补之，热则疾

---

① 角：疑为"鱼"字。

之，寒则留之，陷下则灸之，不盛不虚，
以经取之。盛者，寸口大三倍于人迎，虚
者，则寸口反小于人迎也。

大肠 手阳明之脉，起于大指次指之
端，循指上廉，出合谷两骨之间，上入两
筋之中，循臂上廉，入肘外廉，上臑外前
廉，上肩，出髃骨之前廉，上出于柱骨之会
上，下入缺盆络肺，下膈属大肠；其支者，
从缺盆上颈贯颊，入下齿中，还出挟口，
交人中，左之右，右之左，上挟鼻孔。

是动则病齿痛颈肿。是主津液所生病
者，目黄，口干，鼽衄，喉痹，肩前臑痛，
大指次指痛不用。气有余则当脉所过者热
肿；虚则寒栗不复。为此诸病，盛则泻之，

虚则补之，热则疾之，寒则留之，陷下则灸之，不盛不虚，以经取之。盛者，人迎大三倍于寸口；虚者，人迎反小于寸口也。

胃足阳明之脉，起于鼻之交頞中，旁纳①太阳之脉，下循鼻外，入上齿中，还出挟口环唇，下交承浆，却循颐后下廉，出大迎，循颊车，上耳前，过客主人，循发际，至额颅；其支者，从大迎前下人迎，循喉咙，入缺盆，下膈，属胃络脾；其直者，从缺盆下乳内廉，下挟脐，入气街中；其支者，起于胃口，下循腹里，下至气街中而合，以下髀关，抵伏兔，下膝膑中，下循胫外廉，下足跗，入中指内间；其支者，下

---

① 纳：《甲乙经》作"约"。

廉三寸而别，下入中指外间；其支者，别

跗上，入大指间出其端。

是动则病洒洒振寒，善呻，数欠，颜

黑，病至则恶人与火，闻木声则惕然而

惊，心欲动，独闭户塞牖而处，甚则欲上

高而歌，弃衣而走，贲响腹胀，是为骭

厥。是主血所生病者，狂疟，温淫汗出，

鼽衄，口㖞，唇胗，颈肿，喉痹，大腹水

肿，膝膑肿痛，循膺、乳、气街、股、伏

兔、骭外廉、足跗上皆痛，中指不用。气

盛则身以前皆热，其有余于胃，则消谷善

饥，溺色黄。气不足则身以前皆寒栗，胃

中寒则胀满。为此诸病，盛则泻之，虚则

补之，热则疾之，寒则留之，陷下则灸之，

不盛不虚，以经取之。盛者，人迎大三倍于寸口，虚者，人迎反小于寸口也。

脾足太阴之脉，起于大指之端，循指内侧白肉际，过核骨后，上内踝前廉，上踹内，循胫骨后，交出厥阴之前，上膝股内前廉，入腹属脾络胃，上膈，挟咽，连舌本，散舌下；其支者，复从胃，别上膈，注心中。

是动则病舌本强，食则呕，胃脘痛，腹胀，善噫，得后与气则快然如衰，身体皆重。是主脾所生病者，舌本痛，体不能动摇，食不下，烦心，心下急痛，溏，瘕泄，水闭，黄疸，不能卧，强立，股膝内肿厥，足大指不用。为此诸病，盛则泻之，虚则补之，热则疾之，寒则留之，陷下则灸之，不盛不虚，以经取之。盛者，寸口大三倍于人迎；虚者，寸口反小于人迎也。

心手少阴之脉，起于心中，出属心系，下膈，络小肠；其支者，从心系，上挟咽，系目系；其直者，复从心系却上肺，下出腋下，下循臑内后廉，行太阴、心主之后，下肘内，循臂内后廉，抵掌后锐骨之端，入掌内后廉，循小指之内出其端。

是动则病嗌干心痛，渴而欲饮，是为臂厥。是主心所生病者，目黄，胁痛，臑臂内后廉痛厥，掌中热痛。为此诸病，盛则泻之，虚则补之，热则疾之，寒则留之，陷下则灸之，不盛不虚，以经取之。盛者，寸口大再倍于人迎，虚者，寸口反小于人迎也。

小肠手太阳之脉，起于小指之端，循手外侧上腕，出踝中，直上循臂骨下廉，出肘内侧两筋之间，上循臑外后廉，出肩解，绕肩胛，交肩上，入缺盆，络心，循咽，下膈，抵胃，属小肠；其支者，从缺盆循颈上颊，至目锐眦，却入耳中；其支者，别颊上䪼，抵鼻，至目内眦，斜络于颧。

是动则病嗌痛，颔肿，不可以顾，肩似拔，臑似折。是主液所生病者，耳聋、目黄颊肿，颈、颔、肩、臑、肘、臂外后廉痛。为此诸病，盛则泻之，虚则补之，热则疾之，寒则留之，陷下则灸之，不盛不虚，以经取之。盛者，人迎大再倍于寸口；虚者，人迎反小于寸口也。

膀胱足太阳之脉，起于目内眦，上额，交巅；其支者，从巅至耳上角；其直者，从巅入络脑，还出别下项，循肩髆内，挟脊抵腰中，入循膂，络肾属膀胱；其支者，从腰中下挟脊、贯臀、入腘中；其支者，从髆内左右，别下贯胛，挟脊内，过髀枢，循髀外从后廉下合腘中，以下贯踹内，出外踝之后，循京骨，至小指外侧。

是动则病冲头痛，目似脱，项如拔，脊痛，腰似折，髀不可以曲，腘如结，踹如裂，是为踝厥。是主筋所生病者，痔，

疟，狂，癫疾，头囟项痛，目黄，泪出，鼽

衄，项背腰尻腘踹脚皆痛，小指不用。为

此诸病，盛则泻之，虚则补之，热则疾之，

寒则留之，陷下则灸之，不盛不虚，以经

取之。盛者，人迎大再倍于寸口；虚者，人

迎反小于寸口也。

肾足少阴之脉，起于小指之下，邪走

足心，出于然谷之下，循内踝之后，别入跟

中，以上踹内，出腘内廉，上股内后廉，

贯脊，属肾，络膀胱；其直者，从肾上贯

肝膈，入肺中，循喉咙，挟舌本；其支者，

从肺出络心，注胸中。

是动则病饥不欲食，面如漆柴，咳唾则

有血，喝喝而喘，坐而欲起，目䀮䀮如无

所见，心如悬若饥状；气不足则善恐，心惕惕如人将捕之，是为骨厥。是主肾所生病者，口热舌干咽肿，上气，嗌干及痛，烦心，心痛，黄疸，肠澼，脊股内后廉痛，痿厥嗜卧，足下热而痛。为此诸病，盛则泻之，虚则补之，热则疾之，寒则留之，陷下则灸之，不盛不虚，以经取之。灸则强食生肉，缓带披发，大杖重履而步。盛者，寸口大再倍于人迎；虚者，寸口反小于人迎也。

心主手厥阴心包络之脉，起于胸中，出属心包络，下膈，历络三焦；其支者，循胸出胁，下腋三寸，上抵腋，下循臑内，行太阴、少阴之间，入肘中，下臂行两筋之间，入掌中，循中指出其端；其支者，别掌中，循小指次指，出其端。

是动则病手心热，臂肘挛急，腋肿，甚则胸胁支满，心中憺憺大动，面赤目黄，喜笑不休。是主脉所生病者，烦心，心痛，掌中热。为此诸病，盛则泻之，虚则补之，热则疾之，寒则留之，陷下则灸之，不盛不虚，以经取之。盛者，寸口大一倍于人迎；虚者，寸口反小于人迎也。

三焦手少阳之脉，起于小指次指之端，上出两指之间，循手表腕，出臂外两骨之间，上贯肘，循臑外，上肩，而交出足少阳之后，入缺盆，布膻中，散落① 心包，

① 落：《甲乙经》《黄帝内经太素》均作"络"。

下膈，循^①属三焦；其支者，从膻中上出缺盆，上项，系^②耳后直上，出耳上角，以屈下颊至頗；其支者，从耳后至耳中，出走耳前，过客主人前，交颊，至目锐眦。

是动则病耳聋浑浑焞焞，嗌肿喉痹。

是主气所生病者，汗出，目锐眦痛，颊痛，耳后、肩、臑、肘、臂外皆痛，小指次指不用。为此诸病，盛则泻之，虚则补之，热则疾之，寒则留之，陷下则灸之，不盛不虚，以经取之。盛者，人迎大一倍于寸口；虚者，人迎反小于寸口也。

胆足少阳之脉，起于目锐眦，上抵头角下耳后，循颈行手少阳之前，至肩上却交

经脉第十

黄帝内经

六七三

① 循：《脉经》《黄帝内经太素》均作"徧"。
② 系：《脉经》《甲乙经》均作"侠"。

出手少阳之后，入缺盆；其支者，从耳后入

耳中，出走耳前，至目锐眦后；其支者，别

锐眦，下大迎，合于手少阳，抵于䪼，下加

颊车，下颈合缺盆，以下胸中，贯膈，络

肝属胆，循胁里，出气街，绕毛际，横入髀

厌中；其直者，从缺盆下腋，循胸过季胁

下，合髀厌中，以下循髀阳，出膝外廉，下

外辅骨之前，直下抵绝骨之端，下出外踝之

前，循足跗上，入小指次指之间；其支者，

别跗上，入大指之间，循大指歧骨内出其

端，还贯爪甲，出三毛。

是动则病口苦，善太息，心胁痛不能

转侧，甚则面微有尘，体无膏泽，足外反

热，是为阳厥。是主骨所生病者，头痛，

颔痛，目锐眦痛，缺盆中肿痛，腋下肿，马刀侠瘿，汗出振寒，疟，胸、胁、肋、髀、膝外至胫、绝骨、外踝前及诸节皆痛，小指次指不用。为此诸病，盛则泻之，虚则补之，热则疾之，寒则留之，陷下则灸之，不盛不虚，以经取之。盛者，人迎大一倍于寸口；虚者，人迎反小于寸口也。

肝足厥阴之脉，起于大指丛毛之际，上循足跗上廉，去内踝一寸，上踝八寸，交出太阴之后，上腘内廉，循股阴入毛中，过阴器，抵小腹，挟胃，属肝，络胆，上贯膈，布胁肋，循喉咙之后，上入颃颡，连目系，上出额，与督脉会于巅；其支者，从目系下颊里，环唇内；其支者，复从肝，别贯膈，上注肺。

是动则病腰痛不可以俯仰，丈夫㿉疝，

妇人少腹肿，甚则嗌干，面尘脱色。是主

肝所生病者，胸满，呕逆，飧泄，狐疝，

遗溺，闭癃。为此诸病，盛则泻之，虚则补

之，热则疾之，寒则留之，陷下则灸之，不

盛不虚，以经取之。盛者，寸口大一倍于

人迎；虚者，寸口反小于人迎也。

手太阴气绝，则皮毛焦。太阴者，行

气温于皮毛者也。故气不荣，则皮毛焦；皮

毛焦，则津液去皮节；津液去皮节者，则爪

枯毛折；毛折者，则毛先死。丙笃丁死，火

胜金也。

手少阴气绝，则脉不通。少阴者，心脉

也；心者，脉之合也。脉不通，则血不流；

血不流，则髦①色不泽，故其面黑如漆柴

者，血先死。壬笃癸死，水胜火也。

足太阴气绝者，则脉不荣肌肉。唇舌

者，肌肉之本也。脉不荣，则肌肉软；肌肉

软，则舌萎，人中满；人中满，则唇反；

唇反者，肉先死。甲笃乙死，木胜土也。

足少阴气绝，则骨枯。少阴者，冬脉

也，伏行而濡骨髓者也，故骨不濡，则肉不

能著②也；骨肉不相亲，则肉软却；肉软

却，故齿长而垢，发无泽；发无泽者，骨

先死。戊笃己死，土胜水也。

---

①髦：《难经·二十四难》无。《说文》："髦，发也。"《甲乙经》
作"发"。
②著：《甲乙经》此下有"骨"字。

足厥阴气绝，则筋绝。厥阴者，肝脉也；肝者，筋之合也；筋者，聚于阴器，而脉络于舌本也。故脉弗荣，则筋急；筋急，则引舌与卵。故唇青、舌卷、卵缩，则筋先死。庚笃辛死，金胜木也。

五阴气俱绝，则目系转，转则目运；目运者，为志先死；志先死，则远一日半死矣。六阳气绝，则阴与阳相离，离则腠理发泄，绝汗乃出，大如贯珠，转出不流，即气先死。故旦占夕死，夕占旦死。

经脉十二者，伏行分肉之间，深而不见；其常见者，足太阴过于外踝之上，无所隐故也。诸脉之浮而常见者，皆络脉也。六经络手阳明、少阳之大络，起于五指间，上合肘中。饮酒者，卫气先行皮肤，先充络脉，络脉先盛。故卫气已平，营气乃满，而经脉大盛。脉之卒然动者，皆邪气居之，留于本末，不动则热，不坚则陷且空，不与众同，是以知其何脉之动也。

雷公曰：何以知经脉之与络脉异也？

黄帝曰：经脉者，常不可见也，其虚实也，以气口知之。脉之见者，皆络脉也。

雷公曰：细子无以明其然也。

黄帝曰：诸络脉皆不能经大节之间，必行绝道而出，入复合于皮中，其会皆见于外。故诸刺络脉者，必刺其结上；甚血者虽无结，急取之，以泻其邪而出其血，留之发为痹也。

凡诊络脉，脉色青，则寒且痛；赤则有热。胃中寒，手鱼之络多青矣；胃中有热，鱼际络赤。其暴黑者，留久痹也；其有赤、有黑、有青者，寒热气也；其青短者，少气也。凡刺寒热者，皆多血络，必间日而一取之，血尽而止，乃调其虚实。其小而短者少气，甚者，泻之则闷，闷甚则仆，不得言，闷则急坐之也。

手太阴之别，名曰列缺。起于腕上分间，并太阴之经直入掌中，散入于鱼际。其病实则手锐掌热；虚则欠㰦，小便遗数。取之去腕一寸半。别走阳明也。

手少阴之别，名曰通里。去腕一寸，别而上行，循经入于心中，系舌本，属目

系。其实则支膈，虚则不能言。取之掌后
一寸，别走太阳也。

手心主之别，名曰内关。去腕二寸，出
于两筋之间，别走少阳。循经以上，系于心
包，络心系。实则心痛，虚则为烦心。取之
两筋间也。

手太阳之别，名曰支正。上腕五寸，
内注少阴；其别者，上走肘，络肩髃。实
则节弛肘废；虚则生肬，小者如指痂疥。
取之所别也。

手阳明之别，名曰偏历。去腕三寸，
别入太阴；其别者，上循臂，乘肩髃，上曲
颊偏齿；其别者，入耳，合于宗脉。实则龋
聋；虚则齿寒痹隔。取之所别也。

手少阳之别，名曰外关。去腕二寸，外绕臂，注胸中，合心主。病实则肘挛，虚则不收。取之所别也。

足太阳之别，名曰飞阳。去踝七寸，别走少阴。实则鼽窒，头背痛；虚则鼽衄。取之所别也。

足少阳之别，名曰光明，去踝五寸，别走厥阴，下络足跗。实则厥，虚则痿躄，坐不能起。取之所别也。

足阳明之别，名曰丰隆。去踝八寸。别走太阴；其别者，循胫骨外廉，上络头项，合诸经之气，下络喉嗌。其病气逆则喉痹瘁瘖。实则狂巅，虚则足不收，胫枯。取之所别也。

足太阴之别，名曰公孙。去本节之后一寸，别走阳明；其别者，入络肠胃。厥气上逆则霍乱，实则肠中切痛；虚则鼓胀。取之所别也。

足少阴之别，名曰大锺。当踝后绕跟，别走太阳；其别者，并经上走于心包下，外贯腰脊。其病气逆则烦闷，实则闭癃，虚则腰痛。取之所别者也。

足厥阴之别，名曰蠡沟。去内踝五寸，别走少阳；其别者，循胫上睾，结于茎。其病气逆则睾肿卒疝。实则挺长，虚则暴痒。取之所别也。

任脉之别，名曰尾翳。下鸠尾，散于腹。实则腹皮痛，虚则痒搔。取之所别也。

督脉之别，名曰长强。挟膂上项，散头上，下当肩胛左右，别走太阳，入贯膂。实则脊强，虚则头重，高摇之，挟脊之有过者。取之所别也。

脾之大络，名曰大包。出渊腋下三寸，布胸胁。实则身尽痛，虚则百节尽皆纵。此脉若罗络之血者，皆取之脾之大络脉也。

凡此十五络者，实则必见，虚则必下。视之不见，求之上下。人经不同，络脉异所别也。

jīng bié dì shí yī
经别第十一

扫码听音频

huáng dì wèn yú qí bó yuē yú wén rén zhī hé yú tiān dào
黄帝问于岐伯曰：余闻人之合于天道

yě nèi yǒu wǔ zàng yǐ yìng wǔ yīn wǔ sè wǔ shí wǔ
也，内有五藏，以应五音、五色、五时、五

wèi wǔ wèi yě wài yǒu liù fǔ yǐ yìng liù lù liù lù jiàn
味、五位也；外有六府，以应六律，六律建

yīn yáng zhū jīng ér hé zhī shí èr yuè shí èr chén shí èr jié
阴阳诸经而合之十二月、十二辰、十二节、

shí èr jīng shuǐ shí èr shí shí èr jīng mài zhě cǐ wǔ zàng liù
十二经水、十二时、十二经脉者，此五藏六

fǔ zhī suǒ yǐ yìng tiān dào fú shí èr jīng mài zhě rén zhī suǒ yǐ
府之所以应天道。夫十二经脉者，人之所以

shēng bìng zhī suǒ yǐ chéng rén zhī suǒ yǐ zhì bìng zhī suǒ yǐ
生，病之所以成，人之所以治，病之所以

qǐ xué zhī suǒ shǐ gōng zhī suǒ zhǐ yě cū zhī suǒ yì shàng
起。学之所始，工之所止也。粗之所易，上

zhī suǒ nán yě qǐng wèn qí lí hé chū rù nài hé
之所难也。请问其离合出入奈何？

qí bó qǐ shǒu zài bài yuē míng hū zāi wèn yě cǐ cū zhī
岐伯稽首再拜曰：明乎哉问也！此粗之

所过，上之所息也，请卒言之。

足太阳之正，别入于腘中；其一道下尻五寸，别入于肛，属于膀胱，散之肾，循膂，当心入散；直者，从膂上出于项，复属于太阳，此为一经也。足少阴之正，至腘中，别走太阳而合，上至肾，当十四颠①，出属带脉；直者，系舌本，复出于项，合于太阳，此为一合。成以诸阴之别，皆为正也。

足少阳之正，绕髀入毛际，合于厥阴，别者，入季胁之间，循胸里属胆，散之上肝贯心②，以上挟咽，出颐颌中，散

---

① 颠：《甲乙经》《黄帝内经太素》均作"椎"。
② 散之上肝贯心：应为"散之肝，上贯心"。《灵枢评文》亦作"散之肝"，"上"字后移与"贯心"连续。

^{yú miàn} ^{xì mù xì} ^{hé shàoyáng yú wài zì yě} ^{zú jué yīn zhī}
于面，系目系，合少阳于外眦也。足厥阴之

^{zhèng} ^{bié fū shàng} ^{shàng zhì máo jì} ^{hé yú shàoyáng} ^{yǔ bié}
正，别跗上，上至毛际，合于少阳，与别

^{jù xíng} ^{cǐ wéi èr hé yě}
俱行。此为二合也。

^{zú yáng míng zhī zhèng} ^{shàng zhì bì} ^{rù yú fù lǐ} ^{zhǔ}
足阳明之正，上至髀，入于腹里，属

^{wèi} ^{sàn zhī pí} ^{shàng tōng yú xīn} ^{shàng xún yān chū yú kǒu}
胃，散之脾，上通于心，上循咽出于口，

^{shàng è zhuō} ^{huán xì mù xì} ^{hé yú yáng míng yě} ^{zú tài yīn}
上頞頔，还系目系，合于阳明也。足太阴

^{zhī zhèng} ^{shàng zhì bì} ^{hé yú yáng míng} ^{yǔ bié jù xíng} ^{shàng}
之正，上至髀，合于阳明，与别俱行，上

^{jié①} ^{yú yān} ^{guàn shé zhōng②} ^{cǐ wéi sān hé yě}
结① 于咽，贯舌中② 。此为三合也。

^{shǒu tài yáng zhī zhèng} ^{zhǐ dì} ^{bié yú jiān xiè} ^{rù yè}
手太阳之正，指地，别于肩解，入腋

^{zǒu xīn} ^{xì xiǎo cháng yě} ^{shǒu shào yīn zhī zhèng} ^{bié rù yú yuān}
走心，系小肠也。手少阴之正，别入于渊

^{yè liǎng jīn zhī jiān} ^{zhǔ yú xīn} ^{shàng zǒu hóu lóng} ^{chū yú miàn}
腋两筋之间，属于心，上走喉咙，出于面，

^{hé mù nèi zì} ^{cǐ wéi sì hé yě}
合目内眦。此为四合也。

^{shǒu shào yáng zhī zhèng} ^{zhǐ tiān} ^{bié yú diān} ^{rù quē}
手少阳之正，指天，别于巅，入缺

---

① 结：《黄帝内经太素》作"络"。
② 中：《黄帝内经太素》作"本"。

盆，下走三焦，散于胸中也。手心主之正，别下渊腋三寸，入胸中，别属三焦，出循喉咙，出耳后，合少阳完骨之下。此为五合也。

手阳明之正，从手循膺乳，别于肩髃，入柱骨，下走大肠，属于肺，上循喉咙，出缺盆，合于阳明也。手太阴之正，别入渊腋少阴之前，入走肺，散之太阳①，上出缺盆，循喉咙，复合阳明。此②六合也。

---

① 太阳：《黄帝内经太素》作"大肠"。
② 此：《甲乙经》后有"为"字，与以前诸节合。

jīng shuǐ dì shí èr 经水第十二

扫码听音频

huáng dì wèn yú qí bó yuē   jīng mài shí èr zhě   wài hé
黄帝问于岐伯曰：经脉十二者，外合

yú shí èr jīng shuǐ   ér nèi zhǔ yú wǔ zàng liù fǔ   fú shí èr jīng
于十二经水，而内属于五藏六府。夫十二经

shuǐ zhě   qí yǒu dà xiǎo   shēn qiǎn   guǎng xiá   yuǎn jìn gè bù
水者，其有大小、深浅、广狭、远近各不

tóng   wǔ zàng liù fǔ zhī gāo xià   dà xiǎo   shòu gǔ zhī duō shǎo yì
同，五藏六府之高下、大小、受谷之多少亦

bù děng   xiāng yìng nài hé   fú jīng shuǐ zhě   shòu shuǐ ér xíng zhī
不等，相应奈何？夫经水者，受水而行之；

wǔ zàng zhě   hé shén qì hún pò ér cáng zhī   liù fǔ zhě   shòu
五藏者，合神气魂魄而藏之；六府者，受

gǔ ér xíng zhī   shòu qì ér yáng zhī   jīng mài zhě   shòu xuè ér yíng
谷而行之，受气而扬之；经脉者，受血而营

zhī   hé ér yǐ zhì   nài hé   cì zhī shēn qiǎn   jiǔ zhī zhuàng
之。合而以治，奈何？刺之深浅，灸之壮

shù   kě dé wén hū
数，可得闻乎？

qí bó dá yuē   shàn zāi wèn yě   tiān zhì gāo   bù kě
岐伯答曰：善哉问也！天至高，不可

度；地至广，不可量；此之谓也。且夫人

生于天地之间，六合之内，此天之高，地

之广也，非人力之所能度量而至也。若夫

八尺之士，皮肉在此，外可度量切循而得

之，其死可解剖而视之。其藏之坚脆，府之

大小，谷之多少，脉之长短，血之清浊，

气之多少，十二经之多血少气，与其少血多

气，与其皆多血气，与其皆少血气，皆有大

数。其治以针艾，各调其经气，固其常有

合乎。

黄帝曰：余闻之，快于耳，不解于

心，愿卒闻之。

岐伯答曰：此人之所以参天地而应阴阳

也，不可不察。足太阳外合于清水，内属于

膀胱，而通水道焉；足少阳外合于渭水，内属于胆；足阳明外合于海水，内属于胃；足太阴外合于湖水，内属于脾；足少阴外合于汝水，内属于肾；足厥阴外合于渑水，内属于肝；手太阳外合于淮水，内属于小肠，而水道出焉；手少阳外合于漯水，内属于三焦；手阳明外合于江水，内属于大肠；手太阴外合于河水，内属于肺；手少阴外合于济水，内属于心；手心主外合于漳水，内属于心包。凡此五藏六府十二经水者，外有源泉，而内有所禀，此皆内外相贯，如环无端，人经亦然。故天为阳，地为阴，腰以上为天，腰以下为地。故海以北者为阴，湖以北者为阴中之阴；漳以南者为阳，河以北至漳者为阳中之阴；漯以南至江者为阳中之太阳。此一隅之阴阳也，所以人与天地相参也。

黄帝曰：夫经水之应经脉也，其远近浅深，水血之多少各不同，合而以刺之奈何？

岐伯答曰：足阳明，五藏六府之海也，其脉大血多，气盛热壮，刺此者，不深弗散，不留不泻也。足阳明刺深六分，留十呼；足太阳深五分，留七呼；足少阳深四分，留五呼；足太阴深三分，留四呼；足少阴深二分，留三呼；足厥阴深一分，留二呼。手之阴阳，其受气之道近，其气之来疾，其刺深者，皆无过二分，其留，皆无过一呼。其少长、大小、肥瘦，以心撩之，命曰法天之常，灸之亦然。灸而过此者，得恶火则骨枯脉涩；刺而过此者，则脱气。

黄帝曰：夫经脉之大小，血之多少，肤之厚薄，肉之坚脆及腘①之大小，可为量度乎？

岐伯答曰：其可为度量者，取其中度也，不甚脱肉，而血气不衰也。若夫度之人，痟瘦而形肉脱者，恶可以度量刺乎？审切、循、扪、按，视其寒温盛衰而调之，是谓因适而为之真也。

---

① 腘：《甲乙经》作"腘"。

jīng jīn dì shí sān
经筋第十三

扫码听音频

zú tài yáng zhī jīn　　qǐ yú zú xiǎo zhǐ　　shàng jié yú huái
足太阳之筋，起于足小指，上结于踝，

xié shàng jié yú xī　　qí xià xún zú wài huái　　jié yú zhǒng shàng
邪上结于膝，其下循足外踝，结于踵，上

xún gēn　　jié yú guó　　qí bié zhě　　jié yú shuàn wài　　shàng guó
循跟，结于腘；其别者，结于踹外，上腘

zhōng nèi lián　　yǔ guó zhōng bìng shàng jié yú tún　　shàng jiā jǐ shàng
中内廉，与腘中并上结于臀，上挟脊上

xiàng　　qí zhī zhě　　bié rù jié yú shé běn　　qí zhí zhě　　jié yú
项；其支者，别入结于舌本；其直者，结于

zhěn gǔ　　shàng tóu　　xià yán　　jié yú bí　　qí zhī zhě　　wéi mù
枕骨，上头，下颜，结于鼻；其支者，为目

shàng wǎng　　xià jié yú qiú　　qí zhī zhě　　cóng yè hòu wài lián
上网，下结于頄；其支者，从腋后外廉，

jié yú jiān yú　　qí zhī zhě　　rù yè xià　　shàng chū quē pén　　shàng
结于肩髃；其支者，入腋下，上出缺盆，上

jié yú wán gǔ　　qí zhī zhě　　chū quē pén　　xié shàng chū yú qiú
结于完骨；其支者，出缺盆，邪上出于頄。

qí bìng xiǎo zhǐ zhī gēn zhǒng tòng　　guó luán　　jǐ fǎn zhé　　xiàng jīn
其病小指支跟肿痛，腘挛，脊反折，项筋

急，肩不举，腋支缺盆中纽痛，不可左右摇。治在燔针劫刺，以知为数，以痛为输。名曰仲春痹也。

足少阳之筋，起于小指次指，上结外踝，上循胫外廉，结于膝外廉；其支者，别起外辅骨，上走髀，前者结于伏兔之上，后者结于尻；其直者，上乘眇季胁，上走腋前廉，系于膺乳，结于缺盆；直者，上出腋，贯缺盆，出太阳之前，循耳后，上额角，交巅上，下走颔，上结于頄；支者，结于目眦为外维。其病小指次指支转筋，引膝外转筋，膝不可屈伸，腘筋急，前引髀，后引尻，即上乘眇季胁痛，上引缺盆、膺乳、颈维筋急。从左之右，右目不开，上过右角，并蹻脉而行，左络于右，故伤左角，右足不用，命曰维筋相交。治在燔针劫刺，以知为数，以痛为输。名曰孟春痹也。

足阳明之筋，起于中三指，结于跗上，邪外上加于辅骨，上结于膝外廉，直上结于髀枢，上循胁，属脊；其直者，上循骭，结于膝；其支者，结于外辅骨，合少阳；其直者，上循伏兔，上结于髀，聚于阴器，上腹而布，至缺盆而结，上颈，上挟口，合于頄，下结于鼻，上合于太阳，太阳为目上网，阳明为目下网；其支者，从颊结于耳前。其病足中指支胫转筋，脚跳坚，伏兔转筋，髀前肿，㿉疝，腹筋急，引缺盆及颊，卒口僻；急者目不合，热则筋纵，目不开。颊筋有寒，则急引颊移口，有热则筋弛纵缓不胜收，故僻。治之以马膏，膏其急者，以白酒和桂，以涂其缓者，以桑钩钩之，即以生桑灰①置之坎中，高下以坐等，以膏熨急颊，且饮美酒，啖美炙肉，不饮酒者，自强也，为之三拊而已。治在燔针劫刺，以知为数，以痛为输。名曰季春痹也。

足太阴之筋，起于大指之端内侧，上结于内踝；其直者，络于膝内辅骨，上循阴股，结于髀，聚于阴器，上腹结于脐，循腹里，结于肋，散于胸中；其内者，著于

---

① 灰：《甲乙经》作"炭"。

脊。其病足大指支内踝痛，转筋痛，膝内辅

骨痛，阴股引髀而痛，阴器纽痛，下①引脐

两胁痛，引膺中脊内痛。治在燔针劫刺，

以知为数，以痛为输。命曰孟秋②痹也。

足少阴之筋，起于小指之下，并足太阴

之筋，邪走内踝之下，结于踵，与太阳之筋

合，而上结于内辅之下，并太阴之筋而上

循阴股，结于阴器，循脊内，挟膂，上至

项，结于枕骨，与足太阳之筋合。其病足下

转筋，及所过而结者皆痛及转筋。病在此

者，主痫、瘛及痉，在外者不能俯，在内者

不能仰。故阳病者，腰反折不能俯，阴病

---

① 下：《甲乙经》《黄帝内经太素》均作"上"。

② 孟秋：张介宾："孟秋当作仲秋，此与下文足少阴节谬误，当选更之。盖足太阴之经，应八月之气也。"

者不能仰。治在燔针劫刺，以知为数，以痛

为输。在内者熨引饮药，此筋折纽，纽发数

甚者，死不治。名曰仲秋① 痹也。

足厥阴之筋，起于大指之上，上结于

内踝之前，上循胫，上结内辅之下，上循

阴股，结于阴器，络诸筋。其病足大指支内

踝之前痛，内辅痛，阴股痛转筋，阴器不

用，伤于内则不起，伤于寒则阴缩入，伤于

热则纵挺不收。治在行水清阴气。其病转

筋者，治在燔针劫刺，以知为数，以痛为

输。命曰季秋痹也。

手太阳之筋，起于小指之上，结于

腕，上循臂内廉，结于肘内锐骨之后，弹之

① 仲秋：张介宾："仲秋，误也，当作孟秋。盖足少阴为生阴之经，应七月之气也。"

应小指之上，入结于腋下；其支者，后走腋

后廉，上绕肩胛，循颈，出走太阳之前，结

于耳后完骨；其支者，入耳中；直者，出耳

上，下结于颔，上属目外眦。其病小指支

肘内锐骨后廉痛，循臂阴入腋下，腋下痛，

腋后廉痛，绕肩胛引颈而痛，应耳中鸣痛

引颔，目瞑良久乃得视，颈筋急则为筋瘘颈

肿。寒热在颈者。治在燔针劫刺之，以知

为数，以痛为输。其有肿者，复而锐之。

本支者，上曲牙，循耳前，属目外眦，上颔

结于角，其痛当所过者支转筋。治在燔针

劫刺，以知为数，以痛为输。名曰仲夏痹

也。

手少阳之筋，起于小指次指之端，结于

腕，中循臂，结于肘，上绕臑外廉，上肩，走颈，合手太阳；其支者，当曲颊入系舌本；其支者，上曲牙，循耳前，属目外眦，上乘颔，结于角。其病当所过者，即支转筋，舌卷。治在燔针劫刺，以知为数，以痛为输。名曰季夏痹也。

手阳明之筋，起于大指次指之端，结于腕，上循臂，上结于肘外，上臑，结于髃；其支者，绕肩胛，挟脊；直者，从肩髃上颈；其支者，上颊，结于顺；直者，上出手太阳之前，上左角，络头，下右颔。其病当所过者，支痛及转筋，肩不举，颈不可左右视。治在燔针劫刺，以知为数，以痛为输。名曰孟夏痹也。

手太阴之筋，起于大指之上，循指上行，结于鱼后①，行寸口外侧，上循臂，结肘中，上臑内廉，入腋下，出缺盆，结肩前髃，上结缺盆，下结胸里，散贯贲，合贲下，抵季胁。其病当所过者，支转筋，痛甚成息贲，胁急吐血。治在燔针劫刺，以知为数，以痛为输。名曰仲冬痹也。

手心主之筋，起于中指，与太阴之筋并行，结于肘内廉，上臂阴，结腋下，下散前后挟胁；其支者，入腋，散胸中，结于臂②。其病当所过者，支转筋，前及胸痛息贲。治在燔针劫刺，以知为数，以痛为输。名曰孟冬痹也。

---

① 鱼后：《甲乙经》"鱼"后有"际"字。
② 臂：《甲乙经》作"贲"。

手少阴之筋，起于小指之内侧，结于锐骨，上结肘内廉，上入腋，交太阴，挟乳里，结于胸中，循臂①，下系于脐。其病内急，心承伏梁，下为肘网。其病当所过者，支转筋，筋痛。治在燔针劫刺，以知为数，以痛为输。其成伏梁唾血脓者，死不治。经筋之病，寒则反折筋急，热则筋弛纵不收，阴痿不用。阳急则反折，阴急则俯不伸。焠刺者，刺寒急也，热则筋纵不收，无用燔针，名曰季冬痹也。

足之阳明，手之太阳，筋急则口目为僻，眦急不能卒视，治皆如右方也。

---

① 臂：张介宾："臂字亦当作贲。盖心主、少阴之筋，皆与太阴合于贲而下行也。"

gǔ dù dì shí sì
骨度第十四

扫码听音频

huáng dì wèn yú bó gāo yuē　　mài dù yán jīng mài zhī cháng
黄帝问于伯高曰：脉度言经脉之长

duǎn　　hé yǐ lì zhī
短，何以立之？

bó gāo yuē　　xiān dù qí gǔ jié zhī dà xiǎo　guǎng xiá　cháng
伯高曰：先度其骨节之大小、广狭、长

duǎn　　ér mài dù dìng yǐ
短，而脉度定矣。

huáng dì yuē　　yuàn wén zhòng rén zhī dù　　rén cháng qī chǐ wǔ
黄帝曰：愿闻众人之度。人长七尺五

cùn zhě　　qí gǔ jié zhī dà xiǎo　chángduǎn gè jǐ hé
寸者，其骨节之大小、长短各几何？

bó gāo yuē　　tóu zhī dà gǔ wéi èr chǐ liù cùn　xiōng wéi sì
伯高曰：头之大骨围二尺六寸，胸围四

chǐ wǔ cùn　　yāo wéi sì chǐ èr cùn　　fà suǒ fù zhě　　lú zhì xiàng
尺五寸。腰围四尺二寸，发所覆者，颅至项

chǐ èr cùn　　fà yǐ xià zhì yí cháng yì chǐ　　jūn zǐ zhōng zhé
尺二寸，发以下至颐长一尺，君子终折。

jié hóu yǐ xià zhì quē pén zhōngcháng sì cùn　　quē pén yǐ xià
结喉以下至缺盆中长四寸，缺盆以下

至𩩲骬长九寸，过则肺大，不满则肺小。𩩲

骬以下至天枢长八寸，过则胃大，不及则

胃小。天枢以下至横骨长六寸半，过则迴

肠广长，不满则狭短。横骨长六寸半，

横骨上廉以下至内辅之上廉长一尺八寸，

内辅之上廉以下至下廉长三寸半，内辅下

廉下至内踝长一尺三寸，内踝以下至地长

三寸。膝胭以下至跗属长一尺六寸。跗属

以下至地长三寸，故骨围大则太过，小则

不及。角以下至柱骨长一尺。行腋中不见

者，长四寸。腋以下至季胁长一尺二寸，

季胁以下至髀枢长六寸，髀枢以下至膝中

长一尺九寸，膝以下至外踝长一尺六寸，

外踝以下至京骨长三寸，京骨以下至地长

yí cùn
一寸。

ěr hòu dāng wán gǔ zhě　guǎng jiǔ cùn　ěr qián dāng ěr mén
耳后当完骨者，广九寸。耳前当耳门

zhě　guǎng yì chǐ sān cùn　liǎng quán zhī jiān xiāng qù qī cùn　liǎng
者，广一尺三寸。两颧之间相去七寸。两

rǔ zhī jiān guǎng jiǔ cùn bàn　liǎng bì zhī jiān guǎng liù cùn bàn
乳之间广九寸半。两髀之间广六寸半。

zú cháng yì chǐ èr cùn　guǎng sì cùn bàn　jiān zhì zhǒu cháng
足长一尺二寸，广四寸半。肩至肘长

yì chǐ qī cùn　zhǒu zhì wàn cháng yì chǐ èr cùn bàn　wàn zhì zhōng
一尺七寸，肘至腕长一尺二寸半，腕至中

zhǐ běn jié cháng sì cùn　běn jié zhì qí mò cháng sì cùn bàn
指本节长四寸，本节至其末长四寸半。

xiàng fà yǐ xià zhì bèi① gǔ cháng èr cùn bàn　lǚ gǔ
项发以下至背① 骨长二寸半，膂骨

yǐ xià zhì wěi dǐ èr shí yī jié cháng sān chǐ　shàng jié cháng yì cùn
以下至尾骶二十一节长三尺，上节长一寸

sì fēn fēn zhī yī　jī fēn zài xià　gù shàng qī jié zhì yú lǚ
四分分之一，奇分在下，故上七节至于膂

gǔ　jiǔ cùn bā fēn fēn zhī qī　cǐ zhòng rén gǔ zhī dù yě
骨，九寸八分分之七。此众人骨之度也，

suǒ yǐ lì jīng mài zhī cháng duǎn yě　shì gù shì qí jīng mài zhī zài
所以立经脉之长短也。是故视其经脉之在

yú shēn yě　qí jiàn fú ér jiān　qí jiàn míng ér dà zhě　duō
于身也，其见浮而坚，其见明而大者，多

① 背：《甲乙经》作"脊"。

xuè　　　xì　ér chén zhě　　duō qì yě

血，细而沉者，多气也。

五十营第十五

扫码听音频

黄帝曰：余愿闻五十营奈何？

岐伯答曰：天周二十八宿，宿三十六分。人气行一周，千八分。日行二十八宿，人经脉上下、左右、前后二十八脉，周身十六丈二尺，以应二十八宿。

漏水下百刻，以分昼夜。故人一呼，脉再动，气行三寸；一吸，脉亦再动，气行三寸。呼吸定息，气行六寸；十息，气行六尺，日行二分；二百七十息，气行十六丈二尺，气行交通于中，一周于身，下水二刻，日行二十五分；五百四十息，气行再周于身，下水四刻，日行四十分；二千七百息，气行十周于身，下水二十刻，日行五宿二十分；一万三千五百息，气行五十营于身，水下百刻，日行二十八宿，漏水皆尽，脉终矣。

所谓交通者，并行一数也。故五十营备，得尽天地之寿矣，凡行八百一十丈也。

yíng qì dì shí liù
营气第十六

扫码听音频

huáng dì yuē　yíng qì zhī dào　nèi gǔ wéi bǎo　gǔ rù
黄帝曰：营气之道，内谷为宝。谷入

yú wèi　nǎi chuán zhī fèi　liú yì yú zhōng　bù sàn yú wài
于胃，乃传之肺，流溢于中，布散于外。

jīng zhuān zhě　xíng yú jīng suì　cháng yíng wú yǐ　zhōng ér fù
精专者，行于经隧，常营无已，终而复

shǐ　shì wèi tiān dì zhī jì　gù qì cóng tài yīn chū zhù shǒu yáng
始，是谓天地之纪。故气从太阴出注手阳

míng　shàng xíng zhù zú yáng míng　xià xíng zhì fū shàng　zhù dà zhǐ
明，上行注足阳明，下行至跗上，注大指

jiān　yǔ tài yīn hé　shàng xíng dǐ bì　cóng pí zhù xīn zhōng　xún
间，与太阴合；上行抵髀，从脾注心中；循

shǒu shào yīn　chū yè xià bì　zhù xiǎo zhǐ　hé shǒu tài yáng
手少阴，出腋下臂，注小指，合手太阳；

shàng xíng chéng yè　chū zhuō nèi　zhù mù nèi zì　shàng diān　xià
上行乘腋，出顑内，注目内眦，上巅，下

xiàng　hé zú tài yáng　xún jǐ　xià kāo　xià xíng zhù xiǎo zhǐ zhī
项，合足太阳；循脊，下尻，下行注小指之

duān　xún zú xīn　zhù zú shào yīn　shàng xíng zhù shèn　cóng shèn
端，循足心，注足少阴；上行注肾，从肾

注心，外散于胸中；循心主脉，出腋，下臂，出两筋之间，入掌中，出中指之端，还注小指次指之端，合手少阳；上行注膻中，散于三焦，从三焦注胆，出胁，注足少阳；下行至跗上，复从跗注大指间，合足厥阴，上行至肝，从肝上注肺，上循喉咙，入颃颡之窍，究于畜门。其支别者，上额，循巅，下项中，循脊入骶，是督脉也；络阴器，上过毛中，入脐中，上循腹里，入缺盆，下注肺中，复出太阴。此营气之所行也，逆顺之常也。

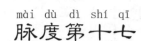

mài dù dì shí qī
脉度第十七

扫码听音频

huáng dì yuē　　yuàn wén mài dù
黄帝曰：愿闻脉度。

qí bó dá yuē　　shǒu zhī liù yáng　　cóng shǒu zhì tóu　　cháng wǔ
岐伯答曰：手之六阳，从手至头，长五

chǐ　　wǔ liù sān zhàng　　shǒu zhī liù yīn　　cóng shǒu zhì xiōng zhōng
尺，五六三丈。手之六阴，从手至胸中，

sān chǐ wǔ cùn　　sān liù yí zhàng bā chǐ　　wǔ liù sān chǐ　　hé
三尺五寸，三六一丈八尺，五六三尺，合

èr zhàng yì chǐ　　zú zhī liù yáng　　cóng zú shàng zhì tóu　　bā
二丈一尺。足之六阳，从足上至头，八

chǐ　　liù bā sì zhàng bā chǐ　　zú zhī liù yīn　　cóng zú zhì xiōng
尺，六八四丈八尺。足之六阴，从足至胸

zhōng　　liù chǐ wǔ cùn　　liù liù sān zhàng liù chǐ　　wǔ liù sān
中，六尺五寸，六六三丈六尺，五六三

chǐ　　hé sān zhàng jiǔ chǐ　　qiāo mài cóng zú zhì mù　　qī chǐ wǔ
尺，合三丈九尺。蹻脉从足至目，七尺五

cùn　　èr qī yí zhàng sì chǐ　　èr wǔ yì chǐ　　hé yí zhàng wǔ
寸，二七一丈四尺，二五一尺，合一丈五

chǐ　　dū mài　　rèn mài　　gè sì chǐ wǔ cùn　　èr sì bā chǐ
尺。督脉、任脉，各四尺五寸，二四八尺，

二五一尺，合九尺。凡都合一十六丈二
尺，此气之大经隧也。经脉为里，支而横者
为络，络之别者为孙。盛而血者疾诛之，盛
者泻之，虚者饮药以补之。

五藏常内阅于上七窍也。故肺气通于
鼻，肺和则鼻能知臭香矣；心气通于舌，
心和则舌能知五味矣；肝气通于目，肝和则
目能辨五色矣；脾气通于口，脾和则口能
知五谷矣；肾气通于耳，肾和则耳能闻五音
矣。五藏不和，则七窍不通；六府不和，则
留为痈。故邪在府则阳脉不和，阳脉不和则
气留之，气留之则阳气盛矣。阳气太盛，
则阴脉不利，阴脉不利则血留之，血留之则
阴气盛矣。阴气太盛，则阳气不能荣也，

故曰关；阳气太盛，则阴气弗能荣也，故曰格；阴阳俱盛，不得相荣，故曰关格。关格者，不得尽期而死也。

黄帝曰：蹻脉安起安止，何气荣水①？

岐伯答曰：蹻脉者，少阴之别，起于然骨之后。上内踝之上，直上循阴股，入阴，上循胸里，入缺盆，上出人迎之前，入頄，属目内眦，合于太阳、阳蹻而上行，气并相还，则为濡目，气不荣，则目不合。

黄帝曰：气独行五藏，不荣六府，何也？

---

① 水：《甲乙经》作"也"，较妥。

岐伯答曰：气之不得无行也，如水之流，如日月之行不休。故阴脉荣其藏，阳脉荣其府，如环之无端，莫知其纪，终而复始。其流溢之气，内溉藏府，外濡腠理。

黄帝曰：蹻脉有阴阳，何脉当其数？

岐伯答曰：男子数其阳，女子数其阴。当数者为经，其不当数者为络也。

扫码听音频

营卫生会第十八

yíng wèi shēng huì dì shí bā

黄帝问于岐伯曰：人焉受气？阴阳焉会？何气为营？何气为卫？营安从生？卫于焉会？老壮不同气，阴阳异位，愿闻其会。

岐伯答曰：人受气于谷，谷入于胃，以传与肺，五藏六府，皆以受气。其清者为营，浊者为卫。营在脉中，卫在脉外，营周不休，五十而复大会。阴阳相贯，如环无端。卫气行于阴二十五度，行于阳二十五度，分为昼夜，故气至阳而起，至阴而止。故曰：日中而阳陇为重阳，夜半而阴陇为重阴。故太阴主内，太阳主外，各行二十五度，分为昼夜。夜半为阴陇，夜半后而为阴衰，平旦阴尽而阳受气矣。日中为阳陇，日西而阳衰，日入阳尽而阴受气矣。夜半而大会，万民皆卧，命曰合阴。平旦阴尽而阳受气。如是无已，与天地同纪。

黄帝曰：老人之不夜瞑者，何气使然？少壮之人，不昼瞑者，何气使然？

岐伯答曰：壮者之气血盛，其肌肉滑，气道通，营卫之行不失其常，故昼精而夜瞑。老者之气血衰，其肌肉枯，气道涩，五藏之气相搏，其营气衰少而卫气内伐，故昼不精，夜不瞑。

黄帝曰：愿闻营卫之所行，皆何道从来？

岐伯答曰：营出于中焦，卫出于下①焦。

黄帝曰：愿闻三焦之所出。

岐伯答曰：上焦出于胃上口，并咽以上，贯膈，而布胸中，走腋，循太阴之分而行，还至阳明，上至舌，下足阳明，常与营俱行于阳二十五度，行于阴亦二十五度，一周也。故五十度而复大会于手太阴矣。

黄帝曰：人有热饮食下胃，其气未定，汗则出，或出于面，或出于背，或出于

① 下：《黄帝内经太素》《千金要方·三焦脉论》均作"上"。

身半，其不循卫气之道而出，何也?

岐伯曰：此外伤于风，内开腠理，毛蒸理泄，卫气走之，固不得循其道，此气慓悍滑疾，见开而出，故不得从其道，故命曰漏泄。

黄帝曰：愿闻中焦之所出。

岐伯答曰：中焦亦并胃中，出上焦之后，此所受气者，泌糟粕，蒸津液，化其精微，上注于肺脉，乃化而为血，以奉生身，莫贵于此，故独得行于经隧，命曰营气。

黄帝曰：夫血之与气，异名同类。何谓也?

岐伯答曰：营卫者，精气也；血者，神

气也。故血之与气，异名同类焉。故夺血者无汗，夺汗者无血。故人生有两死而无两生。

黄帝曰：愿闻下焦之所出。

岐伯答曰：下焦者，别迴肠，注于膀胱，而渗入焉。故水谷者，常并居于胃中，成糟粕而俱下于大肠，而成下焦。渗而俱下，济泌别汁，循下焦而渗入膀胱焉。

黄帝曰：人饮酒，酒亦入胃，谷未熟而小便独先下，何也？

岐伯答曰：酒者，熟谷之液也。其气悍以清，故后谷而入，先谷而液出焉。

黄帝曰：善。余闻上焦如雾，中焦如

沤，下焦如渎。此之谓也！

四时气第十九

sì shí qì dì shí jiǔ

扫码听音频

黄帝问于岐伯曰：夫四时之气，各不同形，百病之起，皆有所生，灸刺之道，何者为定？

岐伯答曰：四时之气，各有所在，灸刺之道，得气穴为定。故春取经、血脉、分肉之间，甚者深刺之，间者浅刺之；夏取盛经、孙络，取分间，绝皮肤；秋取经腧，邪在府，取之合；冬取井荥，必深以留之。

温疟汗不出，为五十九痏，风㾦肤胀，为五十七痏。取皮肤之血者，尽取之。飧泄，补三阴之上，补阴陵泉，皆久留之，热行乃止。

转筋于阳，治其阳；转筋于阴，治其阴：皆卒刺之。徒㿎，先取环谷下三寸，以铍针针之，已刺而筩之，而内之，入而复之，以尽其㿎，必坚。来缓则烦悗，来急则安静，间日一刺之，㿎尽乃止。饮闭药，方刺之时徒饮之，方饮无食，方食无饮，无食他食，百三十五日。

著痹不去，久寒不已，卒取其三里骨为干。肠中不便，取三里，盛泻之，虚补之。疠风者，素①刺其肿上，已刺，以锐针针其处，按出其恶气，肿尽乃止。常食

① 素：《甲乙经》《黄帝内经太素》均作"索"，义长。

方食，无食他食。

腹中常鸣，气上冲胸，喘不能久立。邪在大肠，刺肓之原、巨虚上廉、三里。小腹控睾，引腰脊，上冲心，邪在小肠者，连睾系，属于脊，贯肝肺，络心系。气盛则厥逆，上冲肠胃，熏肝，散于肓，结于脐。故取之肓原以散之，刺太阴以予之，取厥阴以下之，取巨虚下廉以去之，按其所过之经以调之。

善呕，呕有苦，长太息，心中憺憺，恐人将捕之；邪在胆，逆在胃，胆液泄则口苦，胃气逆则呕苦，故曰呕胆。取三里以下胃气逆，则刺少阳血络以闭胆逆，却调其虚实，以去其邪。

饮食不下，膈塞不通，邪在胃脘，在上脘，则刺抑而下之；在下脘，则散而去之。小腹痛肿，不得小便，邪在三焦约，取之太阳大络，视其络脉与厥阴小络结而血者，肿上及胃脘，取三里。

睹其色，察其目，知其散复者，视其目色，以知病之存亡也。一其形，听其动静者，持气口人迎以视其脉，坚且盛且滑者，病日进；脉软者，病将下；诸经实者，病三日已。气口候阴，人迎候阳也。

五邪第二十
wǔ xié dì èr shí

扫码听音频

邪在肺，则病皮肤痛，寒热，上气喘，
xié zài fèi　　zé bìng pí fū tòng　　hán rè　　shàng qì chuǎn

汗出，咳动肩背。取之膺中外腧，背三节
hàn chū　　ké dòng jiān bèi　　qǔ zhī yīng zhōng wài shù　　bèi sān jié

五藏之傍①。以手疾按之，快然，乃刺
wǔ zàng zhī páng　　　　yǐ shǒu jí àn zhī　　kuài rán　　nǎi cì

之。取之缺盆中以越之。
zhī　　qǔ zhī quē pén zhōng yǐ yuè zhī

邪在肝，则两胁中痛，寒中，恶血在
xié zài gān　　zé liǎng xié zhōng tòng　　hán zhōng　　è xuè zài

内，行善掣，节时脚②肿。取之行间，以
nèi　　xíng shàn chè　　jié shí jiǎo　　zhǒng　　qǔ zhī xíng jiān　　yǐ

引胁下，补三里以温胃中，取血脉以散恶
yǐn xié xià　　bǔ sān lǐ yǐ wēn wèi zhōng　　qǔ xuè mài yǐ sàn è

血；取耳间青脉，以去其掣。
xuè　　qǔ ěr jiān qīng mài　　yǐ qù qí chè

邪在脾胃，则病肌肉痛。阳气有余，阴
xié zài pí wèi　　zé bìng jī ròu tòng　　yáng qì yǒu yú　　yīn

① 背三节五藏之傍：《甲乙经》作"背三椎之傍"。
② 脚：《甲乙经》《脉经》《黄帝内经太素》均无。删之为是。

气不足，则热中善饥；阳气不足，阴气有

余，则寒中肠鸣、腹痛；阴阳俱有馀，若

俱不足，则有寒有热，皆调于三里。

邪在肾，则病骨痛，阴痹。阴痹者，按

之而不得，腹胀，腰痛，大便难，肩背颈

项痛，时眩。取之涌泉、昆仑，视有血者，

尽取之。

邪在心，则病心痛，喜悲，时眩仆。视

有余不足而调之其输也。

<ruby>寒<rt>hán</rt></ruby><ruby>热<rt>rè</rt></ruby><ruby>病<rt>bìng</rt></ruby><ruby>第<rt>dì</rt></ruby><ruby>二<rt>èr</rt></ruby><ruby>十<rt>shí</rt></ruby><ruby>一<rt>yī</rt></ruby>

寒热病第二十一

皮寒热者，不可附席，毛发焦，鼻槁腊，不得汗，取三阳之络，以补手太阴。肌寒热者，肌痛，毛发焦而唇槁腊，不得汗，取三阳于下，以去其血者，补足太阴，以出其汗。

骨寒热者，病无所安，汗注不休。齿未槁，取其少阴于阴股之络；齿已槁，死不治。骨厥亦然。骨痹，举节不用而痛，汗注烦心。取三阴之经，补之。

身有所伤，血出多及中风寒，若有所

堕坠，四支懈惰不收，名曰体惰。取其小腹脐下三结交。三结交者，阳明、太阴也，脐下三寸关元也。厥痹者，厥气上及腹。取阴阳之络，视主病也，泻阳补阴经也。

颈侧之动脉人迎。人迎，足阳明也，在婴筋之前。婴筋之后，手阳明也，名曰扶突。次脉，足少阳脉也，名曰天牖。次脉，足太阳也，名曰天柱。腋下动脉，臂太阴也，名曰天府。

阳迎头痛，胸满不得息，取之人迎。暴瘖气鞕，取扶突与舌本出血。暴聋气蒙，耳目不明，取天牖。暴挛痫眩，足不任身，取天柱。暴瘅内逆，肝肺相搏，血溢鼻口，取天府。此为天牖五部。

臂阳明，有入頄遍齿者，名曰大迎，下齿龋取之。臂恶寒补之，不恶寒泻之。足太阳有入頄遍齿者，名曰角孙，上齿龋取之，在鼻与頄前。方病之时，其脉盛，盛则泻之，虚则补之。一曰取之出鼻外。

足阳明有夹鼻入于面者，名曰悬颅，属口，对入系目本，视有过者取之。损有余，益不足，反者益其①。足太阳有通项入于脑者，正属目本，名曰眼系。头目苦痛，取之在项中两筋间。入脑乃别。阴蹻、阳蹻，阴阳相交，阳入阴，阴出阳，交于目锐眦，阳气盛则瞋目，阴气盛则瞑目。

① 其：《甲乙经》作"甚"。

热厥取足太阴、少阳，皆留之；寒厥取足阳明、少阴于足，皆留之。舌纵涎下，烦悗，取足少阴。振寒洒洒，鼓颔，不得汗出，腹胀烦悗，取手太阴。刺虚者，刺其去也；刺实者，刺其来也。

春取络脉，夏取分腠，秋取气口，冬取经输。凡此四时，各以时为齐。络脉治皮肤，分腠治肌肉，气口治筋脉，经输治骨髓、五藏。

身有五部：伏兔一；腓二，腓者，腨也；背三，五藏之腧四；项五。此五部有痈疽者死。

病始手臂者，先取手阳明、太阴而汗出；病始头首者，先取项太阳而汗出；病始足胫者，先取足阳明而汗出。臂太阴可汗出，足阳明可汗出。故取阴而汗出甚者，止之于阳；取阳而汗出甚者，止之于阴。

凡刺之害，中而不去则精泄；不中而去则致气。精泄则病甚而恇，致气则生为痈疽也。

diānkuáng dì èr shí èr
癫狂第二十二

扫码听音频

mù zì wài quē① yú miàn zhě wéi ruì zì zài nèi jìn
目眦外决①于面者，为锐眦；在内近

bí zhě wéi nèi zì shàng wéi wài zì xià wéi nèi zì
鼻者，为内眦；上为外眦，下为内眦。

diān jí shǐ shēng xiān bú lè tóu zhòng tòng shì②
癫疾始生，先不乐，头重痛，视②，

jǔ mù chì shèn zuò jí yǐ ér fán xīn hòu zhī yú yán qǔ
举目赤，甚作极，已而烦心。候之于颜。取

shǒu tài yáng yángmíng tài yīn xuè biàn ér zhǐ
手太阳、阳明、太阴，血变而止。

diān jí shǐ zuò ér yǐn kǒu tí hū chuǎn jì zhě hòu zhī
癫疾始作，而引口啼呼喘悸者，候之

shǒu yáng míng tài yáng zuǒ qiáng zhě gōng qí yòu yòu qiáng
手阳明、太阳。左强者，攻其右；右强

zhě gōng qí zuǒ xuè biàn ér zhǐ diān jí shǐ zuò xiān fǎn
者，攻其左，血变而止。癫疾始作，先反

jiāng yīn ér jǐ tòng hòu zhī zú tài yáng yángmíng tài yīn
僵，因而脊痛，候之足太阳、阳明、太阴、

---

① 决：通"缺"。
② 视：《甲乙经》此前有"直"字。

shǒu tài yáng　xuè biàn ér zhǐ
手太阳，血变而止。

zhì diān jí zhě　cháng yǔ zhī jū　chá qí suǒ dāng qǔ zhī
治癫疾者，常与之居，察其所当取之

chù　bìng zhì　shì zhī yǒu guò zhě xiè zhī　zhì qí xuè yú hú hú
处。病至，视之有过者泻之。置其血于瓠壶

zhī zhōng　zhì qí fā shí　xuè dú dòng yǐ　bú dòng　jiǔ qióng
之中，至其发时，血独动矣；不动，灸穷

gǔ èr shí zhuàng　qióng gǔ zhě　dǐ gǔ yě
骨二十壮。穷骨者，骶骨也。

gǔ diān jí zhě　kǎn chǐ zhū shù　fēn ròu jiē mǎn ér gǔ
骨癫疾者，颅齿诸腧、分肉皆满而骨

jū　hàn chū　fán mán　ǒu duō wò mò　qì xià xiè　bú
居，汗出、烦悗；呕多沃沫，气下泄，不

zhì
治。

jīn diān jí zhě　shēn juàn luán jí dà①　cì xiàng dà jīng
筋癫疾者，身倦挛急大①，刺项大经

zhī dà zhù mài　ǒu duō wò mò　qì xià xiè　bú zhì
之大杼脉；呕多沃沫，气下泄，不治。

mài diān jí zhě　bào pū　sì zhī zhī mài jiē zhàng ér
脉癫疾者，暴仆，四肢之脉皆胀而

zòng　mài mǎn　jìn cì zhī chū xuè　bù mǎn　jiǔ zhī jiā xiàng tài
纵。脉满，尽刺之出血；不满，灸之挟项太

yáng　jiǔ dài mài yú yāo xiāng qù sān cùn　zhū fēn ròu běn shū　ǒu
阳，灸带脉于腰相去三寸，诸分肉本输；呕

———————————

① 身倦挛急大：《甲乙经》作"身倦挛急脉大"。

多沃沫，气下泄，不治。癫疾者，疾发如狂

者，死不治。

狂始生，先自悲也，喜忘、苦怒、善

恐者，得之忧饥。治之取手太阴、阳明，

血变而止，及取足太阴、阳明。狂始发，

少卧，不饥，自高贤也，自辩智也，自尊贵

也，善骂詈，日夜不休，治之取手阳明、太

阳、太阴、舌下、少阴。视之盛者，皆取

之，不盛，释之也。

狂言、惊、善笑、好歌乐、妄行不休

者，得之大恐。治之取手阳明、太阳、太

阴。狂、目妄见、耳妄闻、善呼者，少气之

所生也。治之取手太阳、太阴、阳明、足

太阴、头、两颇。

狂者多食、善见鬼神、善笑而不发于外者，得之有所大喜。治之取足太阴、太阳、阳明，后取手太阴、太阳、阳明。狂而新发，未应如此者，先取曲泉左右动脉及盛者见血，有顷已；不已，以法取之，灸骨骶二十壮。

风逆，暴四肢肿，身漂漂，唏然时寒，饥则烦，饱则善变，取手太阴表里，足少阴、阳明之经，肉清取荥，骨清取井、经也。

厥逆为病也，足暴清，胸若将裂，肠若将以刀切之，烦而不能食，脉大小皆涩，暖取足少阴，清取足阳明，清则补之，温则泻之。厥逆腹胀满，肠鸣，胸满不得息，取之下胸二胁，咳而动手者，与背腧，以手按之，立快者是也。

内闭不得溲，刺足少阴、太阳与骶上以长针。气逆，则取其太阴、阳明、厥阴，甚取少阴、阳明动者之经也。

少气，身漯漯也，言吸吸也，骨痠体重，懈惰不能动，补足少阴。短气，息短不属，动作气索，补足少阴，去血络也。

扫码听音频

热病第二十三

rè bìng dì èr shí sān

piān kū　　shēn piān bú yòng ér tòng　　yán bú biàn　　zhì bú
偏枯，身偏不用而痛，言不变，志不

luàn　　bìng zài fēn còu zhī jiān　　jù zhēn qǔ zhī　　yì qí bù zú
乱，病在分腠之间。巨针取之，益其不足，

sǔn qí yǒu yú　　nǎi kě fù yě
损其有余，乃可复也。

féi zhī wéi bìng yě　　shēn wú tòng zhě　　sì zhī bù shōu　　zhì
痱之为病也，身无痛者，四肢不收，智

luàn bú shèn　　qí yán wēi zhī　　kě zhì　　shèn zé bù néng yán　　bù
乱不甚。其言微知，可治，甚则不能言，不

kě zhì yě　　bìng xiān qǐ yú yáng　　hòu rù yú yīn zhě　　xiān qǔ qí
可治也。病先起于阳，后入于阴者，先取其

yáng　　hòu qǔ qí yīn　　fú ér qǔ zhī
阳，后取其阴，浮而取之。

rè bìng sān rì　　ér qì kǒu jìng　　rén yíng zào zhě　　qǔ
热病三日，而气口静、人迎躁者，取

zhī zhū yáng　　wǔ shí jiǔ cì　　yǐ xiè qí rè　　ér chū qí hàn
之诸阳，五十九刺，以泻其热，而出其汗，

shí qí yīn　　yǐ bǔ qí bù zú zhě　　shēn rè shèn　　yīn yáng jiē jìng
实其阴，以补其不足者。身热甚，阴阳皆静

者，勿刺也；其可刺者，急取之，不汗出则泄。所谓勿刺者，有死征也。

热病七日八日，脉口动，喘而短者，急刺之，汗且自出，浅刺手大指间。

热病七日八日，脉微小，病者溲血，口中干，一日半而死。脉代者，一日死。

热病已得汗出，而脉尚躁，喘且复热，勿刺肤，喘甚者死。

热病七日八日，脉不躁，躁不散数，后三日中有汗；三日不汗，四日死。未曾汗者，勿腠刺之。

热病先肤痛，窒鼻充面，取之皮，以第一针，五十九，苛轸鼻，索皮于肺，不得索之火，火者，心也。

热病先身涩，倚①而热，烦悗，干唇口嗌，取之皮，以第一针，五十九；肤胀口干，寒汗出，索脉于心，不得索之水，水者，肾也。

热病嗌干多饮，善惊，卧不能起，取之肤肉，以第六针，五十九；目眦青，索肉于脾，不得索之水，木者，肝也。

热病面青，脑痛，手足躁，取之筋间，以第四针，于四逆；筋躄目浸，索筋于肝，不得索之金，金者，肺也。

热病数惊，瘛疭而狂，取之脉，以第四针，急泻有余者。癫疾毛发去，索血于心，不得索之水，水者，肾也。

---

① 倚：《甲乙经》作“烦”。

热病身重骨痛，耳聋而好瞑，取之骨，以第四针，五十九，刺骨；病不食，啮齿，耳青，索骨于肾，不得索之土，土者，脾也。

热病不知所痛，耳聋，不能自收，口干，阳热甚，阴颇有寒者，热在髓，死不可治。

热病头痛，颞颥目瘈脉痛，善衄，厥热病也，取之以第三针，视有余不足，寒热痔。

热病体重，肠中热，取之以第四针，于其腧及下诸指间，索气于胃胳①，得气也。

———

① 胳：当作"络"。

热病挟脐急痛，胸胁满，取之涌泉与阴陵泉，取以第四针，针嗌里。

热病而汗且出，及脉顺可汗者，取之鱼际、太渊、大都、太白。泻之则热去，补之则汗出，汗出太甚，取内踝上横脉以止之。

热病已得汗而脉尚躁盛，此阴脉之极也，死；其得汗而脉静者，生。

热病者，脉尚盛躁而不得汗者，此阳脉之极也，死；脉盛躁得汗静者，生。

热病不可刺者有九：一曰，汗不出，大颧发赤，哕者死；二曰，泄而腹满甚者死；三曰，目不明，热不已者死；四曰，老人婴儿，热而腹满者死；五曰，汗不出，呕下血

者死；六日，舌本烂，热不已者死；七日，

咳而衄，汗不出，出不至足者死；八日，髓

热者死；九日，热而痉者死。腰折，瘛疭，

齿噤齘也。凡此九者，不可刺也。

所谓五十九刺者，两手外内侧各三，

凡十二痏；五指间各一，凡八痏，足亦如

是；头入发一寸傍三分各三，凡六痏；更入

发三寸边五，凡十痏；耳前后口下者各一，

项中一，凡六痏；巅上一，囟会一，发际

一，廉泉一，风池二，天柱二。

气满胸中喘息，取足太阴大指之端，

去爪甲如薤叶，寒则留之，热则疾之，气下

乃止。心疝暴痛，取足太阴、厥阴，尽刺

去其血络。喉痹舌卷，口中干，烦心，心

痛，臂内廉痛，不可及头，取手小指次指
爪甲下，去端如韭叶。目中赤痛，从内眦
始，取之阴蹻。风痉身反折，先取足太阳及
腘中及血络出血；中有寒，取三里。癃，
取之阴蹻及三毛上及血络出血。

男子如蛊，女子如怚①，身体腰脊如
解，不欲饮食，先取涌泉见血，视跗上盛
者，尽见血也。

---

① 怚：《甲乙经》作"阻"。

扫码听音频

jué bìng dì èr shí sì
厥病第二十四

厥头痛，面若肿起而烦心，取之足阳明、太阴。厥头痛，头脉痛，心悲，善泣，视头动脉反盛者，刺尽去血，后调足厥阴。

厥头痛，贞贞头重而痛，泻头上五行，行五，先取手少阴，后取足少阴。厥头痛，意善忘，按之不得，取头面左右动脉，后取足太阴。

厥头痛，项先痛，腰脊为应，先取天柱，后取足太阳。厥头痛，头痛甚，耳前后脉涌有热，泻出其血，后取足少阳。

真头痛，头痛甚，脑尽痛，手足寒至节，死不治。

头痛不可取于腧者，有所击堕，恶血在于内，若肉伤，痛未已，可则刺，不可远取也。头痛不可刺者，大痹为恶，日作者，可令少愈，不可已。头半寒痛，先取手少阳、阳明，后取足少阳、阳明。

厥心痛，与背相控，善瘛，如从后触其心，伛偻者，肾心痛也，先取京骨、昆仑，发狂不已，取然谷①。厥心痛，腹胀胸满，心尤痛甚，胃心痛也，取之大都、太白。

---

① 发狂不已，取然谷：《甲乙经》作"发针立已，不已取然谷"，似是。

jué xīn tòng tòng rú yǐ zhuī zhēn cì qí xīn xīn tòng shèn
厥心痛，痛如以锥针刺其心，心痛甚
zhě pí xīn tòng yě qǔ zhī rán gǔ tài xī
者，脾心痛也，取之然谷、太溪。

jué xīn tòng sè cāng cāng rú sǐ zhuàng zhōng rì bù dé tài
厥心痛，色苍苍如死状，终日不得太
xī gān xīn tòng yě qǔ zhī xíng jiān tài chōng
息，肝心痛也，取之行间、太冲。

jué xīn tòng wò ruò tú jū xīn tòng jiàn dòng zuò tòng yì
厥心痛，卧若徒居，心痛间，动作痛益
shèn sè bú biàn fèi xīn tòng yě qǔ zhī yú jì tài yuān
甚，色不变，肺心痛也，取之鱼际、太渊。

zhēn xīn tòng shǒu zú qìng zhì jié xīn tòng shèn dàn fā
真心痛，手足清至节，心痛甚，旦发
xī sǐ xī fā dàn sǐ xīn tòng bù kě cì zhě zhōng yǒu shèng
夕死，夕发旦死。心痛不可刺者，中有盛
jù bù kě qǔ yú shù
聚，不可取于腧。

cháng zhōng yǒu chóng jiǎ jí jiāo huí jiē bù kě qǔ yǐ xiǎo
肠中有虫瘕及蛟蛕，皆不可取以小
zhēn xīn cháng tòng náo zuò tòng zhǒng jù wǎng lái shàng
针。心肠①痛，憹作痛②，肿聚，往来上
xià xíng tòng yǒu xiū zhǐ fù rè xǐ kě xián chū zhě shì jiāo huí
下行，痛有休止，腹热喜渴涎出者，是蛟蛕
yě yǐ shǒu jù àn ér jiān chí zhī wú lìng dé yí yǐ dà zhēn
也。以手聚按而坚持之，无令得移，以大针

---

① 肠：《脉经》《甲乙经》均作“腹”。
② 作痛：《甲乙经》作“发作痛”。

刺之，久持之，虫不动，乃出针也。悲腹怅

痛，形中上者①。

耳聋无闻，取耳中；耳鸣，取耳前动

脉；耳痛不可刺者，耳中有脓，若有干耵

聍，耳无闻也。耳聋，取手②小指次指爪

甲上与肉交者，先取手，后取足。耳鸣，

取手中指爪甲上，左取右，右取左，先取

手，后取足。

足髀不可举，侧而取之，在枢合中，以

员利针，大针不可刺。病注下血，取曲泉。

风痹淫泺，病不可已者，足如履冰，

时如入汤中，股胫淫泺，烦心头痛，时呕

时悗，眩已汗出，久则目眩，悲以喜恐，短

---

① 悲腹怅痛，形中上者：《甲乙经》无此八字。
② 手：《黄帝内经太素》此字后有"足"字。

气，不乐，不出三年死也。

病本第二十五

扫码听音频

先病而后逆者，治其本；先逆而后病者，治其本；先寒而后生病者，治其本；先病而后生寒者，治其本；先热而后生病者，治其本。

先泄而后生他病者，治其本，必且调之，乃治其他病。先病而后中满者，治其标；先病后泄者，治其本；先中满而后烦心者，治其本。

有客气，有同气。大小便不利，治其标；大小便利，治其本。

病发而有余，本而标之，先治其本，后治其标；病发而不足，标而本之，先治其标，后治其本，谨详察间甚，以意调之，间者并行，甚为独行。先小大便不利而后生他病者，治其本也。

杂病第二十六
zá bìng dì èr shí liù

扫码听音频

厥夹脊而痛者，至顶，头沉沉然，目
jué jiā jǐ ér tòng zhě　zhì dǐng　tóu chén chén rán　mù

眩眩然，腰脊强，取足太阳腘中血络。厥
huāng huāng rán　yāo jǐ jiàng　qǔ zú tài yáng guó zhōng xuè luò　jué

胸满，面肿，唇漯漯然，暴言难，甚则不
xiōng mǎn　miàn zhǒng　chún tà tà rán　bào yán nán　shèn zé bù

能言，取足阳明。厥气走喉而不能言，手
néng yán　qǔ zú yáng míng　jué qì zǒu hóu ér bù néng yán　shǒu

足清，大便不利，取足少阴。厥而腹响响
zú qìng　dà biàn bú lì　qǔ zú shào yīn　jué ér fù xiǎng xiǎng

然，多寒气，腹中榖榖，便溲难，取足太
rán　duō hán qì　fù zhōng gǔ gǔ　biàn sōu nán　qǔ zú tài

阴。
yīn

嗌干，口中热如胶，取足少阴。
yì gān　kǒu zhōng rè rú jiāo　qǔ zú shào yīn

膝中痛，取犊鼻，以员利针，发而间
xī zhōng tòng　qǔ dú bí　yǐ yuán lì zhēn　fā ér jiàn

之。针大如氂，刺膝无疑。
zhī　zhēn dà rú máo　cì xī wú yí

喉痹不能言，取足阳明；能言，取手阳明。疟不渴，间日而作，取足阳明；渴而日作，取手阳明。

齿痛，不恶清饮，取足阳明；恶清饮，取手阳明。聋而不痛者，取足少阳；聋而痛者，取手阳明。衄而不止，衃血流，取足太阳；衃血，取手太阳。不已，刺宛骨下；不已，刺腘中出血。

腰痛，痛上寒，取足太阳、阳明；痛上热，取足厥阴；不可以俯仰，取足少阳；中热而喘，取足少阴、腘中血络。喜怒而不欲食，言益小①，刺足太阴；怒而多言，刺足少阳。

---

① 小：《甲乙经》作"少"。

颃^{kǎntòng}痛，刺手阳明与颅^{cì shǒuyángmíng yǔ kǎn}^{zhī shèng mài chū xuè}① 之盛脉出血。

项痛不可俯仰，刺足太阳；不可以顾，^{xiàngtòng bù kě fǔ yǎng} ^{cì zú tài yáng} ^{bù kě yǐ gù}

刺手太阳也。^{cì shǒu tài yáng yě}

小腹满大，上走胃，至心，渐渐身时寒^{xiǎo fù mǎn dà} ^{shàng zǒu wèi} ^{zhì xīn} ^{xī xī shēn shí hán}

热，小便不利，取足厥阴。^{rè} ^{xiǎobiàn bú lì} ^{qǔ zú jué yīn}

腹满，大便不利，腹大，亦上走胸^{fù mǎn} ^{dà biàn bú lì} ^{fù dà} ^{yì shàng zǒu xiōng}

嗌，喘息喝喝然，取足少阴。^{yì} ^{chuǎn xī hē hē rán} ^{qǔ zú shào yīn}

腹满食不化，腹响响然，不能大便，^{fù mǎn shí bú huà} ^{fù xiǎngxiǎng rán} ^{bù néng dà biàn}

取足太阴。^{qǔ zú tài yīn}

心痛引腰脊，欲呕，取足少阴。心痛，^{xīn tòng yǐn yāo jǐ} ^{yù ǒu} ^{qǔ zú shào yīn} ^{xīn tòng}

腹胀，啬啬然，大便不利，取足太阴。心^{fù zhàng} ^{sè sè rán} ^{dà biàn bú lì} ^{qǔ zú tài yīn} ^{xīn}

痛，引背，不得息，刺足少阴；不已，取^{tòng} ^{yǐn bèi} ^{bù dé xī} ^{cì zú shào yīn} ^{bù yǐ} ^{qǔ}

手少阳。心痛引小腹满，上下无常处，便^{shǒushàoyáng} ^{xīn tòng yǐn xiǎo fù mǎn} ^{shàng xià wú cháng chù} ^{biàn}

---

① 颅：《甲乙经》作"颔"。

溲难，刺足厥阴。心痛，但短气不足以息，
刺手太阴。心痛，当九节刺之，按，已刺按
之，立已；不已，上下求之，得之立已。

颃痛，刺足阳明曲周动脉，见血，立
已；不已，按人迎于经，立已。气逆上，刺
膺中陷者与下胸动脉。

腹痛，刺脐左右动脉，已刺按之，立
已；不已，刺气街，已刺按之，立已。

痿厥，为四末束悗，乃疾解之，日二，
不仁者，十日而知，无休，病已止。

哕，以草刺鼻，嚏，嚏而已；无息，而
疾迎引之，立已；大惊之，亦可已。

周痹第二十七

扫码听音频

黄帝问于岐伯曰：周痹之在身也，上下移徙随脉，其上下左右相应，间不容空，愿闻此痛在血脉之中邪？将在分肉之间乎？何以致是？其痛之移也，间不及下针，其㤖痛之时，不及定治，而痛已止矣。何道使然？愿闻其故？

岐伯答曰：此众痹也，非周痹也。

黄帝曰：愿闻众痹。

岐伯对曰：此各在其处，更发更止，更居更起，以右应左，以左应右，非能周也。

gēng fā gēng xiū yě
更发更休也。

huáng dì yuē　shàn　　cì zhī nài hé
黄帝曰：善。刺之奈何？

qí bó duì yuē　　cì cǐ zhě　　tòng suī yǐ zhǐ　　bì cì qí
岐伯对曰：刺此者，痛虽已止，必刺其

chù　wù lìng fù qǐ
处，勿令复起。

dì yuē　　shàn　yuàn wén zhōu bì hé rú
帝曰：善。愿闻周痹何如？

qí bó duì yuē　zhōu bì zhě　　zài yú xuè mài zhī zhōng
岐伯对曰：周痹者，在于血脉之中，

suí mài yǐ shàng　　suí mài yǐ xià　　bù néng zuǒ yòu　　gè dāng qí
随脉以上，随脉以下，不能左右，各当其

suǒ
所。

huáng dì yuē　cì zhī nài hé
黄帝曰：刺之奈何？

qí bó duì yuē　tòng cóng shàng xià zhě　xiān cì qí xià yǐ
岐伯对曰：痛从上下者，先刺其下以

guò① zhī　hòu cì qí shàng yǐ tuō zhī　tòng cóng xià shàng zhě
过①之，后刺其上以脱之；痛从下上者，

xiān cì qí shàng yǐ guò zhī　hòu cì qí xià yǐ tuō zhī
先刺其上以过之，后刺其下以脱之。

huáng dì yuē　shàn　cǐ tòng ān shēng　hé yīn ér yǒu
黄帝曰：善。此痛安生？何因而有

---

① 过：《甲乙经》作"通"。一作"遏"。

名？

岐伯对曰：风寒湿气，客于外分肉之间，迫切而为沫，沫得寒则聚，聚则排分肉而分裂也，分裂则痛，痛则神归之，神归之则热，热则痛解，痛解则厥，厥则他痹发，发则如是。

帝曰：善。余已得其意矣。此内不在藏，而外未发于皮，独居分肉之间，真气不能周，故命曰周痹。故刺痹者，必先切循其下之六经，视其虚实，及大络之血结而不通，及虚而脉陷空者而调之，熨而通之。其瘈坚，转引而行之。

黄帝曰：善。余已得其意矣，亦得其事也。九者，经巽之理，十二经脉阴阳之病也。

kǒu wèn dì èr shí bā
口问第二十八

扫码听音频

huáng dì xián jū bì zuǒ yòu ér wèn yú qí bó yuē yú
黄帝闲居，辟左右而问于岐伯曰：余

yǐ wén jiǔ zhēn zhī jīng lùn yīn yáng nì shùn liù jīng yǐ bì yuàn
已闻九针之经，论阴阳逆顺，六经已毕，愿

dé kǒu wèn
得口问。

qí bó bì xí zài bài yuē shàn hū zāi wèn yě cǐ xiān shī
岐伯避席再拜曰：善乎哉问也！此先师

zhī suǒ kǒu chuán yě
之所口传也。

huáng dì yuē yuàn wén kǒu chuán
黄帝曰：愿闻口传。

qí bó dá yuē fú bǎi bìng zhī shǐ shēng yě jiē shēng yú
岐伯答曰：夫百病之始生也，皆生于

fēng yǔ hán shǔ yīn yáng xǐ nù yǐn shí jū chǔ dà jīng cù
风雨寒暑，阴阳喜怒，饮食居处，大惊卒

kǒng zé xuè qì fēn lí yīn yáng pò bài jīng luò jué jué
恐。则血气分离，阴阳破败，经络厥绝，

mài dào bù tōng yīn yáng xiāng nì wèi qì jī liú jīng mài xū
脉道不通，阴阳相逆，卫气稽留，经脉虚

空，血气不次，乃失其常。论不在经者，请道其方。

黄帝曰：人之欠者，何气使然？

岐伯答曰：卫气昼日行于阳，夜半则行于阴。阴者主夜，夜者卧；阳者主上，阴者主下。故阴气积于下，阳气未尽，阳引而上，阴引而下，阴阳相引，故数欠。阳气尽，阴气盛，则目瞑；阴气尽而阳气盛，则寤矣。泻足少阴，补足太阳。

黄帝曰：人之哕者，何气使然？

岐伯曰：谷入于胃，胃气上注于肺。今有故寒气与新谷气，俱还入于胃，新故相乱，真邪相攻，气并相逆，复出于胃，故为哕。补手太阴，泻足少阴。

黄帝曰：人之唏者，何气使然？

岐伯曰：此阴气盛而阳气虚，阴气疾而阳气徐，阴气盛而阳气绝，故为唏。补足太阳，泻足少阴。

黄帝曰：人之振寒者，何气使然？

岐伯曰：寒气客于皮肤，阴气盛，阳气虚，故为振寒寒栗。补诸阳。

黄帝曰：人之噫者，何气使然？

岐伯曰：寒气客于胃，厥逆从下上散，复出于胃，故为噫。补足太阴、阳明。

黄帝曰：人之嚏者，何气使然？

岐伯曰：阳气和利，满于心①，出于鼻，故为嚏。补足太阳荣②、眉本。

---

① 心：孙鼎宜："'心'当作'胸'，字误。"

② 荣：通"荥"。

huáng dì yuē　　rén zhī duǒ zhě　　hé qì shǐ rán
黄帝曰：人之𩨒者，何气使然？

qí bó yuē　wèi bù shí zé zhū mài xū　　zhū mài xū zé jīn
岐伯曰：胃不实则诸脉虚；诸脉虚则筋

mài xiè duò　　jīn mài xiè duò zé xíng yīn yòng lì　　qì bù néng fù
脉懈惰；筋脉懈惰则行阴用力，气不能复，

gù wéi duǒ　　yīn qí suǒ zài　　bǔ fēn ròu jiān
故为𩨒。因其所在，补分肉间。

huáng dì yuē　　　rén zhī āi ér qì tì chū zhě　　hé qì shǐ
黄帝曰：人之哀而泣涕出者，何气使

rán
然？

qí bó yuē　xīn zhě　　wǔ zàng liù fǔ zhī zhǔ yě　　mù
岐伯曰：心者，五藏六府之主也；目

zhě　zōng mài zhī suǒ jù yě　shàng yè zhī dào yě　　kǒu bí zhě
者，宗脉之所聚也，上液之道也；口鼻者，

qì zhī mén hù yě　　gù bēi āi chóu yōu zé xīn dòng　　xīn dòng zé wǔ
气之门户也。故悲哀愁忧则心动，心动则五

zàng liù fǔ jiē yáo　　yáo zé zōng mài gǎn　　zōng mài gǎn zé yè dào
藏六府皆摇，摇则宗脉感，宗脉感则液道

kāi　　yè dào kāi gù qì tì chū yān　　yè zhě　　suǒ yǐ guàn jīng rú
开，液道开故泣涕出焉。液者，所以灌精濡

kǒng qiào zhě yě　　gù shàng yè zhī dào kāi zé qì　　qì bù zhǐ zé
空窍者也，故上液之道开则泣，泣不止则

yè jié　　yè jié zé jīng bú guàn　　jīng bú guàn zé mù wú suǒ jiàn
液竭；液竭则精不灌，精不灌则目无所见

yǐ　　gù mìng yuē duó jīng　　bǔ tiān zhù jīng jiā jǐng
矣，故命曰夺精。补天柱经侠颈。

黄帝曰：人之太息者，何气使然？

岐伯曰：忧思则心系急，心系急则气道约，约则不利，故太息以伸出之，补手少阴、心主、足少阳，留之也。

黄帝曰：人之涎下者，何气使然？

岐伯曰：饮食者，皆入于胃，胃中有热则虫动，虫动则胃缓，胃缓则廉泉开，故涎下。补足少阴。

黄帝曰：人之耳中鸣者，何气使然？

岐伯曰：耳者，宗脉之所聚也，故胃中空则宗脉虚，虚则下，溜脉有所竭者，故耳鸣。补客主人、手大指爪甲上与肉交者也。

黄帝曰：人之自啮舌者，何气使然？

岐伯曰：此厥逆走上，脉气辈至也。少

阴气至则啮舌，少阳气至则啮颊，阳明气至

则啮唇矣。视主病者，则补之。

凡此十二邪者，皆奇邪之走空窍者也。

故邪之所在，皆为不足。故上气不足，脑

为之不满，耳为之苦鸣，头为之苦倾，目为

之眩；中气不足，溲便为之变，肠为之苦

鸣。下气不足，则乃为痿厥心悗。补足外踝

下，留之。

黄帝曰：治之奈何？

岐伯曰：肾主为欠，取足少阴。肺主为

哕，取手太阴、足少阴。嚏者，阴与①阳

绝，故补足太阳，泻足少阴。振寒者，补

---

① 与：《甲乙经》作"盛"。据前文以"盛"为妥。

诸阳；噫者，补足太阴、阳明。嚏者，补足
太阳、眉本。亸，因其所在，补分肉间。泣
出，补天柱经侠颈，侠颈者，头中分也。
太息，补手少阴、心主、足少阳，留之。涎
下，补足少阴。耳鸣，补客主人、手大指爪
甲上与肉交者。自啮舌，视主病者，则补
之。目眩、头倾，补足外踝下，留之。痿厥
心悗，刺足大指间上二寸，留之，一曰足
外踝下，留之。

扫码听音频

师传第二十九
shī chuán dì èr shí jiǔ

黄帝曰：余闻先师，有所心藏，弗著

于方，余愿闻而藏之，则而行之，上以治

民，下以治身，使百姓无病，上下和亲，

德泽下流，子孙无忧，传于后世，无有终

时，可得闻乎？

岐伯曰：远乎哉问也。夫治民与自治，

治彼与治此，治小与治大，治国与治家，未

有逆而能治之也，夫惟顺而已矣。顺者，非

独阴阳脉论气之逆顺也，百姓人民皆欲顺其

志也。

黄帝曰：顺之奈何？

岐伯曰：入国问俗，入家问讳，上堂问礼，临病人问所便。

黄帝曰：便病人奈何？

岐伯曰：夫中热消瘅，则便寒；寒中之属，则便热。胃中热则消谷，令人悬心善饥。脐以上皮热，肠中热，则出黄如糜。脐以下皮寒。胃中寒，则腹胀；肠中寒，则肠鸣飧泄。胃中寒、肠中热，则胀而且泄；胃中热、肠中寒，则疾饥，小腹痛胀。

黄帝曰：胃欲寒饮，肠欲热饮，两者相逆，便之奈何？且夫王公大人，血食之君，骄恣从欲轻人，而无能禁之，禁之则逆其志，顺之则加其病，便之奈何？治之何先？

岐伯曰：人之情，莫不恶死而乐生，告之以其败，语之以其善，导之以其所便，开之以其所苦，虽有无道之人，恶有不听者乎？

黄帝曰：治之奈何？

岐伯曰：春夏先治其标，后治其本；秋冬先治其本，后治其标。

黄帝曰：便其相逆者奈何？

岐伯曰：便此者，食饮衣服，亦欲适寒温，寒无凄怆，暑无出汗。食饮者，热无灼灼，寒无沧沧。寒温中适，故气将持，乃不致邪僻也。

黄帝曰：《本藏》以身形支节䐃肉，候五藏六府之大小焉。今夫王公大人，临朝即位之君，而问焉，谁可扪循之而后答乎?

岐伯曰：身形支节者，藏府之盖也，非面部之阅也。

黄帝曰：五藏之气，阅于面者，余已知之矣，以肢节知而阅之，奈何?

岐伯曰：五藏六府者，肺为之盖，巨肩陷咽，候见其外。

黄帝曰：善。

岐伯曰：五藏六府，心为之主，缺盆为之道，骺骨有余，以候𩩲骬。

黄帝曰：善。

岐伯曰：肝者，主为将，使之候外，欲

知坚固，视目小大。

黄帝曰：善。

岐伯曰：脾者，主为卫，使之迎粮，视唇舌好恶，以知吉凶。

黄帝曰：善。

岐伯曰：肾者，主为外，使之远听，视耳好恶，以知其性。

黄帝曰：善。愿闻六府之候。

岐伯曰：六府者，胃为之海，广骸、大颈、张胸，五谷乃容；鼻隧以长，以候大肠；唇厚、人中长，以候小肠；目下果大，其胆乃横；鼻孔在外，膀胱漏泄；鼻柱中央起，三焦乃约。此所以候六府者也。上下三等，藏安且良矣。

jué qì dì sān shí
决气第三十

扫码听音频

huáng dì yuē　　　yú wén rén yǒu jīng　　qì　　jīn　　yè
黄帝曰：余闻人有精、气、津、液、

xuè　　mài　　yú yì yǐ wéi yí qì ěr　　jīn nǎi biàn wéi liù míng
血、脉，余意以为一气耳，今乃辨为六名，

yú bù zhī qí suǒ yǐ rán
余不知其所以然。

qí bó yuē　　liǎng shén xiāng bó　　hé ér chéng xíng　　cháng xiān
岐伯曰：两神相搏，合而成形，常先

shēn shēng　　shì wèi jīng
身生，是谓精。

hé wèi qì
何谓气？

qí bó yuē　　shàng jiāo kāi fā　　xuān wǔ gǔ wèi　　xūn fū
岐伯曰：上焦开发，宣五谷味，熏肤、

chōng shēn　　zé máo　　ruò wù lù zhī gài　　shì wèi qì
充身、泽毛，若雾露之溉，是谓气。

hé wèi jīn
何谓津？

qí bó yuē　　còu lǐ fā xiè　　hàn chū zhēn zhēn　　shì wèi
岐伯曰：腠理发泄，汗出溱溱，是谓

津。

何谓液？

岐伯曰：谷入气满，淖泽注于骨，骨属屈伸，泄泽，补益脑髓，皮肤润泽，是谓液。

何谓血？

岐伯曰：中焦受气取汁，变化而赤，是谓血。

何谓脉？

岐伯曰：壅遏营气，令无所避，是谓脉。

黄帝曰：六气者，有余不足，气之多少，脑髓之虚实，血脉之清浊，何以知之？

岐伯曰：精脱者，耳聋；气脱者，目

不明；津脱者，腠理开，汗大泄；液脱者，

骨属屈伸不利，色夭，脑髓消，胫痠，耳

数鸣；血脱者，色白，夭然不泽；其脉空

虚①，此其候也。

黄帝曰：六气者，贵贱何如？

岐伯曰：六气者，各有部主也，其贵贱

善恶，可为常主，然五谷与胃为大海也。

---

① 其脉空虚：《甲乙经》"其"前有"脉脱者"三字。

cháng wèi dì sān shí yī
肠胃第三十一

扫码听音频

huáng dì wèn yú bó gāo yuē　　yú yuàn wén liù fǔ chuán gǔ
黄帝问于伯高曰：余愿闻六府传谷

zhě　cháng wèi zhī xiǎo dà chángduǎn　shòu gǔ zhī duōshǎo nài hé
者，肠胃之小大长短，受谷之多少奈何？

bó gāo yuē　qǐng jìn yán zhī　gǔ suǒcóngchū rù qiǎnshēnyuǎn
伯高曰：请尽言之，谷所从出入浅深远

jìn chángduǎn zhī dù　chún zhì chǐ cháng jiǔ fēn　kǒu guǎng èr cùn
近长短之度：唇至齿长九分，口广二寸

bàn　chǐ yǐ hòu zhì huì yàn　shēn sān cùn bàn　dà róng wǔ gě
半。齿以后至会厌，深三寸半，大容五合。

shé zhòng shí liǎng　cháng qī cùn　guǎng èr cùn bàn　yān ménzhòng shí
舌重十两，长七寸，广二寸半。咽门重十

liǎng　guǎng yí cùn bàn　zhì wèi cháng yì chǐ liù cùn　wèi yū qū
两，广一寸半。至胃长一尺六寸，胃纡曲

qū　shēn zhī　cháng èr chǐ liù cùn　dà yì chǐ wǔ cùn　jìng wǔ
屈，伸之，长二尺六寸，大一尺五寸，径五

cùn　dà róng sān dòu wǔ shēng　xiǎocháng hòu fù jǐ　zuǒ huán huí
寸，大容三斗五升。小肠后附脊，左环迴

zhōu dié jī　qí zhù yú huí cháng zhě　wài fù yú qí shàng　huí
周迭积，其注于迴肠者，外附于脐上，迴

运环十六曲，大二寸半，径八分分之少半，长三丈二尺。迴肠当脐，左环迴周叶积而下，迴运还反十六曲，大四寸，径一寸寸之少半，长二丈一尺。广肠傅脊，以受迴肠，左环叶脊①，上下辟，大八寸，径二寸寸之大半，长二尺八寸。肠胃所入至所出，长六丈四寸四分，迴曲环反，三十二曲也。

① 脊：据《甲乙经》《黄帝内经太素》及本篇上文，应作"积"。

平人绝谷第三十二

píng rén jué gǔ dì sān shí èr

黄帝曰：愿闻人之不食，七日而死，何也？

伯高曰：臣请言其故。

胃大一尺五寸，径五寸，长二尺六寸，

横屈，受水谷三斗五升，其中之谷，常留

二斗，水一斗五升而满。上焦泄气，出其

精微，慓悍滑疾，下焦下溉诸肠。

小肠大二寸半，径八分分之少半，长

三丈二尺，受谷二斗四升，水六升三合合

之大半。

迴肠大四寸，径一寸寸之少半，长二

丈一尺，受谷一斗，水七升半。

广肠大八寸，径二寸寸之大半，长二尺八寸，受谷九升三合八分合之一。

肠胃之长，凡五丈八尺四寸，受水谷九斗二升一合合之大半，此肠胃所受水谷之数也。平人则不然，胃满则肠虚，肠满则胃虚。更虚更满，故气得上下，五藏安定，血脉和利，精神乃居。故神者，水谷之精气也。故肠胃之中，当①留谷二斗，水一斗五升。故平人日再后，后二升半，一日中五升，七日五七三斗五升，而留水谷尽矣。故平人不食饮七日而死者，水谷精气津液皆尽故也。

① 当：《甲乙经》《黄帝内经太素》均作"常"。

hǎi lùn dì sān shí sān海论第三十三

扫码听音频

huáng dì wèn yú qí bó yuē yú wén cì fǎ yú fū zǐ
黄帝问于岐伯曰：余闻刺法于夫子，

fū zǐ zhī suǒ yán bù lí yú yíng wèi xuè qì fú shí èr jīng mài
夫子之所言，不离于营卫血气。夫十二经脉

zhě nèi shǔ yú fǔ zàng wài luò yú zhī jié fū zǐ nǎi hé zhī
者，内属于府藏，外络于肢节，夫子乃合之

yú sì hǎi hū
于四海乎？

qí bó dá yuē rén yì yǒu sì hǎi shí èr jīng shuǐ jīng
岐伯答曰：人亦有四海。十二经水。经

shuǐ zhě jiē zhù yú hǎi hǎi yǒu dōng xī nán běi mìng yuē sì
水者，皆注于海，海有东西南北，命曰四

hǎi
海。

huáng dì yuē yǐ rén yìng zhī nài hé
黄帝曰：以人应之奈何？

qí bó yuē rén yǒu suǐ hǎi yǒu xuè hǎi yǒu qì hǎi
岐伯曰：人有髓海，有血海，有气海，

yǒu shuǐ gǔ zhī hǎi fán cǐ sì zhě yǐ yìng sì hǎi yě
有水谷之海，凡此四者，以应四海也。

黄帝曰：远乎哉！夫子之合人天地四海也，愿闻应之奈何？

岐伯答曰：必先明知阴阳、表里、荥输所在，四海定矣。

黄帝曰：定之奈何？

岐伯曰：胃者，水谷之海，其输上在气街，下至三里；冲脉者，为十二经之海，其输上在于大杼，下出于巨虚之上下廉；膻中者，为气之海，其输上在于柱骨之上下，前在于人迎；脑为髓之海，其输上在于其盖，下在风府。

黄帝曰：凡此四海者，何利何害？何生何败？

岐伯曰：得顺者生，得逆者败；知调者

利，不知调者害。

黄帝曰：四海之逆顺奈何？

岐伯曰：气海有余者，气满胸中，悗息面赤；气海不足，则气少不足以言。血海有余，则常想其身大，怫然不知其所病；血海不足，亦常想其身小，狭然不知其所病。水谷之海有余，则腹满；水谷之海不足，则饥不受谷食。髓海有余，则轻劲多力，自过其度；髓海不足，则脑转耳鸣，胫酸眩冒，目无所见，懈怠安卧。

黄帝曰：余已闻逆顺，调之奈何？

岐伯曰：审守其输，而调其虚实，无犯其害。顺者得复，逆者必败。

黄帝曰：善。

wǔ luàn dì sān shí sì
五乱第三十四

扫码听音频

huáng dì yuē　　jīng mài shí èr zhě　　bié wéi wǔ xíng　　fēn
黄帝曰：经脉十二者，别为五行，分

wéi sì shí　　hé shī ér luàn　　hé dé ér zhì
为四时，何失而乱？何得而治？

qí bó yuē　　wǔ xíng yǒu xù　　sì shí yǒu fēn　　xiāng shùn zé
岐伯曰：五行有序，四时有分，相顺则

zhì　　xiāng nì zé luàn
治，相逆则乱。

huáng dì yuē　　hé wèi xiāng shùn
黄帝曰：何谓相顺？

qí bó yuē　　jīng mài shí èr zhě　　yǐ yìng shí èr yuè
岐伯曰：经脉十二者，以应十二月。

shí èr yuè zhě　　fēn wéi sì shí　　sì shí zhě　　chūn qiū dōng xià
十二月者，分为四时。四时者，春秋冬夏，

qí qì gè yì　　yíng wèi xiāng suí　　yīn yáng yǐ hé　　qīng zhuó bù
其气各异。营卫相随，阴阳已和，清浊不

xiāng gān　　rú shì zé shùn zhī ér zhì
相干，如是则顺之而治。

huáng dì yuē　　hé wèi nì ér luàn
黄帝曰：何谓逆而乱？

岐伯曰：清气在阴，浊气在阳，营气顺脉，卫气逆行。清浊相干，乱于胸中，是谓大悗。故气乱于心，则烦心密嘿，俯首静伏；乱于肺，则俯仰喘喝，接手以呼；乱于肠胃，则为霍乱；乱于臂胫，则为四厥；乱于头，则为厥逆，头重眩仆。

黄帝曰：五乱者，刺之有道乎?

岐伯曰：有道以来，有道以去，审知其道，是谓身宝。

黄帝曰：善。愿闻其道。

岐伯曰：气在于心者，取之手少阴、心主之输；气在于肺者，取之手太阴荥、足少阴输；气在于肠胃者，取之足太阴、阳明；不下者，取之三里；气在于头者，取之天

柱、大杼，不知，取足太阳荥输；气在于臂

足，取之先去血脉，后取其阳明、少阳之荥

输。

黄帝曰：补泻奈何？

岐伯曰：徐入徐出，谓之导气。补泻无

形，谓之同精。是非有余不足也，乱气之相

逆也。

黄帝曰：允乎哉道！明乎哉论！请著

之玉版，命曰治乱也。

胀论第三十五

扫码听音频

黄帝曰：脉之应于寸口，如何而胀？

岐伯曰：其脉大坚以涩者，胀也。

黄帝曰：何以知藏府之胀也？

岐伯曰：阴为藏，阳为府。

黄帝曰：夫气之令人胀也，在于血脉之中耶，藏府之内乎？

岐伯曰：三者皆存焉，然非胀之舍也。

黄帝曰：愿闻胀之舍。

岐伯曰：夫胀者，皆在于藏府之外，

排藏府而郭^①胸胁，胀皮肤，故命曰胀。

黄帝曰：藏府之在胸胁腹里之内也，若匣匮之藏禁器也，各有次舍，异名而同处，一域之中，其气各异，愿闻其故。

黄帝曰：未解其意，再问。^②

岐伯曰：夫胸腹，藏府之郭也。膻中者，心主之宫城也；胃者，太仓也；咽喉、小肠者，传送也；胃之五窍者，闾里门户也；廉泉、玉英者，津液之道也。故五藏六府者，各有畔界，其病各有形状。营气循脉，卫气逆为脉胀；卫气并脉循分为肤胀。三里而泻，近者一下，远者三下，无问

---

① 郭：《甲乙经》作"廓"。
② 黄帝曰：未解其意，再问：《甲乙经》无此九字。且与上下文不相衔接，当是衍文。

虚实，工在疾泻。

黄帝曰：愿闻胀形。

岐伯曰：夫心胀者，烦心短气，卧不安；肺胀者，虚满而喘咳；肝胀者，胁下满而痛引小腹；脾胀者，善哕，四肢烦悗，体重不能胜衣，卧不安；肾胀者，腹满引背央央然①，腰髀痛。六府胀：胃胀者，腹满，胃脘痛，鼻闻焦臭，妨于食，大便难；大肠胀者，肠鸣而痛濯濯，冬日重感于寒，则飧泄不化；小肠胀者，少腹膜胀，引腰而痛；膀胱胀者，少腹满而气癃；三焦胀者，气满于皮肤中，轻轻然②而不坚；胆胀者，胁下痛胀，口中苦，善

① 央央然：《甲乙经》作"怏怏然"。
② 轻轻然：《甲乙经》作"壳壳鞟"。

太息。
tài xī

凡此诸胀者，其道在一，明知逆顺，
fán cǐ zhū zhàng zhě　qí dào zài yī　míng zhī nì shùn

针数不失，泻虚补实，神去其室，致邪失
zhēn shù bù shī　xiè xū bǔ shí　shén qù qí shì　zhì xié shī

正，真不可定，粗之所败，谓之天命；补虚
zhèng　zhēn bù kě dìng　cū zhī suǒ bài　wèi zhī yāo mìng　bǔ xū

泻实，神归其室，久塞其空，谓之良工。
xiè shí　shén guī qí shì　jiǔ sāi qí kōng　wèi zhī liáng gōng

黄帝曰：胀者焉生？何因而有？
huáng dì yuē　zhàng zhě yān shēng　hé yīn ér yǒu

岐伯曰：卫气之在身也，常然并脉循
qí bó yuē　wèi qì zhī zài shēn yě　cháng rán bìng mài xún

分肉，行有逆顺，阴阳相随，乃得天和，
fēn ròu　xíng yǒu nì shùn　yīn yáng xiāng suí　nǎi dé tiān hé

五藏更始，四时循序，五谷乃化。然后①
wǔ zàng gēng shǐ　sì shí xún xù　wǔ gǔ nǎi huà　rán hòu

厥气在下，营卫留止，寒气逆上，真邪相
jué qì zài xià　yíng wèi liú zhǐ　hán qì nì shàng　zhēn xié xiāng

攻，两气相搏，乃合为胀也。
gōng　liǎng qì xiāng bó　nǎi hé wéi zhàng yě

黄帝曰：善。何以解惑？
huáng dì yuē　shàn　hé yǐ jiě huò

岐伯曰：合之于真，三合而得。
qí bó yuē　hé zhī yú zhēn　sān hé ér dé

---

① 后：《甲乙经》作"而"。

帝曰：善。

黄帝问于岐伯曰：《胀论》言无问虚实，工在疾泻，近者一下，远者三下，今有其三而不下者，其过焉在？

岐伯对曰：此言陷于肉肓，而中气穴者也。不中气穴，则气内闭；针不陷肓，则气不行；上越中肉，则卫气相乱，阴阳相逐。其于胀也，当泻不泻，气故不下。三而不下，必更其道，气下乃止，不下复始，可以万全，乌有殆者乎？其于胀也，必审其胗①，当泻则泻，当补则补，如鼓应桴，恶有不下者乎？

---

① 胗：《甲乙经》《黄帝内经太素》均作"诊"，为是。

wǔ lóng jīn yè bié dì sān shí liù
五癃津液别第三十六

扫码听音频

huáng dì wèn yú qí bó yuē　shuǐ gǔ rù yú kǒu　shū yú
黄帝问于岐伯曰：水谷入于口，输于

cháng wèi　qí yè bié wéi wǔ　tiān hán yī bó　zé wéi niào yǔ
肠胃，其液别为五：天寒衣薄，则为溺与

qì　tiān rè yī hòu zé wéi hàn　bēi āi qì bìng zé wéi qì　zhōng
气；天热衣厚则为汗，悲哀气并则为泣；中

rè wèi huǎn zé wéi tuò　xié qì nèi nì　zé qì wéi zhī bì sāi ér
热胃缓则为唾；邪气内逆，则气为之闭塞而

bù xíng　bù xíng zé wéi shuǐ zhàng　yú zhī qí rán yě　bù zhī qí
不行，不行则为水胀。余知其然也，不知其

hé yóu shēng　yuàn wén qí dào
何由生？愿闻其道。

qí bó yuē　shuǐ gǔ jiē rù yú kǒu　qí wèi yǒu wǔ　gè
岐伯曰：水谷皆入于口，其味有五，各

zhù qí hǎi　jīn yè gè zǒu qí dào　gù sān jiāo chū qì　yǐ wēn
注其海。津液各走其道。故三焦出气，以温

jī ròu　chōng pí fū　wéi qí jīn　qí liú① ér bù xíng zhě
肌肉，充皮肤，为其津，其流①而不行者

wéi yè
为液。

---

① 流：《甲乙经》作"留"。

天暑衣厚则腠理开，故汗出，寒留于分肉之间，聚沫则为痛。天寒则腠理闭，气湿不行，水下留①于膀胱，则为溺与气。

五藏六府，心为之主，耳为之听，目为之候，肺为之相，肝为之将，脾为之卫，肾为之主外。故五藏六府之津液，尽上渗于目，心悲气并，则心系急。心系急则肺举，肺举则液上溢。夫心系与②肺不能常举，乍上乍下，故咳而泣出矣。

中热则胃中消谷，消谷则虫上下作。肠胃充郭，故胃缓，胃缓则气逆，故唾出。

五谷之津液，和合而为膏者，内渗入

---

① 留：《甲乙经》作"流"。
② 与：《甲乙经》作"急"。

于骨空，补益脑髓，而下流于阴股。阴阳不

和，则使液溢而下流于阴，髓液皆减而下，

下过度则虚，虚，故腰背痛而胫痠。

阴阳气道不通，四海闭塞，三焦不泻，

津液不化，水谷并行① 肠胃之中，别于迥

肠，留于下焦，不得渗膀胱，则下焦胀，

水溢则为水胀。此津液五别之逆顺也。

---

① 行：《甲乙经》《黄帝内经太素》均作"于"。

五阅五使第三十七
wǔ yuè wǔ shǐ dì sān shí qī

扫码听音频

黄帝问于岐伯曰：余闻刺有五官五阅，以观五气。五气者，五藏之使也，五时之副也。愿闻其五使当安出？

岐伯曰：五官者，五藏之阅也。

黄帝曰：愿闻其所出，令可为常。

岐伯曰：脉出于气口，色见于明堂，五色更出，以应五时，各如其常，经气入藏，必当治理。

帝曰：善。五色独决于明堂乎?

岐伯曰：五官已辨，阙庭必张，乃立

明堂。明堂广大，蕃蔽见外，方壁高基，引垂居外，五色乃治，平博广大，寿中百岁。见此者，刺之必已。如是之人者，血气有余，肌肉坚致，故可苦①以针。

黄帝曰：愿闻五官。

岐伯曰：鼻者，肺之官也；目者，肝之官也；口唇者，脾之官也；舌者，心之官也；耳者，肾之官也。

黄帝曰：以官何候？

岐伯曰：以候五藏。故肺病者，喘息鼻张；肝病者，眦青；脾病者，唇黄；心病者，舌卷短，颧赤；肾病者，颧与颜黑。

黄帝曰：五脉安出？五色安见？其常

---

① 苦：详文义当作"治"。

sè dài zhě rú hé
色殆者如何?

　　qí bó yuē　　　wǔ guān bú biàn　　què tíng bù zhāng　xiǎo qí
岐伯曰：五官不辨，阙庭不张，小其

míngtáng　　fān bì bú xiàn　　yòu bēi jī qiáng qiáng xià wú jī　chuí
明堂，蕃蔽不见，又埤其墙，墙下无基，垂

jiǎo qù wài　　rú shì zhě　　suī píngcháng dài　kuàng jiā jí zāi
角去外。如是者，虽平常殆，况加疾哉!

　　huáng dì yuē　　wǔ sè zhī xiàn yú míngtáng　　yǐ guān wǔ zàng
黄帝曰：五色之见于明堂，以观五藏

zhī qì　　zuǒ yòu gāo xià　　gè yǒu xíng hū
之气，左右高下，各有形乎?

　　qí bó yuē　　zàng fǔ zhī zài zhōng yě　　gè yǐ cì shè
岐伯曰：藏府之在中也，各以次舍，

zuǒ yòu shàng xià　　gè rú qí dù yě
左右上下，各如其度也。

中华经典
诵读本

黄帝内经·灵枢

［下］

简体横排
大字注音
全本收录

团结出版社
UNITY PRESS

图书在版编目（CIP）数据

黄帝内经 : 诵读本 / 谦德书院编著 . –– 北京 : 团结出版

社 , 2024.5

　　ISBN 978-7-5234-0606-9

　　Ⅰ . ①黄… Ⅱ . ①谦… Ⅲ . ①《内经》 Ⅳ .

① R221

中国国家版本馆 CIP 数据核字 (2023) 第 208773 号

出版：团结出版社

　　（北京市东城区东皇城根南街 84 号　邮编：100006）

电话：（010）65228880　65244790　（传真）

网址：www.tjpress.com

Email：zb65244790@vip.163.com

经销：全国新华书店

印刷：北京天宇万达印刷有限公司

开本：145×210　1/32

印张：32.5

字数：274 千字

版次：2024 年 5 月　第 1 版

印次：2024 年 5 月　第 1 次印刷

书号：978-7-5234-0606-9

定价：128.00 元（全四册）

目 录

逆顺肥瘦第三十八

扫码听音频

黄帝问于岐伯曰：余闻针道于夫子，众多毕悉矣。夫子之道，应若失，而据未有坚然者也。夫子之问学熟乎，将审察于物而心生之乎？

岐伯曰：圣人之为道者，上合于天，下合于地，中合于人事，必有明法，以起度数，法式检押，乃后可传焉。故匠人不能释尺寸而意短长，废绳墨而起平水也；工人不能置规而为圆，去矩而为方。知用此者，固自然之物，易用之教，逆顺之常

yě
也。

huáng dì yuē　　yuàn wén zì rán nài hé
黄帝曰：愿闻自然奈何？

qí bó yuē　　lín shēn jué shuǐ　　bù yòng gōng lì　　ér shuǐ
岐伯曰：临深决水，不用功力，而水

kě jié yě　　xún jué jué chōng　　ér jīng kě tōng yě　　cǐ yán qì zhī
可竭也。循掘决冲，而经可通也。此言气之

huá sè　　xuè shuǐ qīng zhuó　　xíng zhī nì shùn yě
滑涩，血水清浊，行之逆顺也。

huáng dì yuē　　yuàn wén rén zhī bái hēi　　féi shòu　　xiǎo
黄帝曰：愿闻人之白黑、肥瘦、小

cháng　　gè yǒu shù hū
长，各有数乎？

qí bó yuē　　nián zhì zhuàng dà　　xuè qì chōng yíng　　fū gé
岐伯曰：年质壮大，血气充盈，肤革

jiān gù　　yīn jiā yǐ xié　　cì cǐ zhě　　shēn ér liú zhī　　cǐ féi
坚固，因加以邪，刺此者，深而留之，此肥

rén yě　　guǎng jiān yè　　xiàng ròu bó　　hòu pí ér hēi sè　　chún
人也。广肩腋，项肉薄，厚皮而黑色，唇

lín lín rán　　qí xuè hēi yǐ zhuó　　qí qì sè yǐ chí　　qí wéi rén
临临然；其血黑以浊，其气涩以迟，其为人

yě　　tān yú qǔ yǔ　　cì cǐ zhě　　shēn ér liú zhī　　duō yì qí
也，贪于取与，刺此者，深而留之，多益其

shù yě
数也。

huáng dì yuē　　cì shòu rén nài hé
黄帝曰：刺瘦人奈何？

岐伯曰：瘦人者，皮薄色少，肉廉廉然，薄唇轻言，其血清气滑，易脱于气，易损于血，刺此者，浅而疾之。

黄帝曰：刺常人奈何？

岐伯曰：视其白黑，各为调之，其端正敦厚者，其血气和调，刺此者，无失常数也。

黄帝曰：刺壮士真骨者，奈何？

岐伯曰：刺壮士真骨，坚肉缓节监监然，此人重则气涩血浊，刺此者，深而留之，多益其数；劲则气滑血清，刺此者，浅而疾之。

黄帝曰：刺婴儿奈何？

岐伯曰：婴儿者，其肉脆，血少气弱，

刺此者，以豪刺，浅刺而疾发针，日再可也。

黄帝曰：临深决水奈何？

岐伯曰：血清气浊，疾泻之则气竭焉。

黄帝曰：循掘决冲奈何？

岐伯曰：血浊气涩，疾泻之，则经可通也。

黄帝曰：脉行之逆顺奈何？

岐伯曰：手之三阴，从藏走手；手之三阳，从手走头；足之三阳，从头走足；足之三阴，从足走腹。

黄帝曰：少阴之脉独下行，何也？

岐伯曰：不然。夫冲脉者，五藏六府之海也，五藏六府皆禀焉。其上者，出于颃颡，渗诸阳，灌诸精；其下者，注少阴之大络，出于气街，循阴股内廉入腘中，伏行骭骨内，下至内踝之后属而别；其下者，并于少阴之经，渗三阴；其前者，伏行出跗属，下循跗，入大指间，渗诸络而温肌肉。

故别络结则跗上不动，不动则厥，厥则寒矣。

黄帝曰：何以明之？

岐伯曰：以言导之，切而验之，其非必动，然后乃可明逆顺之行也。

黄帝曰：窘乎哉！圣人之为道也。明于日月，微于毫厘，其非夫子，孰能道之也。

扫码听音频

血络论第三十九

xuè luò lùn dì sān shí jiǔ

黄帝曰：愿闻其奇邪而不在经者。

岐伯曰：血络是也。

黄帝曰：刺血络而仆者，何也？血出而射者，何也？血少黑而浊者，何也？血出清而半为汁者，何也？发针而肿者，何也？血出若多若少而面色苍苍者，何也？发针而面色不变而烦悗者，何也？多出血而不动摇者，何也？愿闻其故。

岐伯曰：脉气盛而血虚者，刺之则脱气，脱气则仆。血气俱盛而阴气多者，其血滑，刺之则射。阳气蓄积，久留而不泻者，其血黑以浊，故不能射。新饮而液渗于络，而未合和于血也，故血出而汁别焉。其不新饮者，身中有水，久则为肿。阴气积于阳，其气因于络，故刺之血未出而气先行，故肿。阴阳之气，其新相得而未和合，因而泻之，则阴阳俱脱，表里相离，故脱色而苍苍然。刺之血出多，色不变而烦悗者，刺络而虚经；虚经之属于阴者，阴脱，故烦悗。阴阳相得而合为痹者，此为内溢于经，外注于络。如是者，阴阳俱有余，虽多出血而弗能虚也。

黄帝曰：相之奈何？

岐伯曰：血脉者，盛坚横以赤，上下无

cháng chù　xiǎo zhě rú zhēn　dà zhě rú zhù　zé ér xiè zhī　wàn
常处，小者如针，大者如筯，则而泻之，万

quán yě　gù wú shī shù yǐ　shī shù ér fǎn　gè rú qí dù
全也，故无失数矣。失数而反，各如其度。

huáng dì yuē　zhēn rù ér ròu zhuó zhě　hé yě
黄帝曰：针入而肉著者，何也？

qí bó yuē　rè qì yīn yú zhēn zé zhēn rè　rè zé ròu zhuó
岐伯曰：热气因于针则针热，热则肉著

yú zhēn　gù jiān yān
于针，故坚焉。

yīn yáng qīngzhuó dì sì shí
阴阳清浊第四十

扫码听音频

huáng dì yuē　　　yú wén shí èr jīng mài　　yǐ yìng shí èr jīng
黄帝曰：余闻十二经脉，以应十二经

shuǐ zhě　　qí wǔ sè gè yì　　qīngzhuó bù tóng　　rén zhī xuè qì ruò
水者，其五色各异，清浊不同，人之血气若

yī　　yìng zhī nài hé
一，应之奈何？

qí bó yuē　　rén zhī xuè qì　　gǒu néng ruò yī　　zé tiān xià
岐伯曰：人之血气，苟能若一，则天下

wéi yī yǐ　　wū yǒu luàn zhě hū
为一矣，恶有乱者乎？

huáng dì yuē　　　yú wèn yì rén　　fēi wèn tiān xià zhī zhòng
黄帝曰：余问一人，非问天下之众。

qí bó yuē　　fú yì rén zhě　　yì yǒu luàn qì　　tiān xià zhī
岐伯曰：夫一人者，亦有乱气，天下之

zhòng　　yì yǒu luàn rén　　qí hé wéi yī ěr
众，亦有乱人，其合为一耳。

huáng dì yuē　　yuàn wén rén qì zhī qīngzhuó
黄帝曰：愿闻人气之清浊。

qí bó yuē　　shòu gǔ zhě zhuó　　shòu qì zhě qīng　　qīng zhě zhù
岐伯曰：受谷者浊，受气者清。清者注

阴，浊者注阳。浊而清者，上出于咽，清而浊者，则下行①。清浊相干，命曰乱气。

黄帝曰：夫阴清而阳浊，浊者有清，清者有浊②，清浊别之奈何？

岐伯曰：气之大别：清者上注于肺，浊者下走于胃。胃之清气，上出于口；肺之浊气，下注于经，内积于海。

黄帝曰：诸阳皆浊，何阳浊甚乎？

岐伯曰：手太阳独受阳之浊，手太阴独受阴之清。其清者上走空窍，其浊者下行诸经。诸阴皆清，足太阴独受其浊。

黄帝曰：治之奈何？

岐伯曰：清者其气滑，浊者其气涩，

---

① 则下行：《甲乙经》作"下行于胃"。
② 浊者有清，清者有浊：《甲乙经》两"者"字作"中"字。

^{cǐ qì zhī cháng yě} ^{gù cì yīn zhě} ^{shēn ér liú zhī} ^{cì yáng}
此气之常也。故刺阴者，深而留之；刺阳

^{zhě} ^{qiǎn ér jí zhī} ^{qīngzhuóxiāng gān zhě} ^{yǐ shù tiáo zhī yě}
者，浅而疾之；清浊相干者，以数调之也。

阴阳清浊第四十

黄帝内经

阴阳系日月第四十一
yīn yáng xì rì yuè dì sì shí yī

扫码听音频

黄帝曰：余闻天为阳，地为阴，日为阳，月为阴，其合之于人，奈何？

岐伯曰：腰以上为天，腰以下为地，故天为阳，地为阴。故足之十二经脉，以应十二月，月生于水，故在下者为阴；手之十指，以应十日，日生于火，故在上者为阳。

黄帝曰：合之于脉，奈何？

岐伯曰：寅者，正月之生阳也，主左足之少阳；未者六月，主右足之少阳；卯者二月，主左足之太阳；午者五月，主右足之太阳；辰者三月，主左足之阳明；巳者四月，主右足之阳明。此两阳合于前，故曰阳明。申者，七月之生阴也，主右足之少阴；丑者十二月，主左足之少阴；酉者八月，主右足之太阴；子者十一月，主左足之太阴；戌者九月，主右足之厥阴；亥者十月，主左足之厥阴。此两阴交尽，故曰厥阴。

甲主左手之少阳，己主右手之少阳；乙主左手之太阳，戊主右手之太阳；丙主左手之阳明，丁主右手之阳明。此两火并合，故为阳明。庚主右手之少阴，癸主左手之少阴；辛主右手之太阴，壬主左手之太阴。

故足之阳者，阴中之少阳也；足之阴者，阴中之太阴也。手之阳者，阳中之太阳也；手之阴者，阳中之少阴也。腰以上者为阳，腰以下者为阴。

其于五藏也，心为阳中之太阳，肺为阳中之少阴，肝为阴中之少阳，脾为阴中之至阴，肾为阴中之太阴。

黄帝曰：以治之奈何？

岐伯曰：正月、二月、三月，人气在左，无刺左足之阳；四月、五月、六月，人气在右，无刺右足之阳；七月、八月、九月，人气在右，无刺右足之阴；十月、十一月、十二月，人气在左，无刺左足之阴。

黄帝曰：五行以东方为甲乙木王春。

春者，苍色，主肝。肝者，足厥阴也。今乃以甲为左手之少阳，不合于数，何也？

岐伯曰：此天地之阴阳也，非四时五行之以次行也。且夫阴阳者，有名而无形，故数之可十，离之可百，散之可千，推之可万，此之谓也。

bìngchuán dì sì shí èr
病传第四十二

扫码听音频

huáng dì yuē　　yú shòu jiǔ zhēn yú fū zǐ　　ér sī lǎn yú
黄帝曰：余受九针于夫子，而私览于

zhū fāng　　huò yǒu dǎo yǐn xíng qì　　qiáo① mó　jiǔ　　yùn
诸方，或有导引行气，乔①摩、灸、熨、

cì　　ruò　　yǐn yào　　zhī yī zhě kě dú shǒu yé　　jiāng jìn xíng zhī
刺、焫、饮药，之一者可独守耶？将尽行之

hū
乎？

qí bó yuē　　zhū fāng zhě　　zhòng rén zhī fāng yě　　fēi yì rén
岐伯曰：诸方者，众人之方也，非一人

zhī suǒ jìn xíng yě
之所尽行也。

huáng dì yuē　　cǐ nǎi suǒ wèi shǒu yī wù shī　　wàn wù bì
黄帝曰：此乃所谓守一勿失，万物毕

zhě yě　　jīn yú yǐ wén yīn yáng zhī yào　　xū shí zhī lǐ　　qīng yí
者也。今余已闻阴阳之要，虚实之理，倾移

zhī guò　　kě zhì zhī shǔ　　yuàn wén bìng zhī biàn huà　　yín chuán jué
之过，可治之属，愿闻病之变化，淫传绝

bài ér bù kě zhì zhě　　kě dé wén hū
败而不可治者，可得闻乎？

① 乔：《甲乙经》作"按"。

岐伯曰：要乎哉问！道，昭乎其如日醒，窘乎其如夜瞑，能被而服之，神与俱成，毕将服之，神自得之。生神之理，可著于竹帛，不可传于子孙。

黄帝曰：何谓日醒？

岐伯曰：明于阴阳，如惑之解，如醉之醒。

黄帝曰：何谓夜瞑？

岐伯曰：阘乎其无声，漠乎其无形，折毛发理，正气横倾，淫邪泮衍，血脉传溜，大气入藏，腹痛下淫，可以致死，不可以致生。

黄帝曰：大气入藏，奈何？

岐伯曰：病先发于心，一日而之肺，三

日而之肝，五日而之脾，三日不已，死。冬

夜半，夏日中。

病先发于肺，三日而之肝，一日而之

脾，五日而之胃，十日不已，死。冬日入，

夏日出。

病先发于肝，三日而之脾，五日而之

胃，三日而之肾，三日不已，死。冬日入，

夏蚤食。

病先发于脾，一日而之胃，二日而之

肾，三日而之膂膀胱，十日不已，死。冬人

定，夏晏食。

病先发于胃，五日而之肾，三日而之膂

膀胱，五日而上之心，二日不已，死。冬

夜半，夏日昳。

病先发于肾，三日而之膂膀胱，三日而上之心，三日而之小肠，三日不已，死。冬大晨，夏晏晡。

病先发于膀胱，五日而之肾，一日而之小肠，一日而之心，二日不已，死。冬鸡鸣，夏下晡。

诸病以次相传，如是者，皆有死期，不可刺也；间一藏及二、三、四藏者，乃可刺也。

yín xié fā mèng dì sì shí sān
淫邪发梦第四十三

huáng dì yuē　　yuànwén yín xié pàn yǎn nài hé
黄帝曰：愿闻淫邪泮衍奈何？

qí bó yuē　　zhèng xié cóng wài xí nèi　　ér wèi yǒu dìng shè
岐伯曰：正邪从外袭内，而未有定舍，

fǎn yín yú zàng　　bù dé dìng chù　　yǔ yíng wèi jù xíng　　ér yǔ hún
反淫于藏，不得定处，与营卫俱行，而与魂

pò fēi yáng　　shǐ rén wò bù dé ān ér xǐ mèng　　qì yín yú fǔ
魄飞扬，使人卧不得安而喜梦。气淫于府，

zé yǒu yú yú wài　　bù zú yú nèi　　qì yín yú zàng　　zé yǒu yú
则有余于外，不足于内；气淫于藏，则有余

yú nèi　　bù zú yú wài
于内，不足于外。

huáng dì yuē　　yǒu yú bù zú　　yǒu xíng hū
黄帝曰：有余不足，有形乎？

qí bó yuē　　yīn qì shèng　　zé mèng shè dà shuǐ ér kǒng
岐伯曰：阴气盛，则梦涉大水而恐

jù　　yáng qì shèng　　zé mèng dà huǒ ér fán ruò　　yīn yáng jù
惧；阳气盛，则梦大火而燔焫；阴阳俱

shèng　　zé mèngxiāng shā　　shàngshèng zé mèng fēi　　xià shèng zé mèng
盛，则梦相杀。上盛则梦飞，下盛则梦

堕；甚饥则梦取，甚饱则梦予。肝气盛，则梦怒；肺气盛，则梦恐惧、哭泣、飞扬；心气盛，则梦善笑、恐畏；脾气盛，则梦歌乐、身体重不举；肾气盛，则梦腰脊两解不属。凡此十二盛者，至而泻之，立已。

厥气客于心，则梦见丘山烟火；客于肺，则梦飞扬、见金铁之奇物；客于肝，则梦山林树木；客于脾，则梦见丘陵大泽、坏屋风雨；客于肾，则梦临渊、没居水中；客于膀胱，则梦游行；客于胃，则梦饮食；客于大肠，则梦田野；客于小肠，则梦聚邑冲衢；客于胆，则梦斗讼自刳；客于阴器，则梦接内；客于项，则梦斩

首；客于胫，则梦行走而不能前及居深地
jiào yuàn zhōng
jiào yuàn zhōng　kè yú gǔ gōng　zé mèng lǐ jié bài qǐ　kè yú
窌苑中；客于股肱，则梦礼节拜起；客于

bāo zhí　zé mèng sōu biàn　fán cǐ shí wǔ bù zú zhě　zhì ér bǔ
胞膲，则梦溲便。凡此十五不足者，至而补

zhī　lì yǐ yě
之，立已也。

扫码听音频

顺气一日分为四时第四十四

黄帝曰：夫百病之所始生者，必起于燥湿寒暑风雨、阴阳、喜怒、饮食、居处，气合而有形，得藏而有名，余知其然也。夫百病者，多以旦慧昼安，夕加夜甚，何也？

岐伯曰：四时之气使然。

黄帝曰：愿闻四时之气。

岐伯曰：春生，夏长，秋收，冬藏，是气之常也，人亦应之。以一日分为四时，朝则为春，日中为夏，日入为秋，夜半为冬。朝则人气始生，病气衰，故旦慧；

日中人气长，长则胜邪，故安；夕则人气始衰，邪气始生，故加；夜半人气入藏，邪气独居于身，故甚也。

黄帝曰：其时有反者何也？

岐伯曰：是不应四时之气，藏独主其病者，是必以藏气之所不胜时者甚，以其所胜时者起也。

黄帝曰：治之奈何？

岐伯曰：顺天之时，而病可与期。顺者为工，逆者为粗。

黄帝曰：善。余闻刺有五变，以主五输，愿闻其数。

岐伯曰：人有五藏，五藏有五变，五变有五输，故五五二十五输，以应五时。

黄帝曰：愿闻五变。

岐伯曰：肝为牡藏，其色青，其时春，其音角，其味酸，其日甲乙；心为牡藏，其色赤，其时夏，其日丙丁，其音徵，其味苦；脾为牝藏，其色黄，其时长夏，其日戊己，其音宫，其味甘；肺为牝藏，其色白，其音商，其时秋，其日庚辛，其味辛；肾为牝藏，其色黑，其时冬，其日壬癸，其音羽，其味咸。是为五变。

黄帝曰：以主五输奈何？

岐伯曰：藏主冬，冬刺井；色主春，春刺荥；时主夏，夏刺输；音主长夏，长夏刺经；味主秋，秋刺合。是谓五变以主五输。

黄帝曰：诸原安合以致六输？

岐伯曰：原独不应五时，以经合之，以应其数，故六六三十六输。

黄帝曰：何谓藏主冬，时主夏，音主长夏，味主秋，色主春？愿闻其故。

岐伯曰：病在藏者，取之井；病变于色者，取之荥；病时间时甚者，取之输；病变于音者，取之经；经满而血者，病在胃及以饮食不节得病者，取之于合，故命曰味主合。是谓五变也。

外揣第四十五
wài chuǎi dì sì shí wǔ

扫码听音频

黄帝曰：余闻九针九篇，余亲受其调，颇得其意。夫九针者，始于一而终于九，然未得其要道也。夫九针者，小之则无内，大之则无外，深不可为下，高不可为盖，恍惚无穷，流溢无极，余知其合于天道人事四时之变也，然余愿杂之毫毛，浑束为一，可乎?

岐伯曰：明乎哉问也！非独针道焉，夫治国亦然。

黄帝曰：余愿闻针道，非国事也。

岐伯曰：夫治国者，夫惟道焉。非道，何可小大深浅杂合而为一乎？

黄帝曰：愿卒闻之。

岐伯曰：日与月焉，水与镜焉，鼓与响焉。夫日月之明，不失其影；水镜之察，不失其形；鼓响之应，不后其声。动摇则应和，尽得其情。

黄帝曰：窘乎哉！昭昭之明不可蔽，其不可蔽，不失阴阳也。合而察之，切而验之，见而得之，若清水明镜之不失其形也。五音不彰，五色不明，五藏波荡，若是则内外相袭，若鼓之应桴，响之应声，影之似形。故远者司外揣内，近者司内揣外，是谓阴阳之极，天地之盖，请藏之灵兰之室，

fú gǎn shǐ xiè yě
弗敢使泄也。

wǔ biàn dì sì shí liù
五变第四十六

扫码听音频

huáng dì wèn yú shào shù yuē　　yú wén bǎi jí zhī shǐ qī
黄帝问于少俞曰：余闻百疾之始期

yě　　bì shēng yú fēng yǔ hán shǔ　　xún háo máo ér rù còu lǐ
也，必生于风雨寒暑，循毫毛而入腠理，

huò fù huán　　huò liú zhǐ　　huò wéi fēng zhǒng hàn chū　　huò wéi xiāo
或复还，或留止，或为风肿汗出，或为消

dàn　　huò wéi hán rè　　huò wéi liú bì　　huò wéi jī jù　　qí
瘅，或为寒热，或为留痹，或为积聚。奇

xié yín yì　　bù kě shèng shù　　yuàn wén qí gù　　fú tóng shí dé
邪淫溢，不可胜数，愿闻其故。夫同时得

bìng　　huò bìng cǐ　　huò bìng bǐ　　yì zhě tiān zhī wéi rén shēng fēng
病，或病此，或病彼，意者天之为人生风

hū　　hé qí yì yě
乎，何其异也？

shào shù yuē　　fú tiān zhī shēng fēng zhě　　fēi yǐ sī bǎi xìng
少俞曰：夫天之生风者，非以私百姓

yě　　qí xíng gōng píng zhèng zhí　　fàn zhě dé zhī　　bì zhě dé wú
也，其行公平正直，犯者得之，避者得无

dài　　fēi qiú rén ér rén zì fàn zhī
殆，非求人而人自犯之。

黄帝曰：一时遇风，同时得病，其病各异，愿闻其故。

少俞曰：善乎哉问！请论以比匠人。

匠人磨斧斤砺刀，削斫材木。木之阴阳，尚有坚脆，坚者不入，脆者皮弛，至其交节，而缺斤斧焉。夫一木之中，坚脆不同，坚者则刚，脆者易伤，况其材木之不同，皮之厚薄，汁之多少，而各异耶。夫木之蚤花先生叶者，遇春霜烈风，则花落而叶萎；久曝大旱，则脆木薄皮者，枝条汁少而叶萎；久阴淫雨，则薄皮多汁者，皮溃而漉；卒风暴起，则刚脆之木，枝折杌伤；秋霜疾风，则刚脆之木，根摇而叶落。凡此五者，各有所伤，况于人乎！

黄帝曰：以人应木奈何？

少俞答曰：木之所伤也，皆伤其枝。

枝之刚脆而坚，未成伤也。人之有常病

也，亦因其骨节、皮肤、腠理之不坚固者，

邪之所舍也，故常为病也。

黄帝曰：人之善病风厥漉汗者，何以

候之？

少俞答曰：肉不坚，腠理疏，则善病

风。

黄帝曰：何以候肉之不坚也？

少俞答曰：腘① 肉不坚，而无分理。

理者粗理，粗理而皮不致者，腠理疏。此言

---

① 腘：《甲乙经》作"䐈"，较妥。

qí hún rán zhě
其浑然者①。

huáng dì yuē　　rén zhī shàn bìng xiāo dàn zhě　　hé yǐ hòu
黄帝曰：人之善病消瘅者，何以候

zhī
之?

shào shù dá yuē　　wǔ zàng jiē róu ruò zhě　　shàn bìng xiāo dàn
少俞答曰：五藏皆柔弱者，善病消瘅。

huáng dì yuē　　hé yǐ zhī wǔ zàng zhī róu ruò yě
黄帝曰：何以知五藏之柔弱也?

shào shù dá yuē　　fú róu ruò zhě　　bì yǒu gāng qiáng　　gāng
少俞答曰：夫柔弱者，必有刚强，刚

qiáng duō nù　　róu zhě　yì shāng yě
强多怒，柔者易伤也。

huáng dì yuē　　hé yǐ hòu róu ruò zhī yǔ gāng qiáng
黄帝曰：何以候柔弱之与刚强?

shào shù dá yuē　　cǐ rén bó pí fū　　ér mù jiān gù yǐ shēn
少俞答曰：此人薄皮肤，而目坚固以深

zhě　cháng héng zhí yáng　　qí xīn gāng　　gāng zé duō nù　　nù zé qì
者，长衡直扬，其心刚，刚则多怒，怒则气

shàng nì　　xiōng zhōng xù jī　　xuè qì nì liú　　kuān pí chōng jī
上逆，胸中畜积，血气逆留，髋皮充肌，

xuè mài bù xíng　　zhuǎn ér wéi rè　　rè zé xiāo jī fū　　gù wéi xiāo
血脉不行，转而为热，热则消肌肤，故为消

dàn　　cǐ yán qí rén bào gāng ér jī ròu ruò zhě yě
瘅。此言其人暴刚而肌肉弱者也。

---

① 此言其浑然者：《甲乙经》无，疑是后人注释"无分理"之义，
误入正文，故丹波元简说："浑然即无分理之谓"。

黄帝曰：人之善病寒热者，何以候之？

少俞答曰：小骨弱肉者，善病寒热。

黄帝曰：何以候骨之小大、肉之坚脆、色之不一也？

少俞答曰：颧骨者，骨之本也。颧大则骨大，颧小则骨小。皮肤薄而其肉无䐃，其臂懦懦然，其地色殆然，不与其天同色，污然独异，此其候也。然后臂薄者，其髓不满，故善病寒热也。

黄帝曰：何以候人之善病痹者？

少俞答曰：粗理而肉不坚者，善病痹。

黄帝曰：痹之高下有处乎？

少俞答曰：欲知其高下者，各视其部。

黄帝曰：人之善病肠中积聚者，何以候之？

少俞答曰：皮肤薄而不泽，肉不坚而淖泽。如此则肠胃恶，恶则邪气留止，积聚乃伤。脾胃之间，寒温不次，邪气稍至。畜积留止，大聚乃起。

黄帝曰：余闻病形，已知之矣！愿闻其时。

少俞答曰：先立其年，以知其时。时高则起，时下则殆，虽不陷下，当年有冲通，其病必起。是谓因形而生病，五变之纪也。

扫码听音频

běn zàng dì sì shí qī

本藏第四十七

huáng dì wèn yú qí bó yuē rén zhī xuè qì jīng shén zhě
黄帝问于岐伯曰：人之血气精神者，

suǒ yǐ fèng shēng ér zhōu yú xìng mìng zhě yě jīng mài zhě suǒ yǐ
所以奉生而周于性命者也；经脉者，所以

xíng xuè qì ér yíng yīn yáng rú jīn gǔ lì guān jié zhě yě
行血气而营阴阳，濡筋骨，利关节者也；

wèi qì zhě suǒ yǐ wēn fēn ròu chōng pí fū féi còu lǐ sī
卫气者，所以温分肉，充皮肤，肥腠理，司

guān hé zhě yě zhì yì zhě suǒ yǐ yù jīng shén shōu hún
关①合者也；志意者，所以御精神，收魂

pò shì hán wēn hé xǐ nù zhě yě shì gù xuè hé zé jīng mài
魄，适寒温，和喜怒者也。是故血和则经脉

liú xíng yíng fù yīn yáng jīn gǔ jìn qiáng guān jié qīng lì yǐ
流行，营复阴阳，筋骨劲强，关节清利矣；

wèi qì hé zé fēn ròu xiè lì pí fū tiáo róu còu lǐ zhì mì
卫气和则分肉解利，皮肤调柔，腠理致密

yǐ zhì yì hé zé jīng shén zhuān zhí hún pò bú sàn huǐ nù
矣；志意和则精神专直，魂魄不散，悔怒

---

① 关：《素问》的《生气通天论》《阴阳应象大论》王冰注引《灵枢》
本篇文作"开"。

不起，五藏不受邪矣；寒温和则六府化谷，风痹不作，经脉通利，肢节得安矣。此人之常平也。五藏者，所以藏精神血气魂魄者也；六府者，所以化水谷而行津液者也。此人之所以具受于天也，无愚智贤不肖，无以相倚也。然有其独尽天寿，而无邪僻之病，百年不衰，虽犯风雨卒寒大暑，犹有弗能害也；有其不离屏蔽室内，无怵惕之恐，然犹不免于病，何也？愿闻其故。

岐伯对曰：窘乎哉问也！五藏者，所以参天地，副阴阳，而连四时，化五节者也；五藏者，固有小大、高下、坚脆、端正、偏倾者，六府亦有小大、长短、厚薄、结直、缓急。凡此二十五者，各不同，或善或恶，

huò jí huò xiōng　qǐng yán qí fāng
或吉或凶，请言其方。

xīn xiǎo zé ān　　xié fú néng shāng　　yì shāng yǐ yōu　　xīn
心小则安，邪弗能伤，易伤以忧；心

dà zé yōu bù néng shāng　　yì shāng yú xié　　xīn gāo zé mǎn yú fèi
大则忧不能伤，易伤于邪。心高则满于肺

zhōng　　mán ér shàn wàng　　nán kāi yǐ yán　　xīn xià zé zàng wài　　yì
中，悗而善忘，难开以言；心下则藏外，易

shāng yú hán　　yì kǒng yǐ yán　　xīn jiān zé zàng ān shǒu gù　　xīn
伤于寒，易恐以言。心坚则藏安守固，心

cuì zé shàn bìng xiāo dàn rè zhōng　　xīn duān zhèng zé hé lì nán shāng
脆则善病消瘅热中。心端正则和利难伤，

xīn piān qīng zé cāo chí bù yī　　wú shǒu sī yě
心偏倾则操持不一，无守司也。

fèi xiǎo zé shǎo yǐn　　bú bìng chuǎn hē　　fèi dà zé duō
肺小则少饮，不病喘喝；肺大则多

yǐn　　shàn bìng xiōng bì　　hóu bì　　nì qì　　fèi gāo zé shàng
饮，善病胸痹、喉痹、逆气。肺高则上

qì　　jiān xī ké　　fèi xià zé jū bēn pò fèi　　shàn xié xià tòng
气，肩息咳；肺下则居贲迫肺，善胁下痛。

fèi jiān　　zé bú bìng ké shàng qì　　fèi cuì　　zé kǔ bìng xiāo dàn
肺坚，则不病咳上气；肺脆，则苦病消瘅

yì shāng　　fèi duān zhèng　　zé hé lì nán shāng　　fèi piān qīng　　zé
易伤。肺端正，则和利难伤；肺偏倾，则

xiōng piān tòng yě
胸偏痛也。

gān xiǎo zé zàng ān　　wú xié xià zhī bìng　　gān dà zé bī wèi
肝小则藏安，无胁下之病；肝大则逼胃

迫咽，迫咽则苦膈中，且胁下痛。肝高，

则上支贲，切胁悗为息贲；肝下则逼胃，

胁下空，胁下空则易受邪。肝坚则藏安难

伤；肝脆则善病消瘅，易伤。肝端正，则

和利难伤；肝偏倾，则胁下痛也。

　　脾小，则藏安，难伤于邪也；脾大，

则苦凑䏚而痛，不能疾行。脾高，则䏚引季

胁而痛；脾下则下加于大肠，下加于大肠

则藏苦受邪。脾坚，则藏安难伤；脾脆，

则善病消瘅易伤。脾端正，则和利难伤；

脾偏倾，则善满善胀也。

　　肾小，则藏安难伤；肾大，则善病腰

痛，不可以俯仰，易伤以邪。肾高，则苦

背膂痛，不可以俯仰；肾下则腰尻痛，不可

以俯仰，为狐疝。肾坚，则不病腰背痛；肾脆，则善病消瘅易伤。肾端正，则和利难伤；肾偏倾，则苦腰尻痛也。凡此二十五变者，人之所苦常病。

黄帝曰：何以知其然也？

岐伯曰：赤色小理者，心小；粗理者，心大。无髑骬者，心高；髑骬小短举者，心下。髑骬长者，心下坚；髑骬弱小以薄者，心脆。髑骬直下不举者，心端正；髑骬倚一方者，心偏倾也。

白色小理者，肺小；粗理者，肺大。巨肩反膺陷喉者，肺高；合腋张胁者，肺下。好肩背厚者，肺坚；肩背薄者，肺脆。背膺厚者，肺端正；胁偏疏者，肺偏倾也。

青色小理者，肝小；粗理者，肝大。广
胸反骹者，肝高；合胁兔骹者，肝下。胸胁
好者，肝坚；胁骨弱者，肝脆。膺腹好相得
者，肝端正；胁骨偏举者，肝偏倾也。

黄色小理者，脾小；粗理者，脾大。
揭唇者，脾高；唇下纵者，脾下。唇坚者，
脾坚；唇大而不坚者，脾脆。唇上下好
者，脾端正；唇偏举者，脾偏倾也。

黑色小理者，肾小；粗理者，肾大。高
耳者，肾高；耳后陷者，肾下。耳坚者，肾
坚；耳薄不坚者，肾脆。耳好前居牙车者，
肾端正；耳偏高者，肾偏倾也。凡此诸变
者，持则安，减则病也。

帝曰：善。然非余之所问也，愿闻人之

黄帝内经

有不可病者，至尽天寿，虽有深忧大恐，怵惕之志，犹不能感也，甚寒大热，不能伤也；其有不离屏蔽室内，又无怵惕之恐，然不免于病者，何也？愿闻其故。

岐伯曰：五藏六府，邪之舍也，请言其故。五藏皆小者，少病，苦燋心，大愁忧；五藏皆大者，缓于事，难使以忧。五藏皆高者，好高举措；五藏皆下者，好出人下。五藏皆坚者，无病；五藏皆脆者，不离于病。五藏皆端正者，和利得人心；五藏皆偏倾者，邪心而善盗，不可以为人平，反复言语也。

黄帝曰：愿闻六府之应。

岐伯答曰：肺合大肠，大肠者，皮

其应；心合小肠，小肠者，脉其应；肝合胆，胆者，筋其应；脾合胃，胃者，肉其应；肾合三焦、膀胱，三焦、膀胱者，腠理毫毛其应。

黄帝曰：应之奈何？

岐伯曰：肺应皮。皮厚者，大肠厚；皮薄者，大肠薄；皮缓，腹里大者，大肠缓而长；皮急者，大肠急而短；皮滑者，大肠直；皮肉不相离①者，大肠结。

心应脉。皮厚者脉厚，脉厚者小肠厚；皮薄者脉薄，脉薄者小肠薄；皮缓者脉缓，脉缓者小肠大而长；皮薄而脉冲小者，小肠小而短；诸阳经脉皆多纡屈者，

---

① 离：通"丽"。

xiǎocháng jié
小 肠 结。

pí yìng ròu　　　ròu jùn jiān dà zhě wèi hòu　　　ròu jùn yāo zhě wèi
脾应肉。肉䐃坚大者胃厚；肉䐃么者胃

bó　　ròu jùn xiǎo ér yāo zhě　　wèi bù jiān　　ròu jùn bú chèn shēn zhě
薄。肉䐃小而么者，胃不坚；肉䐃不称身者

wèi xià　　wèi xià zhě　　xià guǎn yuē bú lì　　ròu jùn bù jiān zhě wèi
胃下，胃下者，下管约不利。肉䐃不坚者胃

huǎn　　ròu jùn wú xiǎo lǐ①　lěi zhě wèi jí　　ròu jùn duō xiǎo lǐ lěi
缓；肉䐃无小里① 累者胃急。肉䐃多小里累

zhě wèi jié　　wèi jié zhě shàng guǎn yuē bú lì yě
者胃结，胃结者上管约不利也。

gān yìng zhǎo　　zhǎo hòu sè huáng zhě　　dǎn hòu　　zhǎo bó sè
肝应爪。爪厚色黄者，胆厚；爪薄色

hóng zhě　　dǎn bó　　zhǎo jiān sè qīng zhě　　dǎn jí　　zhǎo rú sè chì
红者，胆薄；爪坚色青者，胆急；爪濡色赤

zhě　　dǎn huǎn　　zhǎo zhí sè bái wú wén zhě　　dǎn zhí　　zhǎo è sè
者，胆缓；爪直色白无纹者，胆直；爪恶色

hēi duō wén zhě　　dǎn jié yě
黑多纹者，胆结也。

shèn yìng gǔ　　mì lǐ hòu pí zhě　　sān jiāo　　páng guāng
肾应骨。密理厚皮者，三焦、膀胱

hòu　　cū lǐ bó pí zhě　　sān jiāo　　páng guāng bó　　shū còu lǐ
厚；粗理薄皮者，三焦、膀胱薄；疏腠理

zhě　　sān jiāo　　páng guāng huǎn　　pí jí ér wú háo máo zhě　　sān
者，三焦、膀胱缓；皮急而无毫毛者，三

① 里：《甲乙经》作"裹"。

焦、膀胱急；毫毛美而粗者，三焦、膀胱直；稀毫毛者，三焦、膀胱结也。

黄帝曰：厚薄美恶皆有形，愿闻其所病。

岐伯答曰：视其外应，以知其内藏，则知所病矣。

禁服第四十八

扫码听音频

雷公问于黄帝曰：细子得受业，通于九针六十篇，旦暮勤服之，近者编绝，久者简垢，然尚讽诵弗置，未尽解于意矣。外揣言浑束为一，未知所谓也。夫大则无外，小则无内，大小无极，高下无度，束之奈何？士之才力，或有厚薄，智虑褊浅，不能博大深奥，自强于学若细子。细子恐其散于后世，绝于子孙，敢问约之奈何？

黄帝曰：善乎哉问也！此先师之所禁，坐私传之也，割臂歃血之盟也，子若欲得之，何不斋乎。

雷公再拜而起曰：请闻命。于是也，乃
斋宿三日而请曰：敢问今日正阳，细子愿
以受盟。黄帝乃与俱入斋室，割臂歃血。
黄帝亲祝曰：今日正阳，歃血传方，
有敢背此言者，反受其殃。

雷公再拜曰：细子受之。黄帝乃左握
其手，右授之书曰：慎之慎之，吾为子言
之。凡刺之理，经脉为始，营其所行，知其
度量；内刺五藏，外刺六府，审察卫气，为
百病母；调其虚实，虚实乃止，泻其血络，
血尽不殆矣。

雷公曰：此皆细子之所以通，未知其所
约也。

黄帝曰：夫约方者，犹约囊也，囊满而弗约，则输泄；方成弗约，则神与弗俱。

雷公曰：愿为下材者，勿满而约之。

黄帝曰：未满而知约之以为工，不可以为天下师。

雷公曰：愿闻为工。

黄帝曰：寸口主中，人迎主外，两者相应，俱往俱来，若引绳大小齐等。春夏人迎微大，秋冬寸口微大，如是者，名曰平人。

人迎大一倍于寸口，病在足少阳，一倍而躁，在手少阳。人迎二倍，病在足太阳，二倍而躁，病在手太阳。人迎三倍，病

在足阳明，三倍而躁，病在手阳明。盛则

为热，虚则为寒，紧则为痛痹，代则乍甚

乍间。盛则泻之，虚则补之，紧痛则取之

分肉，代则取血络且饮药，陷下则灸之，不

盛不虚，以经取之，名曰经刺。人迎四倍

者，且大且数，名曰溢阳，溢阳为外格，死

不治。必审按其本末，察其寒热，以验其藏

府之病。

寸口大于人迎一倍，病在足厥阴，一倍

而躁，在手心主。寸口二倍，病在足少阴，

二倍而躁，在手少阴。寸口三倍，病在足太

阴，三倍而躁，在手太阴。盛则胀满、寒

中、食不化，虚则热中、出糜、少气、溺色

变，紧则痛痹，代则乍痛乍止。盛则泻之，

虚则补之，紧则先刺而后灸之，代则取血络
而后调之，陷下则徒灸之。陷下者，脉血结
于中，中有著血，血寒，故宜灸之。不盛
不虚，以经取之。寸口四倍者，名曰内关，
内关者，且大且数，死不治。必审察其本末
之寒温，以验其藏府之病。

通其营输，乃可传于大数。大数曰：
盛则徒泻之，虚则徒补之，紧则灸刺且
饮药，陷下则徒灸之，不盛不虚，以经取
之。所谓经治者，饮药，亦用灸刺。脉急则
引，脉大以弱，则欲安静，用力无劳也。

五色第四十九
wǔ sè dì sì shí jiǔ

扫码听音频

雷公问于黄帝曰：五色独决于明堂
léi gōng wèn yú huáng dì yuē　　wǔ sè dú jué yú míng táng

乎？小子未知其所谓也。
hū　xiǎo zǐ wèi zhī qí suǒ wèi yě

黄帝曰：明堂者，鼻也；阙者，眉间
huáng dì yuē　míng táng zhě　bí yě　quē zhě　méi jiān

也；庭者，颜也；蕃者，颊侧也；蔽者，耳
yě　tíng zhě　yán yě　fān zhě　jiá cè yě　bì zhě　ěr

门也。其间欲方大，去之十步，皆见于外，
mén yě　qí jiān yù fāng dà　qù zhī shí bù　jiē xiàn yú wài

如是者寿必中百岁。
rú shì zhě shòu bì zhòng bǎi suì

雷公曰：五官之辨奈何？
léi gōng yuē　wǔ guān zhī biàn nài hé

黄帝曰：明堂骨高以起，平以直，五
huáng dì yuē　míng táng gǔ gāo yǐ qǐ　píng yǐ zhí　wǔ

藏次于中央，六府挟其两侧，首面上于阙
zàng cì yú zhōng yāng　liù fǔ jiā qí liǎng cè　shǒu miàn shàng yú quē

庭，王宫在于下极，五藏安于胸中，真色
tíng　wáng gōng zài yú xià jí　wǔ zàng ān yú xiōng zhōng　zhēn sè

以致，病色不见，明堂润泽以清，五官恶得

无辨乎？

雷公曰：其不辨者，可得闻乎？

黄帝曰：五色之见也，各出其色部。

部骨陷者，必不免于病矣。其色部乘袭者，虽病甚，不死矣。

雷公曰：官五色奈何？

黄帝曰：青黑为痛，黄赤为热，白为寒，是谓五官。

雷公曰：病之益甚，与其方衰如何？

黄帝曰：外内皆在焉。切其脉口滑小紧以沉者，病益甚，在中；人迎气大紧以浮者，其病益甚，在外。其脉口浮滑者，病日进；人迎沉而滑者，病日损。其脉口滑

以沉者，病日进，在内；其人迎脉滑盛以

浮者，其病日进，在外。脉之浮沉及人迎与

寸口气小大等者，病难① 已；病之在藏，

沉而大者，易已，小为逆；病在府，浮而大

者，其病易已。人迎盛坚② 者，伤于寒，

气口盛坚者，伤于食。

雷公曰：以色言病之间甚奈何？

黄帝曰：其色粗以明，沉夭者为甚。

其色上行者，病益甚；其色下行如云彻散

者，病方已。五色各有藏部，有外部，有内

部也。色从外部走内部者，其病从外走内；

其色从内走外者，其病从内走外。病生于

---

① 难：应作"易"。
② 坚：《甲乙经》《黄帝内经太素》均作"紧"。下文"气口盛坚者"
之"坚"应同为"紧"。

内者，先治其阴，后治其阳，反者益甚。其病生于阳者，先治其外，后治其内，反者益甚。其脉滑大以代而长者，病从外来，目有所见，志有所恶，此阳气之并也，可变而已。

雷公曰：小子闻风者百病之始也；厥逆者寒湿之起也，别之奈何？

黄帝曰：常①候阙中，薄泽为风，冲浊为痹。在地为厥。此其常也，各以其色言其病。

雷公曰：人不病卒死，何以知之？

黄帝曰：大气入于藏府者，不病而卒死矣。

雷公曰：病小愈而卒死者，何以知之？

---

① 常：《甲乙经》作"当"，义长。

黄帝曰：赤色出两颧，大如母指者，病虽小愈，必卒死。黑色出于庭，大如母指，必不病而卒死。

雷公再拜曰：善哉！其死有期乎？

黄帝曰：察色以言其时。

雷公曰：善乎！愿卒闻之。

黄帝曰：庭者，首面也；阙上者，咽喉也；阙中者，肺也；下极者，心也；直下者，肝也；肝左者，胆也；下者，脾也；方上者，胃也；中央者，大肠也；挟大肠者，肾也；当肾者，脐也；面王以上者，小肠也，面王以下者，膀胱、子处也；颧者，肩也；颧后者，臂也；臂下者，手也；目内眦上者，膺乳也；挟绳而上

者，背也；循牙车以下者，股也；中央者，

膝也；膝以下者，胫也；当胫以下者，足

也；巨分者，股里也；巨屈者，膝膑也。此

五藏六府肢节之部也，各有部分。有部分，

用阴和阳，用阳和阴。当明部分，万举万

当。能别左右，是谓大道；男女异位，故曰

阴阳。审察泽夭，谓之良工。

沉浊为内，浮泽为外。黄赤为风，青

黑为痛，白为寒，黄而膏润为脓，赤甚者为

血，痛甚为挛，寒甚为皮不仁。五色各见其

部，察其浮沉，以知浅深；察其泽夭，以观

成败；察其散抟，以知远近；视色上下，

以知病处；积神于心，以知往今。故相气

不微，不知是非，属意勿去，乃知新故。色

míng bù cū chén yāo wéi shèn bù míng bù zé qí bìng bú shèn
明不粗，沉夭为甚；不明不泽，其病不甚。

qí sè sàn jū jū rán wèi yǒu jù qí bìng sàn ér qì tòng jù
其色散，驹驹然未有聚，其病散而气痛，聚

wèi chéng yě
未成也。

shèn chéng xīn xīn xiān bìng shèn wéi yìng sè jiē rú
肾乘心，心先病，肾为应，色皆如

shì nán zǐ sè zài yú miàn wáng wéi xiǎo fù tòng xià wéi luǎn
是。男子色在于面王，为小腹痛；下为卵

tòng qí yuán zhí wéi jīng tòng gāo wéi běn xià wéi shǒu hú shàn
痛。其圆直为茎痛，高为本，下为首，狐疝

tuí yīn zhī shǔ yě nǚ zǐ zài yú miàn wáng wéi páng guāng zǐ
癀阴之属也。女子在于面王，为膀胱、子

chǔ zhī bìng sàn wéi tòng tuán wéi jù fāng yuán zuǒ yòu gè rú
处之病，散为痛，抟为聚，方员左右，各如

qí sè xíng qí suí ér xià zhì zhī wéi yín yǒu rùn rú gāo
其色形。其随而下至脵①为淫，有润如膏

zhuàng wéi bào shí bù jié zuǒ wéi zuǒ yòu wéi yòu qí sè
状，为暴食不洁。左为左，右为右。其色

yǒu xié jù sàn ér bù duān miàn sè suǒ zhǐ zhě yě sè zhě
有邪，聚散而不端，面色所指者也。色者，

qīng hēi chì bái huáng jiē duān mǎn yǒu bié xiāng bié xiāng chì zhě
青黑赤白黄，皆端满有别乡。别乡赤者，

qí sè chì dà rú yú jiá zài miàn wáng wéi bù rì qí sè shàng
其色赤大如榆荚，在面王为不日。其色上

---

① 脵：疑为"脉"之形误，脉为"脣"之借字。《甲乙经》作"𩩲"。

五色第四十九

黄帝内经

八五一

锐，首空上向，下锐下向，在左右如法。

以五色命藏，青为肝，赤为心，白为肺，黄为脾，黑为肾。肝合筋，心合脉，肺合皮，脾合肉，肾合骨也。

论勇第五十

扫码听音频

黄帝问于少俞曰：有人于此，并行并立，其年之长少等也，衣之厚薄均也，卒然遇烈风暴雨，或病，或不病，或皆病，或皆不病，其故何也？

少俞曰：帝问何急？

黄帝曰：愿尽闻之。

少俞曰：春青①风，夏阳风，秋凉风，冬寒风。凡此四时之风者，其所病各不同形。

黄帝曰：四时之风，病人如何？

① 青：《甲乙经》改为"温"，与以下三句义合。

少俞曰：黄色薄皮弱肉者，不胜春之虚风；白色薄皮弱肉者，不胜夏之虚风；青色薄皮弱肉，不胜秋之虚风；赤色薄皮弱肉，不胜冬之虚风也。

黄帝曰：黑色不病乎？

少俞曰：黑色而皮厚肉坚，固不伤于四时之风。其皮薄而肉不坚，色不一者，长夏至而有虚风者，病矣。其皮厚而肌肉坚者，长夏至而有虚风，不病矣。其皮厚而肌肉坚者，必重感于寒，外内皆然，乃病。

黄帝曰：善。

黄帝曰：夫人之忍痛与不忍痛者，非勇怯之分也。夫勇士之不忍痛者，见难则前，见痛则止；夫怯士之忍痛者，闻难则

恐，遇痛不动。夫勇士之忍痛者，见难不
恐，遇痛不动；夫怯士之不忍痛者，见难与
痛，目转面盼，恐不能言，失气惊，颜色
变化，乍死乍生。余见其然也，不知其何
由，愿闻其故。

少俞曰：夫忍痛与不忍痛者，皮肤之薄
厚，肌肉之坚脆缓急之分也，非勇怯之谓
也。

黄帝曰：愿闻勇怯之所由然。

少俞曰：勇士者，目深以固，长衡直
扬，三焦理横，其心端直，其肝大以坚，
其胆满以傍，怒则气盛而胸张，肝举而胆
横，眦裂而目扬，毛起而面苍，此勇士之由
然者也。

黄帝曰：愿闻怯士之所由然。

少俞曰：怯士者，目大而不减，阴阳相失，其焦理纵，䯏骭短而小，肝系缓，其胆不满而纵，肠胃挺，胁下空，虽方大怒，气不能满其胸，肝肺虽举，气衰复下，故不能久怒，此怯士之所由然者也。

黄帝曰：怯士之得酒，怒不避勇士者，何藏使然？

少俞曰：酒者，水谷之精，熟谷之液也。其气慓悍，其入于胃中，则胃胀，气上逆，满于胸中，肝浮胆横。当是之时，固比于勇士，气衰则悔。与勇士同类，不知避之，名曰酒悖也。

bèi shù dì wǔ shí yī

背腧第五十一

扫码听音频

huáng dì wèn yú qí bó yuē　　yuàn wén wǔ zàng zhī shù chū yú
黄帝问于岐伯曰：愿闻五藏之腧出于

bèi zhě
背者。

qí bó yuē　　xiōng zhōng dà shù zài zhù gǔ zhī duān　　fèi shù
岐伯曰：胸中大腧在杼骨之端，肺腧

zài sān jiāo zhī jiān　　xīn shù zài wǔ jiāo zhī jiān　　gé shù zài qī jiāo
在三焦之间，心腧在五焦之间，膈腧在七焦

zhī jiān　　gān shù zài jiǔ jiāo zhī jiān　　pí shù zài shí yī jiāo zhī
之间，肝腧在九焦之间，脾腧在十一焦之

jiān　　shèn shù zài shí sì jiāo zhī jiān　　jiē jiā jǐ xiāng qù sān cùn
间，肾腧在十四焦之间。皆挟脊相去三寸

suǒ　　zé yù dé ér yàn zhī　　àn qí chù　　yìng zài zhōng ér tòng
所，则欲得而验之，按其处，应在中而痛

jiě　　nǎi qí shù yě　　jiǔ zhī zé kě　　cì zhī zé bù kě　　qì
解，乃其腧也。灸之则可，刺之则不可。气

shèng zé xiè zhī　　xū zé bǔ zhī　　yǐ huǒ bǔ zhě　　wú chuī qí
盛则泻之，虚则补之。以火补者，毋吹其

火，须自灭也；以火泻之，疾吹其火，传①
其艾，须其火灭也。

---

① 传：《黄帝内经太素》作"傅"，杨注"傅音付，以手拥傅其艾吹之，使火气不散也。"。

卫气第五十二

扫码听音频

黄帝曰：五藏者，所以藏精神魂魄者也；六府者，所以受水谷而行化物者也。其气内干五藏，而外络肢节。其浮气之不循经者，为卫气；其精气之行于经者，为营气。阴阳相随，外内相贯，如环之无端。亭亭淳淳乎，孰能穷之。然其分别阴阳，皆有标本虚实所离之处。能别阴阳十二经者，知病之所生；候虚实之所在者，能得病之高下；知六府之气街者，能知解结契绍于门户；能知虚石之坚软者，知补泻之所在；能知六经标本者，可以无惑于天下。

岐伯曰：博哉圣帝之论！臣请尽意悉

言之。足太阳之本，在跟以上五寸中，

标在两络命门。命门者，目也。足少阳之

本，在窍阴之间，标在窗笼之前。窗笼者，

耳也。足少阴之本，在内踝下上三寸中，

标在背腧与舌下两脉也。足厥阴之本，在行

间上五寸所，标在背腧也。足阳明之本，

在厉兑，标在人迎颊挟颃颡也。足太阴之

本，在中封前上四寸之中，标在背腧与舌

本也。手太阳之本，在外踝之后，标在命门

之上一寸也。手少阳之本，在小指次指之

间上二寸，标在耳后上角下外眦也。手阳

明之本，在肘骨中，上至别阳，标在颜下

合钳上也。手太阴之本，在寸口之中，标在腋内动也。手少阴之本，在锐骨之端，标在背腧也。手心主之本，在掌后两筋之间二寸中，标在腋下下三寸也。凡候此者，下虚则厥，下盛则热；上虚则眩，上盛则热痛。故石者绝而止之，虚者引而起之。

请言气街：胸气有街，腹气有街，头气有街，胫气有街。故气在头者，止之于脑；气在胸者，止之膺与背腧；气在腹者，止之背腧，与冲脉于脐左右之动脉者；气在胫者，止之于气街，与承山踝上以下。取此者用毫针，必先按而在久应于手，乃刺而予之。所治者，头痛眩仆，腹痛中满暴胀，及有新积。痛可移者，易已也；积不痛，难已_{yǐ}也_{yě}。

lùn tòng dì wǔ shí sān
论痛第五十三

扫码听音频

huáng dì wèn yú shào shù yuē　　jīn gǔ zhī qiáng ruò　　jī ròu
黄帝问于少俞曰：筋骨之强弱，肌肉

zhī jiān cuì　　pí fū zhī hòu bó　　còu lǐ zhī shū mì　　gè bù
之坚脆，皮肤之厚薄，腠理之疏密，各不

tóng　　qí yú zhēn shí huǒ ruò zhī tòng hé rú　　cháng wèi zhī hòu bó jiān
同，其于针石火焫之痛何如？肠胃之厚薄坚

cuì yì bù děng　　qí yú dú yào hé rú　　yuàn jìn wén zhī
脆亦不等，其于毒药何如？愿尽闻之。

shào shù yuē　　rén zhī gǔ qiáng jīn ruò ròu huǎn pí fū hòu zhě
少俞曰：人之骨强筋弱肉缓皮肤厚者

nài tòng　　qí yú zhēn shí zhī tòng　　huǒ ruò yì rán
耐痛，其于针石之痛，火焫亦然。

huáng dì yuē　　qí nài huǒ ruò zhě　　hé yǐ zhī zhī
黄帝曰：其耐火焫者，何以知之？

shào shù dá yuē　　jiā yǐ hēi sè ér měi gǔ zhě　　nài huǒ
少俞答曰：加以黑色而美骨者，耐火

ruò
焫。

huáng dì yuē　　qí bù nài zhēn shí zhī tòng zhě　　hé yǐ zhī
黄帝曰：其不耐针石之痛者，何以知

zhī
之？

　　shào shù yuē　　　jiān ròu bó pí zhě　　　bù nài zhēn shí zhī tòng
　　少俞曰：坚肉薄皮者，不耐针石之痛，

yú huǒ ruò yì rán
于火焫亦然。

　　huáng dì yuē　　rén zhī bìng　　huò tóng shí ér shāng　　huò yì
　　黄帝曰：人之病，或同时而伤，或易

yǐ　　huò nán yǐ　　qí gù hé rú
已，或难已，其故何如？

　　shào shù yuē　　　tóng shí ér shāng　　　qí shēn duō rè zhě yì
　　少俞曰：同时而伤，其身多热者易

yǐ　　duō hán zhě nán yǐ
已，多寒者难已。

　　huáng dì yuē　　rén zhī shèng dú　　hé yǐ zhī zhī
　　黄帝曰：人之胜毒，何以知之？

　　shào shù yuē　　wèi hòu sè hēi dà gǔ jí féi zhě　　jiē shèng
　　少俞曰：胃厚色黑大骨及肥者，皆胜

dú　　gù qí shòu ér bó wèi zhě　　jiē bù shèng dú yě
毒，故其瘦而薄胃者，皆不胜毒也。

扫码听音频

tiānnián dì wǔ shí sì
天年第五十四

huáng dì wèn yú qí bó yuē　　yuàn wén rén zhī shǐ shēng　hé
黄帝问于岐伯曰：愿闻人之始生，何

qì zhù wéi jī　　hé lì ér wéi dùn　　hé shī ér sǐ　　hé dé ér
气筑为基？何立而为楯？何失而死？何得而

shēng
生？

qí bó yuē　　yǐ mǔ wéi jī　　yǐ fù wéi dùn　　shī shén zhě
岐伯曰：以母为基，以父为楯，失神者

sǐ　　dé shén zhě shēng yě
死，得神者生也。

huáng dì yuē　　hé zhě wéi shén
黄帝曰：何者为神？

qí bó yuē　　xuè qì yǐ hé　　yíng① wèi yǐ tōng　　wǔ
岐伯曰：血气已和，荣①卫已通，五

zàng yǐ chéng　　shén qì shě xīn　　hún pò bì jù　　nǎi chéng wéi
藏已成，神气舍心，魂魄毕具，乃成为

rén
人。

huáng dì yuē　　rén zhī shòu yāo gè bù tóng　　huò yāo shòu
黄帝曰：人之寿夭各不同，或夭寿，

① 荣：通"营"。

或卒死，或病久，愿闻其道。

岐伯曰：五藏坚固，血脉和调，肌肉解利，皮肤致密，营卫之行不失其常，呼吸微徐，气以度行，六府化谷，津液布扬，各如其常，故能长久。

黄帝曰：人之寿百岁而死，何以致之？

岐伯曰：使道隧以长，基墙高以方，通调营卫，三部三里起，骨高肉满，百岁乃得终。

黄帝曰：其气之盛衰，以至其死，可得闻乎？

岐伯曰：人生十岁，五藏始定，血气已通，其气在下，故好走。二十岁，血气始盛，肌肉方长，故好趋；三十岁，五藏大定，肌肉坚固，血脉盛满，故好步；四十岁，五藏六府十二经脉，皆大盛以平定，腠理始疏，荣华颓落，发颇斑白，平盛不摇，故好坐；五十岁，肝气始衰，肝叶始薄，胆汁始灭①，目始不明；六十岁，心气始衰，苦忧悲，血气懈惰，故好卧；七十岁，脾气虚，皮肤枯；八十岁，肺气衰，魄离，故言善误；九十岁，肾气焦，四藏经脉空虚；百岁，五藏皆虚，神气皆去，形骸独居而终矣。

黄帝曰：其不能终寿而死者，何如？

岐伯曰：其五藏皆不坚，使道不长，

---

① 灭：《黄帝内经太素》《甲乙经》均作"减"。

空外以张，喘息暴疾；又卑基墙，薄脉少血，其肉不实，数中风寒，血气虚，脉不通，真邪相攻，乱而相引，故中寿而尽也。

_{nì shùn dì wǔ shí wǔ}
逆顺第五十五

扫码听音频

_{huáng dì wèn yú bó gāo yuē} _{yú wén qì yǒu nì shùn} _{mài}
黄帝问于伯高曰：余闻气有逆顺，脉

_{yǒu shèng shuāi} _{cì yǒu dà yuē} _{kě dé wén hū}
有盛衰，刺有大约，可得闻乎？

_{bó gāo yuē} _{qì zhī nì shùn zhě} _{suǒ yǐ yìng tiān dì} _{yīn}
伯高曰：气之逆顺者，所以应天地、阴

_{yáng} _{sì shí} _{wǔ xíng yě} _{mài zhī shèng shuāi zhě} _{suǒ yǐ hòu}
阳、四时、五行也；脉之盛衰者，所以候

_{xuè qì zhī xū shí yǒu yú bù zú} _{cì zhī dà yuē zhě} _{bì míng zhī}
血气之虚实有余不足。刺之大约者，必明知

_{bìng zhī kě cì} _{yǔ qí wèi kě cì} _{yǔ qí yǐ bù kě cì yě}
病之可刺，与其未可刺，与其已不可刺也。

_{huáng dì yuē} _{hòu zhī nài hé}
黄帝曰：候之奈何？

_{bó gāo yuē} _{bīng fǎ} _{yuē} _{wú yíng péng péng zhī qì}
伯高曰：《兵法》曰：无迎逢逢之气，

_{wú jī táng táng zhī zhèn} _{cì fǎ} _{yuē} _{wú cì hè hè zhī}
无击堂堂之阵。《刺法》曰：无刺熇熇之

_{rè} _{wú cì lù lù zhī hàn} _{wú cì gǔn gǔn zhī mài} _{wú cì bìng}
热，无刺漉漉之汗，无刺浑浑之脉，无刺病

与脉相逆者。

黄帝曰：候其可刺奈何？

伯高曰：上工，刺其未生者也；其

次，刺其未盛者也；其次，刺其已衰者

也。下工，刺其方袭者也，与其形之盛者

也，与其病之与脉相逆者也。故曰：方其

盛也，勿敢毁伤，刺其已衰，事必大昌。

故曰：上工治未病，不治已病，此之谓也。

wǔ wèi dì wǔ shí liù
五味第五十六

扫码听音频

huáng dì yuē   yuàn wén gǔ qì yǒu wǔ wèi   qí rù wǔ
黄帝曰：愿闻谷气有五味，其入五

zàng   fēn bié nài hé
藏，分别奈何？

bó gāo yuē   wèi zhě   wǔ zàng liù fǔ zhī hǎi yě   shuǐ
伯高曰：胃者，五藏六府之海也，水

gǔ jiē rù yú wèi   wǔ zàng liù fǔ jiē bǐng qì yú wèi   wǔ wèi gè
谷皆入于胃，五藏六府皆禀气于胃。五味各

zǒu qí suǒ xǐ   gǔ wèi suān   xiān zǒu gān   gǔ wèi kǔ   xiān zǒu
走其所喜，谷味酸，先走肝；谷味苦，先走

xīn   gǔ wèi gān   xiān zǒu pí   gǔ wèi xīn   xiān zǒu fèi   gǔ
心；谷味甘，先走脾；谷味辛，先走肺；谷

wèi xián   xiān zǒu shèn   gǔ qì jīn yè yǐ xíng   yíng wèi dà tōng
味咸，先走肾。谷气津液已行，营卫大通，

nǎi huà zāo pò   yǐ cì chuán xià
乃化糟粕，以次传下。

huáng dì yuē   yíng wèi zhī xíng nài hé
黄帝曰：营卫之行奈何？

bó gāo yuē   gǔ shǐ rù yú wèi   qí jīng wēi zhě   xiān chū
伯高曰：谷始入于胃，其精微者，先出

于胃之两焦，以溉五藏，别出两行，营卫之
道。其大气之抟而不行者，积于胸中，命
曰气海。出于肺，循喉咽，故呼则出，吸则
入。天地之精气，其大数常出三入一，故
谷不入，半日则气衰，一日则气少矣。

黄帝曰：谷之五味，可得闻乎？

伯高曰：请尽言之。五谷：秔米甘，麻
酸，大豆咸，麦苦，黄黍辛。五果：枣甘，
李酸，栗咸，杏苦，桃辛。五畜：牛甘，
犬酸，猪咸，羊苦，鸡辛。五菜：葵甘，韭
酸，藿咸，薤苦，葱辛。

五色：黄色宜甘，青色宜酸，黑色宜
咸，赤色宜苦，白色宜辛。凡此五者，各有所

宜。五宜：所言五色①者，脾病者，宜食秔

米饭，牛肉、枣、葵；心病者，宜食麦、羊

肉、杏、薤；肾病者，宜食大豆黄卷、猪

肉、栗、藿；肝病者，宜食麻、犬肉、李、

韭；肺病者，宜食黄黍、鸡肉、桃、葱。

五禁：肝病禁辛，心病禁咸，脾病禁

酸，肾病禁甘，肺病禁苦。

肝色青，宜食甘，秔米饭、牛肉、枣、

葵皆甘。心色赤，宜食酸，犬肉、麻、李、

韭皆酸。脾色黄，宜食咸，大豆、豕肉、

栗、藿皆咸。肺色白，宜食苦，麦、羊肉、

杏、薤皆苦。肾色黑，宜食辛，黄黍、鸡

肉、桃、葱皆辛。

---

① 色：《黄帝内经太素》作"宜"。

扫码听音频

huáng dì wèn yú qí bó yuē　shuǐ yǔ fū zhàng　gǔ zhàng
黄帝问于岐伯曰：水与肤胀、鼓胀、

cháng xùn　shí jiǎ　shí shuǐ　hé yǐ bié zhī
肠覃、石瘕、石水，何以别之？

qí bó dá yuē　shuǐ shǐ qǐ yě　mù kē shàng wēi zhǒng
岐伯答曰：水始起也，目窠上微肿，

rú xīn wò qǐ zhī zhuàng　qí jǐng mài dòng　shí ké　yīn gǔ jiān
如新卧起之状，其颈脉动，时咳，阴股间

hán　zú jìng zhǒng　fù nǎi dà　qí shuǐ yǐ chéng yǐ　yǐ shǒu
寒，足胫瘇，腹乃大，其水已成矣。以手

àn qí fù　suí shǒu ér qǐ　rú guǒ shuǐ zhī zhuàng　cǐ qí hòu
按其腹，随手而起，如裹水之状，此其候

yě
也。

huáng dì yuē　fū zhàng hé yǐ hòu zhī
黄帝曰：肤胀何以候之？

qí bó yuē　fū zhàng zhě　hán qì kè yú pí fū zhī
岐伯曰：肤胀者，寒气客于皮肤之

jiān　kōng kōng rán bù jiān　fù dà　shēn jìn zhǒng　pí hòu　àn
间，壳壳然不坚，腹大，身尽肿，皮厚，按

其腹窅而不起，腹色不变。此其候也。

鼓胀何如？

岐伯曰：腹胀身皆大，大与肤胀等也，色苍黄，腹筋起。此其候也。

肠覃何如？

岐伯曰：寒气客于肠外，与卫气相搏，气不得荣，因有所系，癖而内著，恶气乃起，瘜肉乃生。其始生也，大如鸡卵，稍以益大，至其成，如怀子之状，久者离岁，按之则坚，推之则移，月事以时下。此其候也。

石瘕何如？

岐伯曰：石瘕生于胞中，寒气客于子门，子门闭塞，气不得通，恶血当泻不泻，

pēi yǐ liú zhǐ rì yǐ yì dà　　zhuàng rú huái zǐ　　yuè shì bù yǐ
胚以留止日以益大，状如怀子，月事不以

shí xià　　jiē shēng yú nǚ zǐ　　kě dǎo ér xià
时下。皆生于女子。可导而下。

huáng dì yuē　　fū zhàng　　gǔ zhàng kě cì yé
黄帝曰：肤胀、鼓胀可刺邪？

qí bó yuē　　xiān xiè qí zhàng zhī xuè luò　　hòu tiáo qí
岐伯曰：先泻其胀之血络，后调其

jīng　　cì qù qí xuè luò yě
经，刺去其血络也。

贼风第五十八
zéi fēng dì wǔ shí bā

扫码听音频

黄帝曰：夫子言贼风邪气之伤人也，令人病焉，今有其不离屏蔽，不出室穴之中，卒然病者，非不离贼风邪气，其故何也？

岐伯曰：此皆尝有所伤于湿气，藏于血脉之中，分肉之间，久留而不去。若有所堕坠，恶血在内而不去。卒然喜怒不节，饮食不适，寒温不时，腠理闭而不通。其开而遇风寒，则血气凝结，与故邪相袭，则为寒痹。其有热则汗出，汗出则受风，虽不遇贼风邪气，必有因加而发焉。

黄帝曰：今夫子之所言者，皆病人之所自知也。其毋所遇邪气，又毋怵惕之所志，卒然而病者，其故何也？唯有因鬼神之事乎？

岐伯曰：此亦有故邪留而未发，因而志有所恶，及有所慕，血气内乱，两气相搏。其所从来者微，视之不见，听而不闻，故似鬼神。

黄帝曰：其祝而已者，其故何也？

岐伯曰：先巫者，因知百病之胜，先知其病之所从生者，可祝而已也。

卫气失常第五十九
wèi qì shī cháng dì wǔ shí jiǔ

扫码听音频

huáng dì yuē　　wèi qì zhī liú yú fù zhōng　　chù jī bù
黄帝曰：卫气之留于腹中，搐积不

xíng　　yùn yùn bù dé cháng suǒ　　shǐ rén zhī xié wèi zhōng mǎn　　chuǎn
行，苑蕴不得常所，使人支胁胃中满，喘

hū nì xī zhě　　hé yǐ qù zhī
呼逆息者，何以去之？

bó gāo yuē　　qí qì jī yú xiōng zhōng zhě　　shàng qǔ zhī
伯高曰：其气积于胸中者，上取之；

jī yú fù zhōng zhě　　xià qǔ zhī　　shàng xià jiē mǎn zhě　　páng qǔ
积于腹中者，下取之；上下皆满者，傍取

zhī
之。

huáng dì yuē　　qǔ zhī nài hé
黄帝曰：取之奈何？

bó gāo duì yuē　　jī yú shàng　　xiè rén yíng　　tiān tū　　hóu
伯高对曰：积于上，泻人迎、天突、喉

zhōng　　jī yú xià zhě　　xiè sān lǐ yǔ qì jiē　　shàng xià jiē mǎn
中；积于下者，泻三里与气街；上下皆满

zhě　　shàng xià qǔ zhī　　yǔ jì xié zhī xià yí cùn　　zhòng zhě　　jī
者，上下取之，与季胁之下一寸；重者，鸡

足取之。诊视其脉大而弦急，及绝不至者，

及腹皮急甚者，不可刺也。

黄帝曰：善。

黄帝问于伯高曰：何以知皮肉、气

血、筋骨之病也？

伯高曰：色起两眉薄泽者，病在皮；

唇色青黄赤白黑者，病在肌肉；营气濡然

者，病在血气；目色青黄赤白黑者，病在

筋；耳焦枯受尘垢，病在骨。

黄帝曰：病形何如，取之奈何？

伯高曰：夫百病变化，不可胜数，然

皮有部，肉有柱，血气有输，骨有属。

黄帝曰：愿闻其故。

伯高曰：皮之部，输于四末；肉之柱，

在臂胫诸阳分肉之间，与足少阴分间；血气之输，输于诸络，气血留居，则盛而起；筋部无阴无阳，无左无右，候病所在；骨之属者，骨空之所以受益①而益脑髓者也。

黄帝曰：取之奈何？

伯高曰：夫病变化，浮沉深浅，不可胜穷，各在其处，病间者浅之，甚者深之，间者小②之，甚者众之，随变而调气，故曰上工。

黄帝问于伯高曰：人之肥瘦、大小、寒温，有老壮少小，别之奈何？

伯高对曰：人年五十已上为老，三十已上为壮，十八已上为少，六岁已上为

---

① 益：《甲乙经》作"液"。
② 小：《甲乙经》作"少"。

小。

黄帝曰：何以度知其肥瘦？

伯高曰：人有肥、有膏、有肉。

黄帝曰：别此奈何？

伯高曰：腘肉坚，皮满者，肥。腘肉不坚，皮缓者，膏。皮肉不相离者，肉。

黄帝曰：身之寒温何如？

伯高曰：膏者其肉淖，而粗理者身寒，细理者身热。脂者其肉坚，细理者热，粗理者寒。

黄帝曰：其肥瘦、大小奈何？

伯高曰：膏者，多气而皮纵缓，故能纵腹垂腴。肉者，身体容大。脂者，其身收小。

黄帝曰：三者之气血多少何如？

伯高曰：膏者多气，多气者热，热者耐寒。肉者多血则充形，充形则平。脂者，其血清，气滑少，故不能大。此别于众人者也。

黄帝曰：众人奈何？

伯高曰：众人皮肉脂膏，不能相加也，血与气不能相多，故其形不小不大，各自称其身，命曰众人。

黄帝曰：善。治之奈何？

伯高曰：必先别其三形，血之多少，气之清浊，而后调之，治无失常经。是故膏人，纵腹垂腴；肉人者，上下容大；脂人者，虽脂不能大者。

玉版第六十

扫码听音频

黄帝曰：余以小针为细物也，夫子乃言上合之于天，下合之于地，中合之于人，余以为过针之意矣，愿闻其故。

岐伯曰：何物大于天乎？夫大于针者，惟五兵者焉。五兵者，死之备也，非生之具。且夫人者，天地之镇也，其不可不参乎？夫治民者，亦唯针焉。夫针之与五兵，其孰小乎？

黄帝曰：病之生时，有喜怒不测，饮食不节，阴气不足，阳气有余，营气不行，乃发为痈疽。阴阳不通，两热相搏，乃化为脓，小针能取之乎？

岐伯曰：圣人不能使化者，为之，邪不可留也。故两军相当，旗帜相望，白刃陈于中野者，此非一日之谋也。能使其民，令行禁止，士卒无白刃之难者，非一日之教也，须臾之得也。夫至使身被痈疽之病，脓血之聚者，不亦离道远乎？夫痈疽之生，脓血之成也，不从天下，不从地出，积微之所生也。故圣人自治于未有形也，愚者遭其已成也。

黄帝曰：其已形，不予遭，脓已成，不予见，为之奈何？

岐伯曰：脓已成，十死一生，故圣人

弗使已成，而明为良方，著之竹帛，使能

者踵而传之后世，无有终时者，为其不予

遭也。

黄帝曰：其已有脓血而后遭乎？不导

之以小针治乎？

岐伯曰：以小治小者其功小，以大治大

者多害，故其已成脓血者，其唯砭石铍锋

之所取也。

黄帝曰：多害者其不可全乎？

岐伯曰：其在逆顺焉。

黄帝曰：愿闻逆顺。

岐伯曰：以为伤者，其白眼青、黑眼小，

是一逆也；内药而呕者，是二逆也；腹痛渴

甚，是三逆也；肩项中不便，是四逆也；

音嘶色脱，是五逆也。除此五者，为顺矣。

黄帝曰：诸病皆有逆顺，可得闻乎?

岐伯曰：腹胀、身热、脉大，是一逆也；腹鸣而满，四肢清，泄，其脉大，是二逆也；衄而不止，脉大，是三逆也；咳而溲血，脱形，其脉小劲，是四逆也；咳，脱形身热，脉小以疾，是谓五逆也。如是者，不过十五日而死矣。

其腹大胀，四末清，脱形，泄甚，是一逆也；腹胀便血，其脉大，时绝，是二逆也；咳溲血，形肉脱，脉搏，是三逆也；呕血，胸满引背，脉小而疾，是四逆也；咳呕腹胀，且飧泄，其脉绝，是五逆也。如是者，不及一时而死矣。工不察此者而刺之，是谓逆治。

黄帝曰：夫子之言针甚骏，以配天地，上数天文，下度地纪，内别五藏，外次六府，经脉二十八会，尽有周纪。能杀生人，不能起死者，子能反之乎？

岐伯曰：能杀生人，不能起死者也。

黄帝曰：余闻之则为不仁，然愿闻其道，弗行于人。

岐伯曰：是明道也，其必然也。其如刀剑之可以杀人，如饮酒使人醉也，虽勿诊，犹可知矣。

黄帝曰：愿卒闻之。

岐伯曰：人之所受气者，谷也。谷之所注者，胃也。胃者，水谷气血之海也。海之所行云气者，天下也。胃之所出气血者，经隧也。经隧者，五藏六府之大络也，迎而夺之而已矣。

黄帝曰：上下有数乎?

岐伯曰：迎之五里，中道而止，五至而已，五往而藏之气尽矣，故五五二十五而竭其输矣，此所谓夺其天气者也，非能绝其命而倾其寿者也。

黄帝曰：愿卒闻之。

岐伯曰：阙门而刺之者，死于家中；入门而刺之者，死于堂上。

黄帝曰：善乎方，明哉道，请著之玉版，以为重宝，传之后世，以为刺禁，令民勿敢犯也。

扫码听音频

wǔ jìn dì liù shí yī

五禁第六十一

huáng dì wèn yú qí bó yuē　　yú wén cì yǒu wǔ jìn　　hé

黄帝问于岐伯曰：余闻刺有五禁，何

wèi wǔ jìn

谓五禁？

qí bó yuē　　jìn qí bù kě cì yě

岐伯曰：禁其不可刺也。

huáng dì yuē　　yú wén cì yǒu wǔ duó

黄帝曰：余闻刺有五夺。

qí bó yuē　　wú xiè qí bù kě duó zhě yě

岐伯曰：无泻其不可夺者也。

huáng dì yuē　　yú wén cì yǒu wǔ guò

黄帝曰：余闻刺有五过。

qí bó yuē　　bǔ xiè wú guò qí dù

岐伯曰：补泻无过其度。

huáng dì yuē　　yú wén cì yǒu wǔ nì

黄帝曰：余闻刺有五逆。

qí bó yuē　　bìng yǔ mài xiāng nì　　mìng yuē wǔ nì

岐伯曰：病与脉相逆，命曰五逆。

huáng dì yuē　　yú wén cì yǒu jiǔ yí

黄帝曰：余闻刺有九宜。

岐伯曰：明知九针之论，是谓九宜。

黄帝曰：何谓五禁？愿闻其不可刺之时。

岐伯曰：甲乙日自乘，无刺头，无发蒙于耳内。丙丁日自乘，无振埃于肩喉廉泉。戊己日自乘四季，无刺腹，去爪泻水。庚辛日自乘，无刺关节于股膝。壬癸日自乘，无刺足胫。是谓五禁。

黄帝曰：何谓五夺？

岐伯曰：形肉已夺，是一夺也；大夺血之后，是二夺也；大汗出之后，是三夺也；大泄之后，是四夺也；新产及大血之后，是五夺也。此皆不可泻。

黄帝曰：何谓五逆？

岐伯曰：热病脉静，汗已出脉盛躁，是一逆也；病泄，脉洪大，是二逆也；著痹不移，䐃肉破，身热，脉偏绝，是三逆也；淫而夺形，身热，色夭然白，及后下血衃，血衃笃重，是谓四逆也；寒热夺形，脉坚搏，是谓五逆也。

dòng shū dì liù shí èr
动输第六十二

扫码听音频

huáng dì yuē jīng mài shí èr ér shǒu tài yīn zú shào
黄帝曰：经脉十二，而手太阴、足少

yīn yángmíng dú dòng bù xiū hé yě
阴、阳明独动不休，何也？

qí bó yuē shì míng wèi mài yě wèi wéi wǔ zàng liù fǔ
岐伯曰：是明胃脉也。胃为五藏六府

zhī hǎi qí qīng qì shàng zhù yú fèi fèi qì cóng tài yīn ér xíng
之海，其清气上注于肺，肺气从太阴而行

zhī qí xíng yě yǐ xī wǎng lái gù rén yì hū mài zài dòng
之，其行也，以息往来，故人一呼脉再动，

yì xī mài yì zài dòng hū xī bù yǐ gù dòng ér bù zhǐ
一吸脉亦再动，呼吸不已，故动而不止。

huáng dì yuē qì zhī guò yú cùn kǒu yě shàng shí yān
黄帝曰：气之过于寸口也，上十焉

xī xià bā yān fú hé dào cóng huán bù zhī qí jí
息，下八焉伏，何道从还？不知其极。

qí bó yuē qì zhī lí zàng yě cù rán rú gōng nǔ zhī
岐伯曰：气之离藏也，卒然如弓弩之

fā rú shuǐ zhī xià àn shàng yú yú yǐ fǎn shuāi qí yú qì shuāi
发，如水之下岸，上于鱼以反衰，其余气衰

散以逆上，故其行微。

黄帝曰：足之阳明何因而动？

岐伯曰：胃气上注于肺，其悍气上冲头者，循咽，上走空窍，循眼系，入络脑，出颃，下客主人，循牙车，合阳明，并下人迎，此胃气别走于阳明者也。故阴阳上下，其动也若一。故阳病而阳脉小者为逆；阴病而阴脉大者为逆。故阴阳俱静俱动，若引绳相倾者病。

黄帝曰：足少阴何因而动？

岐伯曰：冲脉者，十二经之海也，与少阴之大络，起于肾下，出于气街，循阴股内廉，邪入腘中，循胫骨内廉，并少阴之经，下入内踝之后，入足下。其别者，邪入踝，

chū zhǔ fū shàng rù dà zhǐ① zhī jiān zhù zhū luò yǐ wēn
出属跗上，入大指①之间，注诸络，以温

zú jìng cǐ mài zhī cháng dòng zhě yě
足胫。此脉之常动者也。

huáng dì yuē yíng wèi zhī xíng yě shàng xià xiāng guàn rú
　　黄帝曰：营卫之行也，上下相贯，如

huán zhī wú duān jīn yǒu qí cù rán yù xié qì jí féng dà hán
环之无端，今有其卒然遇邪气，及逢大寒，

shǒu zú xiè duò qí mài yīn yáng zhī dào xiāng shū zhī huì xíng
手足懈惰，其脉阴阳之道，相输之会，行

xiāng shī yě qì hé yóu huán
相失也，气何由还？

qí bó yuē fú sì mò yīn yáng zhī huì zhě cǐ qì zhī
　　岐伯曰：夫四末阴阳之会者，此气之

dà luò yě sì jiē zhě qì zhī jìng lù yě gù luò jué zé jìng
大络也；四街者，气之径路也。故络绝则径

tōng sì mò jiě zé qì cóng hé xiāng shū rú huán
通，四末解则气从合，相输如环。

huáng dì yuē shàn cǐ suǒ wèi rú huán wú duān mò zhī
　　黄帝曰：善。此所谓如环无端，莫知

qí jì zhōng ér fù shǐ cǐ zhī wèi yě
其纪，终而复始，此之谓也。

① 大指：汪昂："大指当作小趾为是。《经脉》篇：肾足少阴之脉，
起于小指之下。"

动输第六十二

黄帝内经

八九五

wǔ wèi lùn dì liù shí sān
五味论第六十三

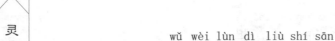

huáng dì wèn yú shào shù yuē　　wǔ wèi rù yú kǒu yě　　gè
黄帝问于少俞曰：五味入于口也，各

yǒu suǒ zǒu　　gè yǒu suǒ bìng　　suān zǒu jīn　　duō shí zhī　　lìng rén
有所走，各有所病。酸走筋，多食之，令人

lóng　　xián zǒu xuè　　duō shí zhī　　lìng rén kě　　xīn zǒu qì　　duō
癃；咸走血，多食之，令人渴；辛走气，多

shí zhī　　lìng rén dòng xīn　　kǔ zǒu gǔ　　duō shí zhī　　lìng rén biàn
食之，令人洞心；苦走骨，多食之，令人变

ǒu　　gān zǒu ròu　　duō shí zhī　　lìng rén mán xīn　　yú zhī qí rán
呕；甘走肉，多食之，令人悗心。余知其然

yě　　bù zhī qí hé yóu　　yuàn wén qí gù
也，不知其何由，愿闻其故。

shào shù dá yuē　　suān rù yú wèi　　qí qì sè yǐ shōu　　shàng
少俞答曰：酸入于胃，其气涩以收，上

zhī liǎng jiāo　　fú néng chū rù yě　　bù chū jí liú yú wèi zhōng
之两焦，弗能出入也，不出即留于胃中，

wèi zhōng hé wēn　　zé xià zhù páng guāng　　páng guāng zhī bāo　　bó
胃中和温，则下注膀胱，膀胱之胞①薄

yǐ nuò　　dé suān zé suō quǎn　　yuē ér bù tōng　　shuǐ dào bù xíng
以懦，得酸则缩绻，约而不通，水道不行，

---

① 胞：杨上善作"皮"解，极是。

故癃。阴者，积筋之所终也，故酸入而走筋矣。

黄帝曰：咸走血，多食之，令人渴，何也？

少俞曰：咸入于胃，其气上走中焦，注于脉，则血气走之，血与咸相得则凝，凝则胃中汁注之，注之则胃中竭，竭则咽路焦，故舌本干而善渴。血脉者，中焦之道也，故咸入而走血矣。

黄帝曰：辛走气，多食之，令人洞心，何也？

少俞曰：辛入于胃，其气走于上焦，上焦者，受气而营诸阳者也，姜韭之气熏之，营卫之气不时受之，久留心下，故洞心。辛与气俱行，故辛入而与汗俱出。

黄帝曰：苦走骨，多食之，令人变呕，何也？

少俞曰：苦入于胃，五谷之气，皆不能胜苦，苦入下脘，三焦之道皆闭而不通，故变呕。齿者，骨之所终也，故苦入而走骨，故入而复出，知其走骨也。

黄帝曰：甘走肉，多食之，令人悗心，何也？

少俞曰：甘入于胃，其气弱小，不能上至于上焦，而与谷留于胃中者，令人柔润者也，胃柔则缓，缓则虫动，虫动则令人悗心。其气外通于肉，故甘走肉。

阴阳二十五人第六十四

扫码听音频

黄帝曰：余闻阴阳之人何如？

伯高曰：天地之间，六合之内，不离于五，人亦应之。故五五二十五人之政，而阴阳之人不与焉。其态又不合于众者五，余已知之矣。愿闻二十五人之形，血气之所生，别而以候，从外知内，何如？

岐伯曰：悉乎哉问也！此先师之秘也，虽伯高犹不能明之也。

黄帝避席遵循而却曰：余闻之，得其人弗教，是谓重失，得而泄之，天将厌之。余愿得而明之，金柜藏之，不敢扬之。

岐伯曰：先立五形金木水火土，别其五色，异其五形之人，而二十五人具矣。

黄帝曰：愿卒闻之。

岐伯曰：慎之慎之！臣请言之。

木形之人，比于上角，似于苍帝。其为人苍色，小头，长面，大肩背，直身，小手足，好有才，劳心，少力，多忧劳于事。能春夏不能秋冬，感而病生，足厥阴佗佗然。大角之人，比于左足少阳，少阳之上遗遗然。左角（一曰少角）之人，比于右足少阳，少阳之下随随然。钛角（一曰右角）之人，比于右足少阳，少阳之上推推然。

判角之人，比于左足少阳，少阳之下栝栝

然。

火形之人，比于上徵，似于赤帝。其

为人赤色，广䏚，锐面小头，好肩背髀腹，

小手足，行安地，疾心，行摇肩，背肉满，

有气轻财，少信多虑，见事明，好颜，急

心，不寿暴死。能春夏不能秋冬，秋冬感

而病生，手少阴核核然。质徵之人（一曰质

之人，一曰大徵），比于左手太阳，太阳之

上肌肌然。少徵之人，比于右手太阳，太

阳之下慆慆然，右徵之人，比于右手太阳，

太阳之上鲛鲛然（一曰熊熊然）。质判

（一曰质徵）之人，比于左手太阳，太阳之

下支支颐颐然。

土形之人，比于上宫，似于上古黄帝。其为人黄色，圆面，大头，美肩背，大腹，美股胫，小手足，多肉，上下相称，行安地，举足浮。安心，好利人，不喜权势，善附人也。能秋冬不能春夏，春夏感而病生，足太阴敦敦然。大宫之人，比于左足阳明，阳明之上婉婉然。加宫之人（一曰众之人），比于左足阳明，阳明之下坎坎然。少宫之人，比于右足阳明，阳明之上枢枢然。左宫之人（一曰众之人，一曰阳明之上），比于右足阳明，阳明之下兀兀然。

金形之人，比于上商，似于白帝。其为人方面，白色，小头，小肩背，小腹，小手足，如骨发踵外，骨轻。身清廉，急心，静悍，善为吏。能秋冬不能春夏，春夏感而病生，手太阴敦敦然。钛商之人，比于左手阳明，阳明之上廉廉然。右商之人，比于左手阳明，阳明之下脱脱然。大商之人，比于右手阳明，阳明之上监监然。少商之人，比于右手阳明，阳明之下严严然。

水形之人，比于上羽，似于黑帝。其为人黑色，面不平，大头，廉颐，小肩，大腹，动手足，发行摇身，下尻长，背延延然。不敬畏，善欺绐人，戮死。能秋冬不能春夏，春夏感而病生，足少阴汗汗然。大羽之人，比于右足太阳，太阳之上颊颊然。少羽之人，比于左足太阳，太阳之下纤纤然。众之为人（一曰加之人），比于右足太阳，太阳之下洁洁然。桎之为人，比于左足太阳，太阳之上安安然。是故五形之人二十五变者，众之所以相欺者是也。

黄帝曰：得其形，不得其色，何如？

岐伯曰：形胜色，色胜形者，至其胜时年加，感则病行，失则忧矣。形色相得者，富贵大乐。

黄帝曰：其形色相胜之时，年加可知乎？

岐伯曰：凡年忌下上之人，大忌常加①。七岁、十六岁、二十五岁、三十四

---

① 常加：此下《甲乙经》补"九岁"二字。

岁、四十三岁、五十二岁、六十一岁皆人之大忌，不可不自安也，感则病行，失则忧矣。当此之时，无为奸事，是谓年忌。

黄帝曰：夫子之言，脉之上下，血气之候，以知形气奈何？

岐伯曰：足阳明之上，血气盛则髯美长；血少气多则髯短；故气少血多则髯少；血气皆少则无髯，两吻多画。足阳明之下，血气盛则下毛美长至胸；血多气少则下毛美短至脐，行则善高举足，足指少肉，足善寒；血少气多则肉而善瘃；血气皆少则无毛，有则稀枯悴，善痿厥足痹。

足少阳之上，气血盛则通髯美长；血多气少则通髯美短；血少气多则少髯；血气皆少则无须，感于寒湿则善痹、骨痛、爪枯也。足少阳之下，血气盛则胫毛美长，外踝肥；血多气少则胫毛美短，外踝皮坚而厚，血少气多则胻毛少，外踝皮薄而软；血气皆少则无毛，外踝瘦无肉。

足太阳之上，血气盛则美眉，眉有毫毛；血多气少则恶眉，面多少①理，血少气多则面多肉；血气和则美色。足太阳之下，血气盛则跟肉满、踵坚；气少血多则瘦，跟空；血气皆少则善转筋、踵下痛。

手阳明之上，血气盛则髭美；血少气多则髭恶；血气皆少则无髭。手阳明之下，血气盛则腋下毛美，手鱼肉以温；气血皆

---

① 少：《甲乙经》作"小"。

少则手瘦以寒。

手少阳之上，血气盛则眉美以长，耳色美；血气皆少则耳焦恶色。手少阳之下，血气盛则手卷多肉以温；血气皆少则寒以瘦；气少血多则瘦以多脉。

手太阳之上，血气盛则有多须，面多肉以平；血气皆少则面瘦恶色。手太阳之下，血气盛则掌肉充满；血气皆少则掌瘦以寒。

黄帝曰：二十五人者，刺之有约乎?

岐伯曰：美眉者，足太阳之脉，气血多；恶眉者，血气少；其肥而泽者，血气有余，肥而不泽者，气有余，血不足；瘦而无泽者，气血俱不足。审察其形气有余不足而调之，可以知逆顺矣。

黄帝曰：刺其诸阴阳奈何？

岐伯曰：按其寸口人迎，以调阴阳，切循其经络之凝涩，结而不通者，此于身皆为痛痹，甚则不行，故凝涩。凝涩者，致气以温之，血和乃止。其结络者，脉结血不和，决之乃行。故曰：气有余于上者，导而下之；气不足于上者，推而休之；其稽留不至者，因而迎之。必明于经隧，乃能持之。寒与热争者，导而行之，其宛陈血不结者，则而予之。必先明知二十五人，则血气之所在，左右上下，刺约毕也。

五音五味第六十五

wǔ yīn wǔ wèi dì liù shí wǔ

扫码听音频

右徵与少徵，调右手太阳上。左商与左徵，调左手阳明上。少徵与大宫，调左手阳明上。右角与大角，调右足少阳下。大徵与少徵，调左手太阳上。众羽与少羽，调右足太阳下。少商与右商，调右手太阳下。桎羽与众羽，调右足太阳下。少宫与大宫，调右足阳明下。判角与少角，调右足少阳下。钛商与上商，调右足阳明下。钛商与上角，调左足太阳下。

上徵与右徵同，谷麦，畜羊，果杏，

右手太阳上：yòu zhǐ yǔ shào zhǐ，tiáo yòu shǒu tài yáng shàng，zuǒ shāng yǔ zuǒ zhǐ，tiáo zuǒ shǒu yáng míng shàng，shào zhǐ yǔ dà gōng，tiáo zuǒ shǒu yáng míng shàng，yòu jué yǔ dà jué，diào yòu zú shào yáng xià，tài zhǐ yǔ shào zhǐ，tiáo zuǒ shǒu tài yáng shàng，zhòng yǔ yǔ shào yǔ，tiáo yòu zú tài yáng xià，shào shāng yǔ yòu shāng，tiáo yòu shǒu tài yáng xià，zhì yǔ yǔ zhòng yǔ，tiáo yòu zú tài yáng xià，shào gōng yǔ dà gōng，tiáo yòu zú yáng míng xià，pàn jué yǔ shào jué，tiáo yòu zú shào yáng xià，dài shāng yǔ shàng shāng，tiáo yòu zú yáng míng xià，dài shāng yǔ shàng jué，tiáo zuǒ zú tài yáng xià

shàng zhǐ yǔ yòu zhǐ tóng，gǔ mài，chù yáng，guǒ xìng

手少阴，藏心，色赤，味苦，时夏。上羽与大羽同，谷大豆，畜彘，果栗，足少阴，藏肾，色黑，味咸，时冬。上宫与大宫同，谷稷，畜牛，果枣，足太阴，藏脾，色黄，味甘，时季夏。上商与右商同，谷黍，畜鸡，果桃，手太阴，藏肺，色白，味辛，时秋。上角与大角同，谷麻，畜犬，果李，足厥阴，藏肝，色青，味酸，时春。

大宫与上角，同右足阳明上。左角与大角，同左足阳明上。少羽与大羽，同右足太阳下。左商与右商，同左手阳明上。加宫与大宫，同左足少阳上。质判与大宫，同左手太阳下。判角与大角，同左足少阳下。大羽与大角，同右足太阳上。大角

yǔ dà gōng　　tóng yòu zú shàoyángshàng
与大宫，同右足少阳上。

yòu zhǐ　　shào zhǐ　　zhì zhǐ　　shàng zhǐ　　pàn zhǐ　　yòu
右徵、少徵、质徵、上徵、判徵。右

jué　　dài jué　　shàng jué　　dà jué　　pàn jué　　yòu shāng　　shào
角、钛角、上角、大角、判角。右商、少

shāng　　dài shāng　　shàng shāng　　zuǒ shāng　　shào gōng　　shàng gōng
商、钛商、上商、左商。少宫、上宫、

dà gōng　　jiā gōng　　zuǒ jué①　　gōng　　zhòng yǔ　　zhì yǔ　　shàng
大宫、加宫、左角①宫。众羽、桎羽、上

yǔ　　dà yǔ　　shào yǔ
羽、大羽、少羽。

huáng dì yuē　　　　fù rén wú xū zhě　　　wú xuè qì hū
黄帝曰：妇人无须者，无血气乎?

qí bó yuē　　chōng mài　　rèn mài　　jiē qǐ yú bāo zhōng
岐伯曰：冲脉、任脉，皆起于胞中，

shàng xún bèi②　　lǐ　　wéi jīng luò zhī hǎi　　qí fú ér wài zhě
上循背②里，为经络之海。其浮而外者，

xún fù yòu③　　shàng xíng　　huì yú yān hóu　　bié ér luò chún kǒu
循腹右③上行，会于咽喉，别而络唇口。

xuè qì shèng zé chōng fū rè ròu　　xuè dú shèng zé dàn shèn pí fū
血气盛则充肤热肉，血独盛则澹渗皮肤，

shēng háo máo　　jīn fù rén zhī shēng　　yǒu yú yú qì　　bù zú yú
生毫毛。今妇人之生，有余于气，不足于

———————————

① 角：疑为衍字。
② 背：《甲乙经》作"背"。
③ 右：《甲乙经》无。

血，以其数脱血也，冲任之脉，不荣口唇，故须不生焉。

黄帝曰：士人有伤于阴，阴气绝而不起，阴不用，然其须不去，其故何也？宦者独去何也？愿闻其故。

岐伯曰：宦者去其宗筋，伤其冲脉，血泻不复，皮肤内结，唇口不荣，故须不生。

黄帝曰：其有天宦者，未尝被伤，不脱于血，然其须不生，其故何也？

岐伯曰：此天之所不足也，其任冲不盛，宗筋不成，有气无血，唇口不荣，故须不生。

黄帝曰：善乎哉！圣人之通万物也，

若日月之光影，音声鼓响，闻其声而知其形，其非夫子，孰能明万物之精。是故圣人视其颜色，黄赤者多热气，青白者少热气，黑色者多血少气。美眉者太阳多血；通髯极须者少阳多血；美须者阳明多血。此其时然也。

夫人之常数：太阳常多血少气，少阳常多气少血，阳明常多血多气，厥阴常多气少血，少阴常多血少气，太阴常多血少气。此天之常数也。

百病始生第六十六

bǎi bìng shǐ shēng dì liù shí liù

扫码听音频

黄帝问于岐伯曰：夫百病之始生也，皆生于风雨寒暑、清湿、喜怒。喜怒不节则伤藏，风雨则伤上，清湿则伤下。三部之气，所伤异类，愿闻其会。

岐伯曰：三部之气各不同，或起于阴，或起于阳，请言其方。喜怒不节则伤藏，藏伤则病起于阴也；清湿袭虚，则病起于下；风雨袭虚，则病起于上：是谓三部。至于其淫泆，不可胜数。

黄帝曰：余固不能数，故问先师，愿

卒闻其道。

岐伯曰：风雨寒热，不得虚邪，不能独伤人。卒然逢疾风暴雨而不病者，盖无虚，故邪不能独伤人。此必因虚邪之风，与其身形，两虚相得，乃客其形。两实相逢，众人肉坚。其中于虚邪也，因于天时，与其身形，参以虚实，大病乃成。气有定舍，因处为名，上下中外，分为三员。

是故虚邪之中人也，始于皮肤，皮肤缓则腠理开，开则邪从毛发入，入则抵深，深则毛发立，毛发立则淅然，故皮肤痛。留而不去，则传舍于络脉，在络之时，痛于肌肉，其痛之时息，大经乃代。留而不去，传舍于经，在经之时，洒淅喜惊。留而不去，传舍于输，在输之时，六经不通，四肢则肢节痛，腰脊乃强。留而不去，传舍于伏冲之脉，在伏冲之时，体重身痛。留而不去，传舍于肠胃，在肠胃之时，贲响腹胀，多寒则肠鸣飧泄，食不化，多热则溏出糜。留而不去，传舍于肠胃之外，募原之间，留著于脉，稽留而不去，息而成积。或著孙脉，或著络脉，或著经脉，或著输脉，或著于伏冲之脉，或著于膂筋，或著于肠胃之募原，上连于缓筋，邪气淫泆，不可胜论。

黄帝曰：愿尽闻其所由然。

岐伯曰：其著孙络之脉而成积者，其

积往来上下，臂手①孙络之居也，浮而缓，不能句积而止之，故往来移行肠胃之间，水凑渗注灌，濯濯有音，有寒则䐜䐜满雷引，故时切痛。其著于阳明之经，则挟脐而居，饱食则益大，饥则益小。其著于缓筋也，似阳明之积，饱食则痛，饥则安。其著于肠胃之募原也，痛而外连于缓筋，饱食则安，饥则痛。其著于伏冲之脉者，揣之应手而动，发手则热气下于两股，如汤沃之状。其著于膂筋，在肠后者，饥则积见，饱则积不见，按之不得。其著于输之脉者，闭塞不通，津液不下，孔窍干壅。此邪气之从外入内，从上下也。

---

① 手：《甲乙经》作"乎"。

黄帝曰：积之始生，至其已成奈何？

岐伯曰：积之始生，得寒乃生，厥乃成积也。

黄帝曰：其成积奈何？

岐伯曰：厥气生足悗，悗生胫寒，胫寒则血脉凝涩，血脉凝涩则寒气上入于肠胃，入于肠胃则䐜胀，䐜胀则肠外之汁沫迫聚不得散，日以成积。卒然多食饮则肠满，起居不节，用力过度，则络脉伤。阳络伤则血外溢，血外溢则衄血；阴络伤则血内溢，血内溢则后血。肠胃之络伤则血溢于肠外，肠外有寒，汁沫与血相抟，则并合凝聚不得散，而积成矣。卒然外中于寒，若内伤于忧怒，则气上逆，气上逆则六输不通，温气不行，凝血蕴里而不散，津液涩渗，著而不去，而积皆成矣。

黄帝曰：其生于阴者奈何？

岐伯曰：忧思伤心；重寒伤肺；忿怒伤肝；醉以入房，汗出当风伤脾；用力过度，若入房汗出浴则伤肾。此内外三部之所生病者也。

黄帝曰：善。治之奈何？

岐伯答曰：察其所痛，以知其应，有余不足，当补则补，当泻则泻，毋逆天时，是谓至治。

xíngzhēn dì liù shí qī
行针第六十七

扫码听音频

huáng dì wèn yú qí bó yuē　　yú wén jiǔ zhēn yú fū zǐ
黄帝问于岐伯曰：余闻九针于夫子，

ér xíng zhī yú bǎi xìng　　bǎi xìng zhī xuè qì gè bù tóng xíng　　huò
而行之于百姓，百姓之血气各不同形，或

shén dòng ér　qì xiān zhēn xíng　　huò qì yǔ zhēn xiāng féng　　huò zhēn yǐ
神动而气先针行；或气与针相逢；或针已

chū　　qì dú xíng　　huò shuò cì nǎi zhī　　huò fā zhēn ér qì nì
出，气独行；或数刺乃知；或发针而气逆；

huò shuò cì bìng yì jù　　fán cǐ liù zhě　　gè bù tóng xíng　　yuàn wén
或数刺病益剧。凡此六者，各不同形，愿闻

qí fāng
其方。

qí bó yuē　　chóng yáng zhī rén　　qí shén yì dòng　　qí qì
岐伯曰：重阳之人，其神易动，其气

yì wǎng yě
易往也。

huáng dì yuē　　hé wèi chóng yáng zhī rén
黄帝曰：何谓重阳之人？

qí bó yuē　　chóng yáng zhī rén　　hè hè gāo gāo　　yán yǔ
岐伯曰：重阳之人，熇熇高高，言语

善疾，举足善高，心肺之藏气有余，阳气滑

盛而扬，故神动而气先行。

黄帝曰：重阳之人而神不先行者，何

也？

岐伯曰：此人颇有阴者也。

黄帝曰：何以知其颇有阴也。

岐伯曰：多阳者多喜；多阴者多怒，数

怒者易解，故曰颇有阴；其阴阳之离合难，

故其神不能先行也。

黄帝曰：其气与针相逢奈何？

岐伯曰：阴阳和调，而血气淖泽滑利，

故针入而气出，疾而相逢也。

黄帝曰：针已出而气独行者，何气使

然？

岐伯曰：其阴气多而阳气少，阴气沉而

阳气浮者内藏，故针已出，气乃随其后，故

独行也。

黄帝曰：数刺乃知，何气使然？

岐伯曰：此人之多阴而少阳，其气沉而

气往难，故数刺乃知也。

黄帝曰：针入而气逆者，何气使然？

岐伯曰：其气逆与其数刺病益甚者，

非阴阳之气，浮沉之势也。此皆粗之所败，

上①之所失，其形气无过焉。

---

① 上：疑为"工"字。

上膈第六十八
shàng gé dì liù shí bā

扫码听音频

huáng dì yuē　　qì wéi shàng gé zhě　　shí yǐn rù ér huán
黄帝曰：气为上膈者，食饮入而还

chū　yú yǐ zhī zhī yǐ　chóng wéi xià gé　xià gé zhě　shí zuì
出，余已知之矣。虫为下膈，下膈者，食晬

shí nǎi chū　yú wèi dé qí yì　yuàn zú wén zhī
时乃出，余未得其意，愿卒闻之。

qí bó yuē　　xǐ nù bú shì　shí yǐn bù jié　hán wēn
岐伯曰：喜怒不适，食饮不节，寒温

bù shí　zé hán zhī liú yú cháng zhōng　liú yú cháng zhōng zé chóng
不时，则寒汁流于肠中，流于肠中则虫

hán　chóng hán zé jī jù　shǒu yú xià guǎn　zé cháng wèi chōng
寒，虫寒则积聚，守于下管，则肠胃充

guō　wèi qì bù yíng　xié qì jū zhī　rén shí zé chóng shàng
郭，卫气不营，邪气居之。人食则虫上

shí　chóng shàng shí zé xià guǎn xū　xià guǎn xū zé xié qì shèng
食，虫上食则下管虚，下管虚则邪气胜

zhī　jī jù yǐ liú　liú zé yōng chéng　yōng chéng zé xià guǎn
之，积聚以留，留则痈成，痈成则下管

yuē　qí yōng zài guǎn nèi zhě　jí ér tòng shēn　qí yōng zài wài
约。其痈在管内者，即而痛深；其痈在外

者，则痛外而痛浮，痛上皮热。

黄帝曰：刺之奈何？

岐伯曰：微按其痛，视气所行，先浅刺其傍，稍内益深，还而刺之，毋过三行。察其沉浮，以为深浅。已刺必熨，令热入中，日使热内，邪气益衰，大痈乃溃。伍以参禁，以除其内，恬憺无为，乃能行气，后以咸苦，化谷乃下矣。

忧恚无言第六十九
yōu huì wú yán dì liù shí jiǔ

扫码听音频

huáng dì wèn yú shào shī yuē　　rén zhī cù rán yōu huì ér yán
黄帝问于少师曰：人之卒然忧恚而言

wú yīn zhě　　hé dào zhī sāi　　hé qì chū xíng①　　shǐ yīn bù
无音者，何道之塞，何气出行①，使音不

zhāng　　yuànwén qí fāng
彰？愿闻其方。

shào shī dá yuē　　yān hóu zhě　　shuǐ gǔ zhī dào yě　　hóu
少师答曰：咽喉者，水谷之道也。喉

lóng zhě　　qì zhī suǒ yǐ shàng xià zhě yě　　huì yàn zhě　　yīn shēng
咙者，气之所以上下者也。会厌者，音声

zhī hù yě　　kǒu chún zhě　　yīn shēng zhī shàn yě　　shé zhě　　yīn
之户也。口唇者，音声之扇也。舌者，音

shēng zhī jī yě　　xuán yōng chuí zhě　　yīn shēng zhī guān yě　　háng sǎng
声之机也。悬雍垂者，音声之关也。颃颡

zhě　　fēn qì zhī suǒ xiè yě　　héng gǔ zhě　　shén qì suǒ shǐ　　zhǔ
者，分气之所泄也。横骨者，神气所使，主

fā shé zhě yě　　gù rén zhī bí dòng tì chū bù shōu zhě　　háng sǎng
发舌者也。故人之鼻洞涕出不收者，颃颡

① 出行：《甲乙经》作"不行"。

不开，分气失也。是故厌小而疾①薄，则发

气疾，其开阖利，其出气易；其厌大而厚，

则开阖难，其气出迟，故重言也。人卒然

无音者，寒气客于厌，则厌不能发，发不能

下，至其开阖不致，故无音。

　　黄帝曰：刺之奈何？

　　岐伯曰：足之少阴，上系于舌，络于

横骨，终于会厌。两泻其血脉，浊气乃辟。

会厌之脉，上络任脉，取之天突，其厌乃发

也。

---

① 疾：《甲乙经》无。

hán rè dì qī shí
寒热第七十

扫码听音频

huáng dì wèn yú qí bó yuē　　hán rè luǒ lì zài yú jǐng yè
黄帝问于岐伯曰：寒热瘰疬在于颈腋

zhě　　jiē hé qì shǐ shēng
者，皆何气使生？

qí bó yuē　　cǐ jiē shǔ lòu hán rè zhī dú qì yě　　liú yú
岐伯曰：此皆鼠瘘寒热之毒气也，留于

mài ér bù qù zhě yě
脉而不去者也。

huáng dì yuē　　qù zhī nài hé
黄帝曰：去之奈何？

qí bó yuē　　shǔ lòu zhī běn　　jiē zài yú zàng　　qí mò
岐伯曰：鼠瘘之本，皆在于藏，其末

shàng chū yú jǐng yè zhī jiān　　qí fú yú mài zhōng　　ér wèi nèi zhuó
上出于颈腋之间，其浮于脉中，而未内著

yú jī ròu　　ér wài wéi nóng xuè zhě　　yì qù yě
于肌肉，而外为脓血者，易去也。

huáng dì yuē　　qù zhī nài hé
黄帝曰：去之奈何？

qí bó yuē　　qǐng cóng qí běn yǐn qí mò　　kě shǐ shuāi
岐伯曰：请从其本引其末，可使衰

去，而绝其寒热。审按其道以予之，徐往徐来以去之。其小如麦者，一刺知，三刺而已。

黄帝曰：决其生死奈何？

岐伯曰：反其目视之，其中有赤脉，上下贯瞳子。见一脉，一岁死；见一脉半，一岁半死；见二脉，二岁死；见二脉半，二岁半死；见三脉，三岁而死。见赤脉不下贯瞳子，可治也。

xié kè dì qī shí yī

邪客第七十一

扫码听音频

黄帝问于伯高曰：夫邪气之客人也，或令人目不瞑不卧出者，何气使然？

伯高曰：五谷入于胃也，其糟粕、津液、宗气分为三隧。故宗气积于胸中，出于喉咙，以贯心脉，而行呼吸焉。营气者，泌其津液，注之于脉，化以为血，以荣四末，内注五藏六府，以应刻数焉。卫气者，出其悍气之慓疾，而先行于四末、分肉、皮肤之间，而不休者也。昼日行于阳，夜行于阴，常从足少阴之分间，行于五藏六府。

今厥气客于五藏六府，则卫气独卫其外，行于阳，不得入于阴。行于阳则阳气盛，阳气盛则阳蹻陷①，不得入于阴，阴虚，故目不瞑。

黄帝曰：善。治之奈何？

伯高曰：补其不足，泻其有余，调其虚实，以通其道，而去其邪，饮以半夏汤一剂，阴阳已通，其卧立至。

黄帝曰：善。此所谓决渎壅塞，经络大通，阴阳和得者也。愿闻其方。

伯高曰：其汤方以流水千里以外者八升，扬之万遍，取其清五升，煮之，炊以苇薪，火沸，置秫米一升，治半夏五合，

---

① 陷：《甲乙经》《黄帝内经太素》均作"满"。

徐炊，令竭为一升半，去其滓，饮汁一小

杯，日三，稍益，以知为度。故其病新发

者，覆杯则卧，汗出则已矣。久者，三饮而

已也。

黄帝问于伯高曰：愿闻人之肢节，以

应天地奈何？

伯高答曰：天圆地方，人头圆足方以

应之。天有日月，人有两目；地有九州，人

有九窍；天有风雨，人有喜怒；天有雷电，

人有音声；天有四时，人有四肢；天有五

音，人有五藏；天有六律，人有六府；天有

冬夏，人有寒热；天有十日，人有手十指；

辰有十二，人有足十指、茎、垂以应之，

女子不足二节，以抱人形；天有阴阳，人有

夫妻；岁有三百六十五日，人有三百六十五节；地有高山，人有肩膝；地有深谷，人有腋腘；地有十二经水，人有十二经脉；地有泉脉，人有卫气；地有草蓂，人有毫毛；天有昼夜，人有卧起；天有列星，人有牙齿；地有小山，人有小节；地有山石，人有高骨；地有林木，人有募筋；地有聚邑，人有䐃肉；岁有十二月，人有十二节；地有四时不生草，人有无子。此人与天地相应者也。

黄帝问于岐伯曰：余愿闻持针之数，内针之理，纵舍之意，扦皮开腠理，奈何？脉之屈折，出入之处，焉至而出，焉至而止，焉至而徐，焉至而疾，焉至而入？六府

zhī shū yú shēn zhě　yú yuàn jìn wén qí xù　bié lí zhī chù　lí

之输于身者，余愿尽闻其序。别离之处，离

ér rù yīn　bié ér rù yáng　cǐ hé dào ér cóngxíng　yuàn jìn wén

而入阴，别而入阳，此何道而从行？愿尽闻

qí fāng

其方。

qí bó yuē　　dì zhī suǒwèn　zhēndào bì yǐ

　　岐伯曰：帝之所问，针道毕矣。

huáng dì yuē　yuàn zú wén zhī

　　黄帝曰：愿卒闻之。

qí bó yuē　shǒu tài yīn zhī mài　chū yú dà zhǐ zhī duān

　　岐伯曰：手太阴之脉，出于大指之端，

nèi qū xún bái ròu jì　zhì běn jié zhī hòu tài yuān　liú yǐ dàn

内屈循白肉际，至本节之后太渊，留以澹，

wài qū shàng yú běn jié xià　nèi qū yǔ yīn zhū luò huì yú yú

外屈上于本节下，内屈与阴诸络会于鱼

jì　shù màibìngzhù　qí qì huá lì　fú xíngyōng gǔ zhī xià

际，数脉并注，其气滑利，伏行雍骨之下，

wài qū chū yú cùn kǒu ér xíng　shàng zhì yú zhǒu nèi lián　rù yú dà

外屈出于寸口而行，上至于肘内廉，入于大

jīn zhī xià　nèi qū shàngxíng nào yīn　rù yè xià　nèi qū zǒu

筋之下，内屈上行臑阴，入腋下，内屈走

fèi　cǐ shùnxíng nì shù zhī qū zhé yě

肺。此顺行逆数之屈折也。

xīn zhǔ zhī mài　chū yú zhōng zhǐ zhī duān　nèi qū　xún

　　心主之脉，出于中指之端，内屈，循

zhōng zhǐ nèi lián yǐ shàng　liú yú zhǎngzhōng　fú xíng liǎng gǔ zhī

中指内廉以上，留于掌中，伏行两骨之

间，外屈，出两筋之间，骨肉之际，其气滑

利，上行二寸，外屈出行两筋之间，上至

肘内廉，入于小筋之下，留两骨之会，上入

于胸中，内络于心脉。

黄帝曰：手少阴之脉独无腧，何也？

岐伯曰：少阴，心脉也。心者，五藏六

府之大主也，精神之所舍也，其藏坚固，邪

弗能容也。容之则心伤，心伤则神去，神

去则死矣。故诸邪之在于心者，皆在于心之

包络。包络者，心主之脉也，故独无腧焉。

黄帝曰：少阴独无腧者，不病乎？

岐伯曰：其外经病而藏不病，故独取

其经于掌后锐骨之端。其余脉出入屈折，

其行之徐疾，皆如手太阴、心主之脉行也。

故本腧者，皆因其气之虚实疾徐以取之，是
谓因冲而泻，因衰而补。如是者，邪气得
去，真气坚固，是谓因天之序。

黄帝曰：持针纵舍奈何？

岐伯曰：必先明知十二经脉之本末，
皮肤之寒热，脉之盛衰滑涩。其脉滑而盛
者，病日进；虚而细者，久以持；大以涩
者，为痛痹。阴阳如一者，病难治。其本末
尚热者，病尚在；其热以衰者，其病亦去
矣。持其尺，察其肉之坚脆、大小、滑涩、
寒温、燥湿。因视目之五色，以知五藏而决
死生。视其血脉，察其色，以知其寒热痛
痹。

黄帝曰：持针纵舍，余未得其意也。

岐伯曰：持针之道，欲端以正，安以静，先知虚实，而行疾徐，左手执骨，右手循之，无与肉果。泻欲端以正，补必闭肤，辅针导气，邪得淫泆，真气得居。

黄帝曰：扞皮开腠理奈何？

岐伯曰：因其分肉，左①别其肤，微内而徐端之，适神不散，邪气得去。

黄帝问于岐伯曰：人有八虚，各何以候？

岐伯答曰：以候五藏。

黄帝曰：候之奈何？

岐伯曰：肺心有邪，其气留于两肘；肝有邪，其气流于两腋；脾有邪，其气留于两

---

① 左：《黄帝内经太素》作"在"。

腘；肾有邪，其气留于两腘。凡此八虚者，

皆机关之室，真气之所过，血络之所游。

邪气恶血，固不得住留；住留则伤筋络骨

节，机关不得屈伸，故病挛也。

tōng tiān dì qī shí èr
通天第七十二

扫码听音频

huáng dì wèn yú shào shī yuē　　yú chángwén rén yǒu yīn yáng
黄帝问于少师曰：余尝闻人有阴阳，

hé wèi yīn rén　　hé wèi yáng rén
何谓阴人？何谓阳人？

shào shī yuē　　tiān dì zhī jiān　　liù hé zhī nèi　　bù lí yú
少师曰：天地之间，六合之内，不离于

wǔ　　rén yì yìng zhī　　　fēi tú yì yīn yì yáng ér yǐ yě　　ér lüè
五，人亦应之，非徒一阴一阳而已也。而略

yán ěr　　kǒu fú néngbiànmíng yě
言耳，口弗能遍明也。

huáng dì yuē　　yuàn lüè wén qí　yì　　yǒu xián rén shèng rén
黄帝曰：愿略闻其意，有贤人圣人，

xīn néng bèi　ér xíng zhī　hū
心能备而行之乎？

shào shī yuē　　gài yǒu tài yīn zhī rén　　shào yīn zhī rén　　tài
少师曰：盖有太阴之人、少阴之人、太

yáng zhī rén　　shàoyáng zhī rén　　　yīn yáng hé píng zhī rén　　fán wǔ rén
阳之人、少阳之人、阴阳和平之人。凡五人

zhě　　qí tài bù tóng　　qí jīn gǔ qì xuè gè bù děng
者，其态不同，其筋骨气血各不等。

黄帝曰：其不等者，可得闻乎？

少师曰：太阴之人，贪而不仁，下齐湛湛，好内而恶出，心和而不发，不务于时，动而后之。此太阴之人也。

少阴之人，小贪而贼心，见人有亡，常若有得，好伤好害，见人有荣，乃反愠怒，心疾而无恩。此少阴之人也。

太阳之人，居处于于，好言大事，无能而虚说，志发于四野，举措不顾是非，为事如常自用，事虽败而常无悔。此太阳之人也。

少阳之人，谍谛好自贵，有小小官，则高自宜，好为外交而不内附。此少阳之人也。

阴阳和平之人，居处安静，无为惧惧，无为欣欣，婉然从物，或与不争，与时变化，尊则谦谦，谭而不治，是谓至治。

古之善用针艾者，视人五态乃治之。盛者泻之，虚者补之。

黄帝曰：治人之五态奈何？

少师曰：太阴之人，多阴而无阳，其阴血浊，其卫气涩，阴阳不和，缓筋而厚皮，不之疾泻，不能移之。

少阴之人，多阴少阳，小胃而大肠，六府不调，其阳明脉小，而太阳脉大，必审调之，其血易脱，其气易败也。

太阳之人，多阳而少阴，必谨调之，无脱其阴，而泻其阳。阳重脱者易狂，阴阳皆脱者，暴死不知人也。

少阳之人，多阳少阴，经小而络大，血在中而气外，实阴而虚阳，独泻其络脉则强，气脱而疾，中气不足，病不起也。

阴阳和平之人，其阴阳之气和，血脉调，谨诊其阴阳，视其邪正，安容仪，审有余不足，盛则泻之，虚则补之，不盛不虚，以经取之。此所以调阴阳，别五态之人者也。

黄帝曰：夫五态之人者，相与毋故，卒然新会，未知其行也，何以别之？

少师答曰：众人之属，不如五态之人者，故五五二十五人，而五态之人不与焉。五态之人尤不合于众者也。

黄帝曰：别五态之人奈何？

少师曰：太阴之人，其状黮黮然黑色，念然下意，临临然长大，腘然未偻，此太阴之人也。

少阴之人，其状清然窃然，固以阴贼，立而躁崄，行而似伏。此少阴之人也。

太阳之人，其状轩轩储储，反身折腘。此太阳之人也。

少阳之人，其状立则好仰，行则好摇，其两臂两肘则常出于背。此少阳之人也。

阴阳和平之人，其状委委然，随随然，颙颙然，愉愉然，暶暶然，豆豆然，众人皆曰君子，此阴阳和平之人也。

官能第七十三
guānnéng dì qī shí sān

扫码听音频

黄帝问于岐伯曰：余闻九针于夫子
huáng dì wèn yú qí bó yuē　　yú wén jiǔ zhēn yú fū zǐ

众多矣，不可胜数，余推而论之，以为一
zhòng duō yǐ　　bù kě shèng shù　　yú tuī ér lùn zhī　　yǐ wéi yī

纪。余司诵之，子听其理，非则语余，请
jì　　yú sī sòng zhī　　zǐ tīng qí lǐ　　fēi zé yǔ yú　　qǐng

其正道，令可久传，后世无患，得其人乃
qí zhèng dào　　lìng kě jiǔ chuán　　hòu shì wú huàn　　dé qí rén nǎi

传，非其人勿言。
chuán　　fēi qí rén wù yán

岐伯稽首再拜曰：请听圣王之道。
qí bó qǐ shǒu zài bài yuē　　qǐng tīng shèng wáng zhī dào

黄帝曰：用针之理，必知形气之所
huáng dì yuē　　yòng zhēn zhī lǐ　　bì zhī xíng qì zhī suǒ

在，左右上下，阴阳表里，血气多少，行
zài　　zuǒ yòu shàng xià　　yīn yáng biǎo lǐ　　xuè qì duō shǎo　　xíng

之逆顺，出入之合，谋伐有过。知解结，知
zhī nì shùn　　chū rù zhī hé　　móu fá yǒu guò　　zhī jiě jié　　zhī

补虚泻实，上下气门，明通于四海，审其所
bǔ xū xiè shí　　shàng xià qì mén　　míng tōng yú sì hǎi　　shěn qí suǒ

在，寒热淋露，以输异处，审于调气，明于经隧，左右肢络，尽知其会。寒与热争，能合而调之；虚与实邻，知决而通之；左右不调，把而行之；明于逆顺，乃知可治；阴阳不奇，故知起时。审于本末，察其寒热，得邪所在，万刺不殆。知官九针，刺道毕矣。

明于五输，徐疾所在，屈伸出入，皆有条理。言阴与阳，合于五行，五藏六府，亦有所藏。四时八风，尽有阴阳。各得其位，合于明堂。各处色部，五藏六府。察其所痛，左右上下，知其寒温，何经所在。审皮肤之寒温滑涩，知其所苦；膈有上下，知其气所在。先得其道，稀而疏之，稍深以留，故能徐入之。大热在上，推而下之；

从下上者，引而去之。视前痛者，常先取之。大寒在外，留而补之；入于中者，从合泻之。针所不为，灸之所宜。上气不足，推而扬之；下气不足，积而从之；阴阳皆虚，火自当之。厥而寒甚，骨廉陷下，寒过于膝，下陵三里。阴络所过，得之留止，寒入于中，推而行之；经陷下者，火则当之。结络坚紧，火之所治。不知所苦，两蹻之下，男阴女阳，良工所禁。针论毕矣。

用针之服，必有法则，上视天光，下司八正，以辟奇邪，而观百姓，审于虚实，无犯其邪。是得天之露，遇岁之虚，救而不胜，反受其殃。故曰：必知天忌，乃言针意。

法于往古，验于来今，观于窈冥，通于无穷。粗之所不见，良工之所贵。莫知其形，若神髣髴。

邪气之中人也，洒淅动形；正邪之中人也，微先见于色，不知于其身，若有若无，若亡若存，有形无形，莫知其情。是故上工之取气，乃救其萌芽；下工守其已成，因败其形。

是故工之用针也，知气之所在，而守其门户，明于调气，补泻所在，徐疾之意，所取之处。泻必用员，切而转之，其气乃行，疾而徐出，邪气乃出，伸而迎之，遥①大其穴，气出乃疾。补必用方，外引其皮，

---

① 遥：《甲乙经》《黄帝内经太素》作"摇"。

令当其门，左引其枢，右推其肤，微旋而徐推之，必端以正，安以静，坚心无解，欲微以留，气下而疾出之，推其皮，盖其外门，真气乃存。用针之要，无忘其神。

雷公问于黄帝曰：针论曰：得其人乃传，非其人勿言。何以知其可传？

黄帝曰：各得其人，任之其能，故能明其事。

雷公曰：愿闻官能奈何？

黄帝曰：明目者，可使视色；聪耳者，可使听音；捷疾辞语者，可使传论；语徐而安静，手巧而心审谛者，可使行针艾，理血气而调诸逆顺，察阴阳而兼诸方。缓节柔筋而心和调者，可使导引行气；疾毒言语轻人者，可使唾痈咒病；爪苦手毒，为事善伤者，可使按积抑痹。各得其能，方乃可行，其名乃彰。不得其人，其功不成，其师无名。故曰：得其人乃言，非其人勿传，此之谓也。手毒者，可使试按龟，置龟于器下，而按其上，五十日而死矣；手甘者，复生如故也。

论疾诊尺第七十四

扫码听音频

黄帝问于岐伯曰：余欲无视色持脉，独调其尺，以言其病，从外知内，为之奈何？

岐伯曰：审其尺之缓急、小大、滑涩，肉之坚脆，而病形定矣。

视人之目窠上微痈，如新卧起状，其颈脉动，时咳，按其手足上，窅而不起者，风水肤胀也。

尺肤滑，其淖泽者，风也。尺肉弱者，解㑊，安卧脱肉者，寒热不治。尺肤滑而泽脂者，风也。尺肤涩者，风痹也。尺肤粗如枯鱼之鳞者，水泆饮也。尺肤热甚，脉盛躁者，病温也，其脉盛而滑者，病且出也。尺肤寒，其脉小者，泄、少气。尺肤炬然，先热后寒者，寒热也；尺肤先寒，久持之而热者，亦寒热也。

肘所独热者，腰以上热；手所独热者，腰以下热。肘前独热者，膺前热；肘后独热者，肩背热。臂中独热者，腰腹热；肘后粗以下三四寸热者，肠中有虫。掌中热者，腹中热；掌中寒者，腹中寒。鱼上白肉有青血脉者，胃中有寒。

尺炬然热，人迎大者，当夺血；尺坚大，脉小甚，少气，悗有加，立死。

目赤色者病在心，白在肺，青在肝，黄在脾，黑在肾。黄色不可名者，病在胸中。

诊目痛，赤脉从上下者，太阳病；从下上者，阳明病；从外走内者，少阳病。

诊寒热，赤脉上下至瞳子，见一脉，一岁死；见一脉半，一岁半死；见二脉，二岁死；见二脉半，二岁半死；见三脉，三岁死。

诊龋齿痛，按其阳之来，有过者独热，在左左热，在右右热，在上上热，在下下热。

诊血脉者，多赤多热，多青多痛，多黑为久痹，多赤、多黑、多青皆见者，寒热身

痛。而^①色微黄，齿垢黄，爪甲上黄，黄

疸也。安卧小便黄赤，脉小而涩者，不嗜

食。

人病，其寸口之脉与人迎之脉小大等，

及其浮沉等者，病难已也。

女子手少阴脉动甚者，妊子。

婴儿病，其头毛皆逆上者，必死。耳

间青脉起者，掣痛。大便赤^②瓣，飧泄，

脉小者，手足寒，难已；飧泄，脉小，手足

温，泄易已。

四时之变，寒暑之胜，重阴必阳，重

阳必阴；故阴主寒，阳主热。故寒甚则热，

热甚则寒。故曰寒生热，热生寒，此阴阳

①而：《甲乙经》作"面"。
②赤：《脉经》《甲乙经》均作"青"。

zhī biàn yě
之变也。

gù yuē　dōngshāng yú hán　chūnshēng dàn rè　chūnshāng yú
故曰：冬伤于寒，春生瘅热；春伤于

fēng　xià shēng hòu xiè cháng pì　xià shāng yú shǔ　qiū shēng jiē
风，夏生后泄肠澼，夏伤于暑，秋生痎

nüè　qiū shāng yú shī　dōngshēng ké sòu　shì wèi sì shí zhī xù
疟；秋伤于湿，冬生咳嗽。是谓四时之序

yě
也。

刺节真邪第七十五

扫码听音频

黄帝问于岐伯曰：余闻刺有五节，奈何？

岐伯曰：固有五节：一曰振埃，二曰发蒙，三曰去爪，四曰彻衣，五曰解惑。

黄帝曰：夫子言五节，余未知其意。岐伯曰：振埃者，刺外经，去阳病也；发蒙者，刺府输，去府病也；去爪者，刺关节肢络也；彻衣者，尽刺诸阳之奇输也；解惑者，尽知调阴阳，补泻有余不足，相倾移也。

黄帝曰：刺节言振埃，夫子乃言刺外
经去阳病，余不知其所谓也。愿卒闻之。

岐伯曰：振埃者，阳气大逆，上满于
胸中，愤瞋肩息，大气逆上，喘喝坐伏，
病恶埃烟，饲不得息，请言振埃，尚疾于振
埃。

黄帝曰：善。取之何如？

岐伯曰：取之天容。

黄帝曰：其咳上气，穷诎胸痛者，取
之奈何？

岐伯曰：取之廉泉。

黄帝曰：取之有数乎？

岐伯曰：取天容者，无过一里，取廉泉
者，血变而止。

帝曰：善哉。

黄帝曰：刺节言发蒙，余不得其意。

夫发蒙者，耳无所闻，目无所见，夫子乃言

刺府输去府病，何输使然？愿闻其故。

岐伯曰：妙乎哉问也！此刺之大约，针

之极也，神明之类也，口说书卷，犹不能及

也，请言发蒙耳，尚疾于发蒙也。

黄帝曰：善。愿卒闻之。

岐伯曰：刺此者，必于日中，刺其听

宫，中其眸子，声闻于耳，此其输也。

黄帝曰：善。何谓声闻于耳？

岐伯曰：刺邪以手坚按其两鼻窍而疾

偃，其声必应于针也。

黄帝曰：善。此所谓弗见为之，而无

目视，见而取之，神明相得者也。

黄帝曰：刺节言去爪，夫子乃言刺关节肢络，愿卒闻之。

岐伯曰：腰脊者，身之大关节也。肢胫者，人之管以趋翔也。茎垂者，身中之机，阴精之候，津液之道也。故饮食不节，喜怒不时，津液内溢，乃下留于睾，血[1]道不通，日大不休，俯仰不便，趋翔不能。此病荣然有水，不上不下，铍石所取，形不可匿，常不得蔽，故命曰去爪。

帝曰：善。

黄帝曰：刺节言彻衣，夫子乃言尽刺诸阳之奇输，未有常处也。愿卒闻之。

---

① 血：《甲乙经》《黄帝内经太素》均作"水"。

岐伯曰：是阳气有余而阴气不足，阴气不足则内热，阳气有余则外热，内①热相搏，热于怀炭，外畏绵帛近，不可近身，又不可近席。腠理闭塞则汗不出，舌焦唇槁腊干嗌燥，饮食不让美恶。

黄帝曰：善。取之奈何？

岐伯曰：取之于其天府、大杼三痏，又刺中膂，以去其热，补足手太阴以去其汗，热去汗稀，疾于彻衣。

黄帝曰：善。

黄帝曰：刺节言解惑，夫子乃言尽知调阴阳，补泻有余不足，相倾移也，惑何以解之？

---

① 内：《甲乙经》作"两"。联系上下文以"两"为是。

岐伯曰：大风在身，血脉偏虚，虚者不足，实者有余，轻重不得，倾侧宛伏，不知东西，不知南北，乍上乍下，乍反乍复，颠倒无常，甚于迷惑。

黄帝曰：善。取之奈何？

岐伯曰：泻其有余，补其不足，阴阳平复。用针若此，疾于解惑。

黄帝曰：善。请藏之灵兰之室，不敢妄出也。

黄帝曰：余闻刺有五邪，何谓五邪？

岐伯曰：病有持痈者，有容大者，有狭小者，有热者，有寒者，是谓五邪。

黄帝曰：刺五邪奈何？

岐伯曰：凡刺五邪之方，不过五章，瘅

rè xiāo miè　　zhǒng jù sàn wáng　　hán bì yì wēn　　xiǎo zhě yì yáng
热消灭，肿聚散亡，寒痹益温，小者益阳；

dà zhě bì qù　　qǐng dào qí fāng
大者必去，请道其方。

fán cì yōng xié　　wú yíng lǒng　　yì sú yí xìng　　bù dé
凡刺痈邪，无迎陇，易俗移性，不得

nóng　　cuì①　　dào gèng xíng　　qù qí xiāng　　bù ān chù suǒ nǎi sàn
脓，脆①道更行，去其乡，不安处所乃散

wáng　　zhū yīn yáng guò yōng zhě　　qǔ zhī qí shù xiè zhī
亡。诸阴阳过痈者，取之其输泻之。

fán cì dà xié　　rì yǐ xiǎo xiè　　duó qí yǒu yú　　nǎi yì
凡刺大邪，日以小泄，夺其有余，乃益

xū　　piāo qí tōng　　zhēn qí xié jī ròu qīn　　shì zhī wú yǒu　　fǎn
虚。剽其通，针其邪肌肉亲，视之毋有，反

qí zhēn　　cì zhū yáng fēn ròu jiān
其真。刺诸阳分肉间。

fán cì xiǎo xié　　rì yǐ dà　　bǔ qí bù zú　　nǎi wú
凡刺小邪，日以大，补其不足，乃无

hài　　shì qí suǒ zài yíng zhī jiè　　yuǎn jìn jìn zhì　　qí bù dé wài
害。视其所在迎之界，远近尽至，其不得外

qīn ér xíng zhī　　nǎi zì fèi　　cì fēn ròu jiān
侵而行之，乃自费。刺分肉间。

fán cì rè xié yuè ér cāng②　　chū yóu bù guī nǎi wú
凡刺热邪越而苍②，出游不归乃无

bìng　　wéi kāi dào hū bì mén hù　　shǐ xié dé chū bìng nǎi yǐ
病，为开道乎辟门户，使邪得出病乃已。

---

①脆：《黄帝内经太素》作"诡"，似是。
②苍：《甲乙经》作"沧"。

凡刺寒邪日以温，徐往徐来①致其神。门户已闭，气不分，虚实得调，其气存也。

黄帝曰：官针奈何？

岐伯曰：刺痈者用铍针；刺大者用锋针；刺小者用员利针；刺热者用镵针；刺寒者用毫针也。

请言解论，与天地相应，与四时相副，人参天地，故可为解。下有渐洳，上生苇蒲，此所以知形气之多少也。阴阳者，寒暑也。热则滋雨而在上，根荄少汁。人气在外，皮肤缓，腠理开，血气减，汗大泄，肉淖泽。寒则地冻水冰，人气在中，

① 徐来：《甲乙经》《黄帝内经太素》均作"疾去"。

皮肤致，腠理闭，汗不出，血气强，肉坚涩。当是之时，善行水者，不能往冰；善穿地者，不能凿冻；善用针者，亦不能取四厥；血脉凝结，坚搏不往来者，亦未可即柔。故行水者，必待天温冰释冻解，而水可行，地可穿也。人脉犹是也。治厥者，必先熨调和其经，掌与腋、肘与脚、项与脊以调之，火气已通，血脉乃行。然后视其病，脉淖泽者，刺而平之；坚紧者，破而散之，气下乃止。此所谓以解结者也。

用针之类，在于调气。气积于胃，以通营卫，各行其道。宗气留于海，其下者注于气街，其上者走于息道。故厥在于足，宗气不下，脉中之血凝而留止，弗之火调，弗能取之。用针者，必先察其经络之实虚，切而循之，按而弹之，视其应动者，乃后取之而下之。六经调者，谓之不病，虽病，谓之自已也。一经上实下虚而不通者，此必有横络盛加于大经，令之不通，视而泻之，此所谓解结也。

上寒下热，先刺其项太阳，久留之，已刺则熨项与肩胛，令热下合乃止。此所谓推而上之者也。上热下寒，视其虚脉而陷之于经络者取之，气下乃止。此所谓引而下之者也。

大热遍身，狂而妄见、妄闻、妄言，视足阳明及大络取之，虚者补之，血而实者泻之，因其偃卧，居其头前，以两手四指挟按颈动脉，久持之，卷而切推，下至缺盆中，而复止如前，热去乃止。此所谓推而散之者也。

黄帝曰：有一脉生数十病者，或痛，或痛，或热，或寒，或痒，或痹，或不仁，变化无穷。其故何也？

岐伯曰：此皆邪气之所生也。

黄帝曰：余闻气者，有真气，有正气，有邪气。何谓真气？

岐伯曰：真气者，所受于天，与谷气并而充身也。正气者，正风也，从一方来，非实风，又非虚风也。邪气者，虚风之贼伤人也，其中人也深，不能自去。正风者，其中人也浅，合而自去，其气来柔弱，不能胜真气，故自去。

虚邪之中人也，洒晰动形，起毫毛而发腠理。其入深，内搏于骨，则为骨痹；搏于筋，则为筋挛；搏于脉中，则为血闭不通，则为痈；搏于肉，与卫气相搏，阳胜者则为热，阴胜者则为寒。寒则真气去，去则虚，虚则寒；搏于皮肤之间，其气外发，腠理开，毫毛摇，气往来行，则为痒；留而不去，则痹。卫气不行，则为不仁。

虚邪偏客于身半，其入深，内居荣卫，荣卫稍衰，则真气去，邪气独留，发为偏枯。其邪气浅者，脉偏痛。

虚邪之入于身也深，寒与热相搏，久留而内著，寒胜其热，则骨疼肉枯；热胜其寒，则烂肉腐肌为脓，内伤骨，内伤骨为骨蚀。有所疾前筋，筋屈不得伸，邪气居其间而不反，发为筋瘤。有所结，气归之，卫气留之，不得反，津液久留，合而为肠瘤，久者数岁乃成，以手按之柔。已有所结，气归之，津液留之，邪气中之，凝结日以易甚，连以聚居，为昔瘤，以手按之坚。有所结，深中骨，气因于骨，骨与气并，日以益大，则为骨疽。有所结，中于肉，宗气归之，邪留而不去，有热则化而为脓，无热则为肉疽。凡此数气者，其发无常处，而有常名也。

扫码听音频

wèi qì xíng dì qī shí liù
卫气行第七十六

huáng dì wèn yú qí bó yuē　　yuàn wén wèi qì zhī xíng　chū
黄帝问于岐伯曰：愿闻卫气之行，出

rù zhī hé　　hé rú
入之合，何如？

qí bó yuē　　suì yǒu shí èr yuè　　rì yǒu shí èr chén　zǐ
岐伯曰：岁有十二月，日有十二辰，子

wǔ wéi jīng　　mǎo yǒu wéi wěi　　tiān zhōu èr shí bā sù　　ér yí
午为经，卯酉为纬。天周二十八宿，而一

miàn qī xīng　　sì qī èr shí bā xīng　　fáng mǎo wéi wěi　　xū zhāng
面七星，四七二十八星。房昴为纬，虚张

wéi jīng　　shì gù fáng zhì bì wéi yáng　　mǎo zhì xīn wéi yīn　　yáng
为经。是故房至毕为阳，昴至心为阴。阳

zhǔ zhòu　　yīn zhǔ yè　　gù wèi qì zhī xíng　　yí rì yí yè wǔ shí
主昼，阴主夜。故卫气之行，一日一夜五十

zhōu yú shēn　　zhòu rì xíng yú yáng èr shí wǔ zhōu　　yè xíng yú yīn
周于身，昼日行于阳二十五周，夜行于阴

èr shí wǔ zhōu　　zhōu yú wǔ zàng
二十五周，周于五藏。

shì gù píng dàn yīn jìn　　yáng qì chū yú mù　　mù zhāng zé
是故平旦阴尽，阳气出于目，目张则

气上行于头，循项下足太阳，循背下至小指之端。其散者，别于目锐眦，下手太阳，下至手小指之端外侧。其散者，别于目锐眦，下足少阳，注小指次指之间。以上循手少阳之分，下至小指次指之间。别者以上至耳前，合于颔脉，注足阳明，以下行至跗上，入五指之间。其散者，从耳下下手阳明，入大指之间，入掌中。其至于足也，入足心，出内踝下，行阴分，复合于目，故为一周。

是故日行一舍，人气行一周与十分身之八；日行二舍，人气行三周于身与十分身之六；日行三舍，人气行于身五周与十分身之四；日行四舍，人气行于身七周与十分身之二；日行五舍，人气行于身九周；日行六舍，人气行于身十周与十分身之八；日行七舍，人气行于身十二周在身与十分身之六；日行十四舍，人气二十五周于身有奇分与十分身之二，阳尽于阴，阴受气矣。其始入于阴，常从足少阴注于肾，肾注于心，心注于肺，肺注于肝，肝注于脾，脾复注于肾为周。是故夜行一舍，人气行于阴藏一周与十分藏之八，亦如阳行之二十五周，而复合于目。阴阳一日一夜，合有奇分十分身之二，与十分藏之二，是故人之所以卧起之时有早晏者，奇分不尽故也。

黄帝曰：卫气之在于身也，上下往来不以期，候气而刺之，奈何？伯高曰：分有

多少，日有长短，春秋冬夏，各有分理，

然后常以平旦为纪，以夜尽为始。是故一

日一夜，水下百刻，二十五刻者，半日之

度也，常如是毋已，日入而止，随日之长

短，各以为纪而刺之。谨候其时，病可与

期，失时反候者，百病不治。故曰：刺实

者，刺其来也；刺虚者，刺其去也。此言气

存亡之时，以候虚实而刺之，是故谨候气之

所在而刺之，是谓逢时。病在于三阳，必候

其气在于阳而刺之；病在于三阴，必候其气

在阴分而刺之。

水下一刻，人气在太阳；水下二刻，

人气在少阳；水下三刻，人气在阳明；水

下四刻，人气在阴分。水下五刻，人气在太

阳；水下六刻，人气在少阳；水下七刻，人

气在阳明；水下八刻，人气在阴分。水下九

刻，人气在太阳；水下十刻，人气在少阳；

水下十一刻，人气在阳明；水下十二刻，

人气在阴分。水下十三刻，人气在太阳；水

下十四刻，人气在少阳；水下十五刻，人

气在阳明；水下十六刻，人气在阴分。水

下十七刻，人气在太阳；水下十八刻，人气

在少阳；水下十九刻，人气在阳明；水下

二十刻，人气在阴分。水下二十一刻，人气

在太阳；水下二十二刻，人气在少阳；水下

二十三刻，人气在阳明；水下二十四刻，人

气在阴分。水下二十五刻，人气在太阳，此

半日之度也。从房至毕一十四舍，水下五十

刻，日行半度，回行一舍，水下三刻与七分刻之四。《大要》曰：常以日之加于宿上也，人气在太阳，是故日行一舍，人气行三阳行与阴分，常如是无已，天与地同纪，纷纷盼盼，终而复始，一日一夜，水下百刻而尽矣。

九宫八风第七十七
jiǔ gōng bā fēng dì qī shí qī

扫码听音频

太一常以冬至之日，居叶蛰之宫
（tài yī cháng yǐ dōng zhì zhī rì，jū yè zhé zhī gōng）

四十六日，明日居天留四十六日，明日居仓
（sì shí liù rì，míng rì jū tiān liú sì shí liù rì，míng rì jū cāng）

门四十六日，明日居阴洛四十五日，明日居
（mén sì shí liù rì，míng rì jū yīn luò sì shí wǔ rì，míng rì jū）

天宫四十六日，明日居玄委四十六日，明日
（tiān gōng sì shí liù rì，míng rì jū xuán wěi sì shí liù rì，míng rì）

居仓果四十六日，明日居新洛四十五日，明
（jū cāng guǒ sì shí liù rì，míng rì jū xīn luò sì shí wǔ rì，míng）

日复居叶蛰之宫，曰冬至矣。
（rì fù jū yè zhé zhī gōng，yuē dōng zhì yǐ）

太一日游，以冬至之日，居叶蛰之宫，
（tài yī rì yóu，yǐ dōng zhì zhī rì，jū yè zhé zhī gōng）

数所在，日从一处，至九日，复反于一。常
（shù suǒ zài，rì cóng yí chù，zhì jiǔ rì，fù fǎn yú yī，cháng）

如是无已，终而复始。
（rú shì wú yǐ，zhōng ér fù shǐ）

太一移日，天必应之以风雨，以其日风
（tài yī yí rì，tiān bì yìng zhī yǐ fēng yǔ，yǐ qí rì fēng）

雨则吉，岁美民安少病矣。先之则多雨，后之则多旱。太一在冬至之日有变，占在君；太一在春分之日有变，占在相；太一在中宫之日有变，占在吏；太一在秋分之日有变，占在将；太一在夏至之日有变，占在百姓。所谓有变者，太一居五宫之日，病风折树木，扬沙石，各以其所主占贵贱。因视风所从来而占之，风从其所居之乡来为实风，主生，长养万物；从其冲后来为虚风，伤人者也，主杀、主害者。谨候虚风而避之，故圣人日避虚邪之道，如避矢石然，邪弗能害，此之谓也。

是故太一入徙，立于中宫，乃朝八风，以占吉凶也。风从南方来，名曰大弱风。其伤人也，内舍于心，外在于脉，气主热。风从西南方来，名曰谋风。其伤人也，内舍于脾，外在于肌，其气主为弱。风从西方来，名曰刚风。其伤人也，内舍于肺，外在于皮肤，其气主为燥。风从西北方来，名曰折风。其伤人也，内舍于小肠，外在于手太阳脉，脉绝则溢，脉闭则结不通，善暴死。风从北方来，名曰大刚风。其伤人也，内舍于肾，外在于骨与肩背之膂筋，其气主为寒也。风从东北方来，名曰凶风。其伤人也，内舍于大肠，外在于两胁腋骨下及肢节。风从东方来，名曰婴儿风。其伤人也，内舍于肝，外在于筋纽，其气主为身湿。风从东南方来，名曰弱风。

其伤人也，内舍于胃，外在肌肉，其气主体重。此八风皆从其虚之乡来，乃能病人。三虚相搏，则为暴病卒死。两实一虚，病则为淋露寒热。犯其雨湿之地，则为痿。故圣人避风如避矢石焉。其有三虚而偏中于邪风，则为击仆偏枯矣。

九针论第七十八
jiǔ zhēn lùn dì qī shí bā

扫码听音频

黄帝曰：余闻九针于夫子，众多博大矣，余犹不能寤，敢问九针焉生？何因而有名？

岐伯曰：九针者，天地之大数也，始于一而终于九。故曰：一以法天，二以法地，三以法人，四以法时，五以法音，六以法律，七以法星，八以法风，九以法野。

黄帝曰：以针应九之数奈何？

岐伯曰：夫圣人之起天地之数也，一而九之，故以立九野，九而九之，九九八十一，以起黄钟数焉，以针应数也。

一者，天也。天者，阳也。五藏之应天者肺。肺者，五藏六府之盖也。皮者，肺之合也，人之阳也。故为之治针，必以大其头而锐其末，令无得深入而阳气出。

二者，地也。人之所以应土者，肉也。故为之治针，必筩其身而员其末，令无得伤肉分，伤则气得竭。

三者，人也。人之所以成生者，血脉也。故为之治针，必大其身而员其末，令可以按脉勿陷，以致其气，令邪气独出。

四者，时也。时者，四时八风之客于经络之中，为瘤病者也。故为之治针，必筩其身而锋其末，令可以泻热出血，而痼病竭。

五者，音也。音者，冬夏之分，分于子午，阴与阳别。寒与热争，两气相抟，合为痈脓者也。故为之治针，必令其末如剑锋，可以取大脓。

六者，律也。律者，调阴阳四时而合十二经脉。虚邪客于经络而为暴痹者也。故为之治针，必令尖如氂，且员且锐，中身微大，以取暴气。

七者，星也。星者，人之七窍，邪之所客于经，而为痛痹，舍于经络者也。故为之治针，令尖如蚊虻喙，静以徐往，微以久留，正气因之，真邪俱往，出针而养者也。

八者，风也。风者，人之股肱八节也。

bā zhèng zhī xū fēng　bā fēng shāng rén　nèi shě yú gǔ xiè yāo jǐ
八正之虚风，八风伤人，内舍于骨解腰脊

jié còu lǐ zhī jiān　wéi shēn bì yě　gù wéi zhī zhì zhēn　bì
节腠理之间，为深痹也。故为之治针，必

cháng qí shēn　fēng qí mò　kě yǐ qǔ shēn xié yuǎn bì
长其身，锋其末，可以取深邪远痹。

jiǔ zhě　yě yě　yě zhě　rén zhī jié jiě　pí fū zhī
九者，野也。野者，人之节解，皮肤之

jiān yě　yín xié liú yì yú shēn　rú fēng shuǐ zhī zhuàng　ér liù
间也。淫邪流溢于身，如风水之状，而溜

bù néng guò yú　jī guān dà jié zhě yě　gù wéi zhī zhì zhēn　lìng jiān
不能过于机关大节者也。故为之治针，令尖

rú tǐng　qí fēng wēi yuán　yǐ qǔ dà qì zhī bù néng guò yú guān jié
如挺，其锋微员，以取大气之不能过于关节

zhě yě
者也。

huáng dì yuē　zhēn zhī cháng duǎn yǒu shù hū
黄帝曰：针之长短有数乎？

qí bó yuē　yī yuē chán zhēn zhě　qǔ fǎ yú jīn zhēn　qù
岐伯曰：一曰镵针者，取法于巾针，去

mò bàn cùn　cù ruì zhī　cháng yí cùn liù fēn　zhǔ rè zài tóu shēn
末半寸，卒锐之，长一寸六分，主热在头身

yě　èr yuē yuán zhēn　qǔ fǎ yú xù zhēn　tǒng qí shēn ér luǎn qí
也。二曰员针，取法于絮针，筩其身而卵其

fēng　cháng yí cùn liù fēn　zhǔ zhì fēn jiān qì　sān yuē dī zhēn
锋，长一寸六分，主治分间气。三曰锝针，

qǔ fǎ yú shǔ sù zhī ruì　cháng sān cùn bàn　zhǔ àn mài qǔ qì
取法于黍粟之锐，长三寸半，主按脉取气，

令邪出。四曰锋针，取法于絮针，筩其身，

锋其末，长一寸六分，主痈热出血。五曰铍

针，取法于剑锋，广二分半，长四寸，主大

痈脓，两热争者也。六曰员利针，取法于

氂针，微大其末，反小其身，令可深内也，

长一寸六分。主取痈痹者也。七曰毫针，

取法于毫毛，长一寸六分，主寒热痛痹在络

者也。八曰长针，取法于綦针，长七寸，

主取深邪远痹者也。九曰大针，取法于锋

针，其锋微员，长四寸，主取大气不出关节

者也。针形毕矣，此九针大小长短法也。

黄帝曰：愿闻身形应九野奈何?

岐伯曰：请言身形之应九野也。左足应

立春，其日戊寅己丑；左胁应春分，其日乙

卯；左手应立夏，其日戊辰己巳；膺喉首头

应夏至，其日丙午。右手应立秋，其中戊

申己未；右胁应秋分，其日辛酉；右足应立

冬，其日戊戌己亥。腰尻下窍应冬至，其日

壬子。六府膈下三藏应中州，其大禁，大

禁太一所在之日及诸戊己。凡此九者，善候

八正所在之处，所主左右上下。身体有痛

肿者，欲治之，无以其所直之日溃治之，

是谓天忌日也。

形乐志苦，病生于脉，治之以灸刺。形

苦志乐，病生于筋，治之以熨引。形乐志

乐，病生于肉，治之以针石。形苦志苦，

病生于咽喝，治之以甘药。形数惊恐，筋

脉不通，病生于不仁，治之以按摩醪药。

shì wèi xíng①

是谓形①。

wǔ zàng qì　　xīn zhǔ ài　　fèi zhǔ ké　　gān zhǔ yǔ　　pí

五藏气：心主噫，肺主咳，肝主语，脾

zhǔ tūn　　shèn zhǔ qiàn

主吞，肾主欠。

liù fǔ qì　　dǎn wéi nù　　wèi wéi qì nì wéi yuě　　dà

六府气：胆为怒，胃为气逆为哕，大

chángxiǎocháng wéi xiè　　pángguāng bù yuē wéi yí niào　　xià jiāo yì wéi

肠小肠为泄，膀胱不约为遗溺，下焦溢为

shuǐ

水。

wǔ wèi　　suān rù gān　　xīn rù fèi　　kǔ rù xīn　　gān rù

五味：酸入肝，辛入肺，苦入心，甘入

pí　　xián rù shèn　　dàn rù wèi　　shì wèi wǔ wèi

脾，咸入肾，淡入胃。是谓五味。

wǔ bìng　　jīng qì bìnggān zé yōu　　bìng xīn zé xǐ　　bìng fèi

五并：精气并肝则忧，并心则喜，并肺

zé bēi　　bìngshèn zé kǒng　　bìng pí zé wèi　　shì wèi wǔ jīng zhī qì

则悲，并肾则恐，并脾则畏。是谓五精之气

bìng yú zàng yě

并于藏也。

wǔ wù　　gān wù fēng　　xīn wù rè　　fèi wù hán　　shèn wù

五恶：肝恶风，心恶热，肺恶寒，肾恶

zào　　pí wù shī　　cǐ wǔ zàng qì suǒ wù yě

燥，脾恶湿。此五藏气所恶也。

---

① 是谓形：《素问·血气行志篇》作"是谓五行志也"。可从。

五液：心主汗，肝主泣，肺主涕，肾主唾，脾主涎。此五液所出也。

五劳：久视伤血，久卧伤气，久坐伤肉，久立伤骨，久行伤筋。此五久劳所病也。

五走：酸走筋，辛走气，苦走血，咸走骨，甘走肉，是谓五走也。

五裁：病在筋，无食酸；病在气，无食辛；病在骨，无食咸；病在血，无食苦；病在肉，无食甘。口嗜而欲食之，不可多也，必自裁也。命曰五裁。

五发：阴病发于骨，阳病发于血，以味发于气①，阳病发于冬，阴病发于夏。

① 以味发于气：《素问·宣明五气篇》作"阴病发于肉"。

五邪：邪入于阳，则为狂；邪入于阴，则为血痹；邪入于阳，转则为癫疾；邪入于阴，转则为喑；阳入之于阴，病静；阴出之于阳，病喜怒。

五藏：心藏神，肺藏魄，肝藏魂，脾藏意，肾藏精志也。

五主：心主脉，肺主皮，肝主筋，脾主肌，肾主骨。

阳明多血多气，太阳多血少气，少阳多气少血，太阴多血少气，厥阴多血少气，少阴多气少血。故曰：刺阳明出血气，刺太阳出血恶气，刺少阳出气恶血，刺太阴出血恶气，刺厥阴出血恶气，刺少阴出气恶血也。

足阳明太阴为表里，少阳厥阴为表里，太阳少阴为表里，是谓足之阴阳也。手阳明太阴为表里，少阳心主为表里，太阳少阴为表里，是谓手之阴阳也。

suì lù lùn dì qī shí jiǔ
岁露论第七十九

扫码听音频

huáng dì wèn yú qí bó yuē　jīng yán xià rì shāng shǔ　qiū
黄帝问于岐伯曰：经言夏日伤暑，秋

bìng nüè　nüè zhī fā yǐ shí　qí gù hé yě
病疟。疟之发以时，其故何也？

qí bó duì yuē　xié kè yú fēng fǔ　bìng xún lǚ ér xià
岐伯对曰：邪客于风府，病循膂而下，

wèi qì yī rì yī yè　cháng dà huì yú fēng fǔ　qí míng rì rì xià
卫气一日一夜，常大会于风府，其明日日下

yì jié　gù qí rì zuò yàn　cǐ qí xiān kè yú jǐ bèi yě　gù
一节，故其日作晏。此其先客于脊背也。故

měi zhì yú fēng fǔ zé còu lǐ kāi　còu lǐ kāi zé xié qì rù　xié
每至于风府则腠理开，腠理开则邪气入，邪

qì rù zé bìng zuò　cǐ suǒ yǐ rì zuò shàng　yàn yě　wèi qì
气入则病作，此所以日作尚①晏也。卫气

zhī xíng fēng fǔ　rì xià yì jié　èr shí yī rì xià zhì wěi dǐ
之行风府，日下一节，二十一日下至尾底，

èr shí èr rì rù jǐ nèi　zhù yú fú chōng zhī mài　qí xíng jiǔ
二十二日入脊内，注于伏冲之脉，其行九

rì　chū yú quē pén zhī zhōng　qí qì shàng xíng　gù qí bìng shāo
日，出于缺盆之中，其气上行，故其病稍

① 尚：《诸病源候论》改为"常"。

益至^①。其内搏于五藏，横连募^②原，其道远，其气深，其行迟，不能日作，故次日乃稸积而作焉。

黄帝曰：卫气每至于风府，腠理乃发，发则邪入焉。其卫气日下一节，则不当风府奈何？

岐伯曰：风府无常，卫气之所应，必开其腠理，气之所舍节，则其府也。

黄帝曰：善。夫风之与疟也，相与同类，而风常在，而疟特以时休，何也？

岐伯曰：风气留其处，疟气随经络，沉以内搏，故卫气应，乃作也。

帝曰：善。

---

① 至：《素问·疟论》《甲乙经》均作"早"。

② 募：通"膜"。

黄帝问于少师曰：余闻四时八风之中

人也，故有寒暑，寒则皮肤急而腠理闭，暑

则皮肤缓而腠理开。贼风邪气，因得以入

乎？将必须八正虚邪，乃能伤人乎？

少师答曰：不然。贼风邪气之中人

也，不得以时，然必因其开也，其入深，其

内极病，其病人也卒暴。因其闭也，其入浅

以留，其病也徐以迟。

黄帝曰：有寒温和适，腠理不开，然

有卒病者，其故何也？

少师答曰：帝弗知邪入乎？虽平居，其

腠理开闭缓急，其故常有时也。

黄帝曰：可得闻乎？

少师曰：人与天地相参也，与日月相

应也。故月满则海水西盛，人血气积，肌肉充，皮肤致，毛发坚，腠理郄，烟垢著。当是之时，虽遇贼风，其入浅不深。至其月郭空，则海水东盛，人气血虚，其卫气去，形独居，肌肉减，皮肤纵，腠理开，毛发残，膲理薄，烟垢落。当是之时，遇贼风则其入深，其病人也卒暴。

黄帝曰：其有卒然暴死、暴病者，何也？

少师答曰：三虚者，其死暴疾也；得三实者，邪不能伤人也。

黄帝曰：愿闻三虚。

少师曰：乘年之衰，逢月之空，失时之和，因为贼风所伤，是谓三虚。故论不知三虚，工反为粗。

帝曰：愿闻三实。

少师曰：逢年之盛，遇月之满，得时之和，虽有贼风邪气，不能危之也。

黄帝曰：善乎哉论！明乎哉道！请藏之金匮，命曰三实。然此一夫之论也。

黄帝曰：愿闻岁之所以皆同病者，何因而然？

少师曰：此八正之候也。

黄帝曰：候之奈何？

少师曰：候此者，常以冬至之日，太一立于叶蛰之宫，其至也，天必应之以风雨者矣。风雨从南方来者，为虚风，贼伤人者也。其以夜半至也，万民皆卧而弗犯也，故其岁民少病。其以昼至者，万民懈惰而皆中于虚风，故万民多病。虚邪入客于骨而不发于外，至其立春，阳气大发，腠理开，因立春之日，风从西方来，万民又皆中于虚风，此两邪相搏，经气结代者矣。故诸逢其风而遇其雨者，命曰遇岁露焉。因岁之和，而少贼风者，民少病而少死；岁多贼风邪气，寒温不和，则民多病而死矣。

黄帝曰：虚邪之风，其所伤贵贱何如？候之奈何？

少师答曰：正月朔日，太一居天留之宫，其日西北风，不雨，人多死矣。正月朔日，平旦北风，春，民多死。正月朔日，平旦北风行，民病多者，十有三也。正月朔日，日中北风，夏，民多死。正月朔日，夕时北风，秋，民多死。终日北风，大病死者十有六。正月朔日，风从南方来，命曰旱乡；从西方来，命曰白骨，将国有殃，人多死亡。正月朔日，风从东方来，发屋，扬沙石，国有大灾也。正月朔日，风从东南方行，春有死亡。正月朔日，天利温不风，籴贱，民不病；天寒而风，籴贵，民多病。此所谓候岁之风，残[1]伤人者也。二月丑不风，民多心腹病；三月戌不温，民多寒热；四月巳不暑，民多瘅病；十月申不寒，民多暴死。诸所谓风者，皆发屋，折树木，扬沙石，起毫毛，发腠理者也。

---

[1] 残：《黄帝内经太素》作"贼"。

大惑论第八十

扫码听音频

黄帝问于岐伯曰：余尝上于清冷之台，中阶而顾，匍匐而前，则惑。余私异之，窃内怪之，独瞑独视，安心定气，久而不解。独博独眩，披发长跪，俯而视之，后久之不已也。卒然自上①，何气使然？

岐伯对曰：五藏六府之精气，皆上注于目而为之精。精之窠为眼，骨之精为瞳子，筋之精为黑眼，血之精为络，其窠气之精为白眼，肌肉之精为约束。裹撷筋骨血气之精，而与脉并为系，上属于脑，后出于

①上：《甲乙经》《黄帝内经太素》均作"止"。

灵枢

黄帝内经

九九四

项中。故邪中于项，因逢其身之虚，其入深，则随眼系以入于脑，入于脑则脑转，脑转则引目系急，目系急则目眩以转矣。邪其精，其精所中，不相比也则精散，精散则视岐，视岐见两物。目者，五藏六府之精也，营卫魂魄之所常营也，神气之所生也。故神劳则魂魄散，志意乱。是故瞳子、黑眼法于阴，白眼、赤脉法于阳也，故阴阳合传而精明也。目者，心使也。心者，神之舍也，故神精乱而不转。卒然见非常处，精神魂魄，散不相得，故日惑也。

黄帝曰：余疑其然。余每之东苑，未曾不惑，去之则复，余唯独为东苑劳神乎？何其异也？岐伯曰：不然也。心有所喜，神有所恶，卒然相惑①，则精气乱，视误故惑，神移乃复。是故间者为迷，甚者为惑。

黄帝曰：人之善忘者，何气使然？

岐伯曰：上气不足，下气有余，肠胃实而心肺虚。虚则营卫留于下，久之不以时上，故善忘也。

黄帝曰：人之善饥而不嗜食者，何气使然？

岐伯曰：精气并于脾，热气留于胃，胃热则消谷，谷消故善饥。胃气逆上，则胃脘寒②，故不嗜食也。

黄帝曰：病而不得卧者，何气使然？

①惑：《黄帝内经太素》作"感"。
②寒：《甲乙经》作"塞"。

岐伯曰：卫气不得入于阴，常留于阳。

留于阳则阳气满，阳气满则阳蹻盛，不得

入于阴则阴气虚，故目不瞑矣。

黄帝曰：病目而不得视者，何气使然？

岐伯曰：卫气留于阴，不得行于阳，留

于阴则阴气盛，阴气盛则阴蹻满，不得入

于阳则阳气虚，故目闭也。

黄帝曰：人之多卧者，何气使然？

岐伯曰：此人肠胃大而皮肤湿①，而

分肉不解焉。肠胃大则卫气留久；皮肤湿则

分肉不解，其行迟。夫卫气者，昼日常行

于阳，夜行于阴，故阳气尽则卧，阴气尽则

寤。故肠胃大，则卫气行留久；皮肤湿，

① 湿：《甲乙经》作"涩"。

分肉不解，则行迟。留于阴也久，其气不清①，则欲瞑，故多卧矣。其肠胃小，皮肤滑以缓，分肉解利，卫气之留于阳也久，故少瞑焉。

黄帝曰：其非常经也，卒然多卧者，何气使然？

岐伯曰：邪气留于上焦，上焦闭而不通，已食若饮汤，卫气留久于阴而不行，故卒然多卧焉。

黄帝曰：善。治此诸邪奈何？

岐伯曰：先其藏府，诛其小过，后调其气，盛者泻之，虚者补之。必先明知其形志之苦乐，定乃取之。

---

① 清：《甲乙经》作"精"。

yōng jū dì bā shí yī
痈疽第八十一

huáng dì yuē　　yú wén cháng wèi shòu gǔ　　shàng jiāo chū qì
黄帝曰：余闻肠胃受谷，上焦出气，

yǐ wēn fēn ròu　　ér yǎng gǔ jié　　tōng còu lǐ　　zhōng jiāo chū qì
以温分肉，而养骨节，通腠理。中焦出气

rú lù　　shàng zhù xī gǔ　　ér shèn sūn mài　　jīn yè hé tiáo　　biàn
如露，上注溪谷，而渗孙脉，津液和调，变

huà ér chì wéi xuè　　xuè hé zé sūn mài xiān mǎn yì　　nǎi zhù yú luò
化而赤为血。血和则孙脉先满溢，乃注于络

mài　　jiē yíng①　　nǎi zhù yú jīng mài　　yīn yáng yǐ zhāng　　yīn
脉，皆盈①，乃注于经脉。阴阳已张，因

xī nǎi xíng　　xíng yǒu jīng jì　　zhōu yǒu dào lǐ　　yǔ tiān hé tóng
息乃行，行有经纪，周有道理，与天合同，

bù dé xiū zhǐ　　qiè ér tiáo zhī　　cóng xū qù shí　　xiè zé bù
不得休止。切而调之，从虚去实，泻则不

zú　　jí zé qì jiǎn　　liú zé xiān hòu　　cóng shí qù xū　　bǔ zé
足，疾则气减，留则先后。从实去虚，补则

yǒu yú　　xuè qì yǐ tiáo　　xíng qì②　　nǎi chí　　yú yǐ zhī xuè qì
有余，血气已调，形气②乃持。余已知血气

---

① 皆盈：《甲乙经》《千金要方》此前有"络脉"二字。
② 形气：《甲乙经》作"神气"，《千金翼》作"形神"。

zhī píng yǔ bù píng　　wèi zhī yōng jū zhī suǒ cóng shēng　chéng bài zhī
之平与不平，未知痈疽之所从生，成败之

shí　　sǐ shēng zhī qī　　yǒu yuǎn jìn　　hé yǐ duó zhī　　kě dé
时，死生之期，有远近，何以度之？可得

wén hū
闻乎？

　　qí bó yuē　　jīng mài liú① xíng bù zhǐ　　yǔ tiān tóng dù
　　岐伯曰：经脉留①行不止，与天同度，

yǔ dì hé jì　　gù tiān xiù shī dù　　rì yuè bó shí　　dì jīng shī
与地合纪。故天宿失度，日月薄蚀，地经失

jì　　shuǐ dào liú yì　　cǎo yí bù chéng　　wǔ gǔ bù zhí　　jìng lù
纪，水道流溢，草萱不成，五谷不殖，径路

bù tōng　　mín bù wǎng lái　　xiàng jù yì jū　　zé bié lí yì chù
不通，民不往来，巷聚邑居，则别离异处。

xuè qì yóu rán　　qǐng yán qí gù　　fú xuè mài yíng wèi　　zhōu liú bù
血气犹然，请言其故。夫血脉营卫，周流不

xiū　　shàng yìng xīng xiù　　xià yìng jīng shù　　hán xié kè yú jīng luò zhī
休，上应星宿，下应经数。寒邪客于经络之

zhōng　　zé xuè sè　　xuè sè zé bù tōng　　bù tōng zé wèi qì guī
中，则血泣，血泣则不通，不通则卫气归

zhī　　bù dé fù fǎn　　gù yōng zhǒng　　hán qì huà wéi rè　　rè
之，不得复反，故痈肿。寒气化为热，热

shèng zé fǔ ròu　　ròu fǔ zé wéi nóng　　nóng bù xiè zé làn jīn
胜则腐肉，肉腐则为脓。脓不泻则烂筋，

jīn làn zé shāng gǔ　　gǔ shāng zé suǐ xiāo　　bú dàng gǔ kǒng　　bù
筋烂则伤骨，骨伤则髓消，不当骨空，不

———————————

① 留：应为"溜"，流动的意思。

得泄泻，血枯空虚，则筋骨肌肉不相荣，经脉败漏，熏于五藏，藏伤故死矣。

黄帝曰：愿尽闻痈疽之形，与忌、日、名。

岐伯曰：痈发于嗌中，名曰猛疽。猛疽不治，化为脓，脓不泻，塞咽，半日死。其化为脓者，泻则合豕膏，冷食，三日而已。

发于颈，名曰天疽。其痈大以赤黑，不急治，则热气下入渊腋，前伤任脉，内熏肝肺。熏肝肺十余日而死矣。

阳留①大发，消脑留项，名曰脑烁。其色不乐，项痛而如刺以针。烦心者，死不

---

① 留：《黄帝内经太素》作"气"。

kě zhì
可治。

fā yú jiān jí nào　　míng yuē cī yōng　　qí zhuàng chì hēi
发于肩及臑，名曰疵痈。其状赤黑，

jí zhì zhī　　cǐ lìng rén hàn chū zhì zú　　bú hài wǔ zàng　　yōng fā
急治之，此令人汗出至足，不害五藏。痈发

sì wǔ rì　　chěng ruò zhī
四五日，逞焫之。

fā yú yè xià chì jiān zhě　　míng yuē mǐ jū　　　zhì zhī yǐ biān
发于腋下赤坚者，名曰米疽。治之以砭

shí　　yù xì ér cháng　　shū biān zhī　　tú yǐ shǐ gāo　　liù rì
石，欲细而长，疏砭之，涂以豕膏，六日

yǐ　　wù guǒ zhī　　qí yōng jiān ér bú kuì zhě　　wéi mǎ dāo　　jiā
已，勿裹之。其痈坚而不溃者，为马刀、挟

yǐng　　jí zhì zhī
瘿，急治之。

fā yú xiōng　　míng yuē jǐng jū　　　qí zhuàng rú dà dòu
发于胸，名曰井疽。其状如大豆，

sān sì rì qǐ　　bù zǎo zhì　　xià rù fù　　bú zhì　　qī rì sǐ
三四日起，不早治，下入腹，不治，七日死

yǐ
矣。

fā yú yīng　　míng yuē gān jū　　　sè qīng　　qí zhuàng rú gǔ
发于膺，名曰甘疽。色青，其状如谷

shí guó sǒu　　cháng kǔ hán rè　　jí zhì zhī　　qù qí hán rè　　shí
实菰薮，常苦寒热，急治之，去其寒热，十

suì sǐ　　sǐ hòu chū nóng
岁死，死后出脓。

发于胁，名曰败疵。败疵者，女子之病也，灸之，其病大痈脓，治之，其中乃有生肉，大如赤小豆，剉陵翘草根①各一升，以水一斗六升煮之，竭为取三升，则强饮，厚衣坐于釜上，令汗出至足已。

发于股胫，名曰股胫疽。其状不甚变，而痈脓搏骨，不急治，三十日死矣。

发于尻，名曰锐疽。其状赤坚大，急治之，不治，三十日死矣。

发于股阴，名曰赤施。不急治，六十日死。在两股之内，不治，十日而当死。

发于膝，名曰疵痈②。其状大痈，色不变，寒热，如坚石，勿石，石之者死，须

① 草根：《甲乙经》此下有"及赤松子根"五字。
② 痈：《甲乙经》作"疽"。

其柔，乃石之者生。

诸痈疽之发于节而相应者，不可治也。发于阳者，百日死；发于阴者，三十日死。

发于胫，名曰兔齧，其状赤至骨，急治之，不治害人也。

发于内踝，名曰走缓。其状痈也，色不变，数石其输，而止其寒热，不死。

发于足上下，名曰四淫。其状大痈，急治之，百日死。

发于足傍，名曰厉痈。其状不大，初如小指发，急治之，去其黑者；不消辄益，不治，百日死。

发于足指，名脱痈①。其状赤黑，死不治；不赤黑，不死。不衰，急斩之，不则死矣。

黄帝曰：夫子言痈疽，何以别之？

岐伯曰：营卫稽留于经脉之中，则血泣而不行，不行则卫气从之而不通，壅遏而不得行，故热。大热不止，热胜则肉腐，肉腐则为脓。然不能陷，骨髓不为燋枯，五藏不为伤，故命曰痈。

黄帝曰：何谓疽？

岐伯曰：热气淳盛，下陷肌肤，筋髓枯，内连五藏，血气竭，当其痈下，筋骨良肉皆无余，故命曰疽。疽者，上之皮夭

---

① 痈：《甲乙经》作"疽"。

以坚，上如牛领之皮。痛者，其皮上薄以泽。此其候也。